基因、病毒与呼吸

BREATH TAKING

The Power, Fragility, and Future
of Our Extraordinary Lungs

[美]迈克尔·J. 史蒂芬　◎著

(Michael J. Stephen)

[美]梅森·维斯特　◎图

(Mason Wiest)

杨　泓　◎译

中国科学技术出版社
·北　京·

本书中文简体字版通过 **Grand China Happy Cultural Communication LTD**（**深圳市中资海派文化传播有限公司**）授权中国科学技术出版社在中国大陆地区出版并独家发行。未经出版者书面许可，本书的任何部分不得以任何方式抄袭、节录或翻印。

北京市版权局著作权合同登记　图字：01-2022-5027 号。

图书在版编目（ＣＩＰ）数据

基因、病毒与呼吸 /（美）迈克尔·J. 史蒂芬著；（美）梅森·维斯特图；杨泓译. -- 北京：中国科学技术出版社，2023.1（2024.1 重印）

书名原文：BREATH TAKING: The Power, Fragility, and Future of Our Extraordinary Lungs

ISBN 978-7-5046-9879-7

Ⅰ.①基… Ⅱ.①迈… ②梅… ③杨… Ⅲ.①基因－关系－呼吸系统疾病－研究②呼吸道传染病毒－研究 Ⅳ.① R56 ② R373.1

中国版本图书馆 CIP 数据核字 (2022) 第 209637 号

执行策划	黄　河　桂　林
责任编辑	申永刚
策划编辑	申永刚　刘　畅
特约编辑	石　云　羊桓汶辛　魏心遥
封面设计	东合社·安宁
版式设计	吴　颖
责任印制	李晓霖

出　　版	中国科学技术出版社
发　　行	中国科学技术出版社有限公司发行部
地　　址	北京市海淀区中关村南大街 16 号
邮　　编	100081
发行电话	010-62173865
传　　真	010-62173081
网　　址	http://www.cspbooks.com.cn

开　　本	787mm×1092mm　1/32
字　　数	261 千字
印　　张	11
版　　次	2023 年 1 月第 1 版
印　　次	2024 年 1 月第 2 次印刷
印　　刷	深圳市精彩印联合印务有限公司
书　　号	ISBN 978-7-5046-9879-7/R·2967
定　　价	69.80 元

（凡购买本社图书，如有缺页、倒页、脱页者，本社发行部负责调换）

生命和呼吸是相辅相成的。不存在不呼吸的生命体，也不存在有呼吸的非生命体。

英国著名生理学家、医生威廉·哈维，1653 年

权威推荐

桑杰·古普塔博士（Sanjay Gupta, MD）
《福布斯》十大影响力人物之一
美国国家医学院院士（医学领域的最高荣誉之一）

　　《基因、病毒与呼吸》是一部内容详尽、引人入胜的好作品，它将带你观赏人类最重要的器官之一——肺的尊容。新型冠状病毒告诉我们，人类的肺部是多么脆弱，对肺了解得越多，就越能更好地保护它们。本作品虽由肺科权威专家撰写，却以迷人的抒情笔法，向我们揭示了人类的起源、人类共同的经历以及这个星球的未来。

《纽约客》（*New Yorker*）

　　本书内容涉及范围广泛，我们的呼吸将我们彼此联系在一起，并将我们与周围的世界联系在一起。然而，肺病学家迈克尔·史蒂芬认为，我们一直忽视了肺的重要性。我们的肺既是保障物、我们的门户，也是我们与环境之间的纽带，既能治愈我们，也能伤害我们。我们无法逃避我们共享的空气。

并认为呼吸是维系所有人的力量，自他们进入这个世界的那一刻起直至离开这个世界。本书文笔优美，清晰易懂，富有诗意。史蒂芬博士将科学、历史、哲学、宗教和临床案例等内容罗织在一起，呈现出一幅从头至尾都十分吸引眼球的微画卷。

《图书馆杂志》（*Library Journal*）

本书出现在一个关键时刻——新型冠状病毒暴发，肺部疾病发病率普遍上升。肺科医生史蒂芬的《基因、病毒与呼吸》解释了呼吸的进化起源、肺部和免疫系统之间的联系，以及肺部疾病的新研究和治疗方法。

佩里·克拉斯（Perri Klass）
《出生的大好时机》（*A Good Time to Be Born*）作者

毫无疑问，现在正是欣赏和理解我们的肺的最佳时机。史蒂芬的《基因、病毒与呼吸》以其超凡的科学魅力，让我们关注到了那些几乎看不见的让人生存的呼吸过程，同时详实地，甚至抒情地解释了肺部和呼吸的复杂性。

马利卡·乔普拉（Mallika Chopra）
《用心生活》（*Living With Intent*）作者

呼吸就是生命，呼吸是一项基本人权，我们常常认为这是理所当然的。《基因、病毒与呼吸》是一部重要的作品，它探索了我们肺部的科学，并强调了肺部健康的紧迫性，这不仅是为了我们个人，也是为了我们的地球、环境和人类。

肺与呼吸，
人类巨变时代必须重视的健康焦点

肺是一个难以理解的，甚至带有神秘色彩的器官。肺是连接人体与空气的桥梁，人类需要通过肺来获取生存所需的活力。很多个世纪以前，人类就已经知道了肺的重要作用。

在希伯来语中，"Ruach"一词的字面意思是"呼吸"，但同时它也有"生命之灵"的含义。《约伯记》（The book of Job）中有这样一句话："上帝之灵造了我，上帝之气赐我以生命。"[1]《新约全书》（The New Testament）中也有类似的记载，使徒约翰说，耶稣向他的门徒"吹气"，赐给他们圣灵（Holy Spirit）。[2]

呼吸就是生命力，这一观点也表现在《圣经》中。《创世纪》（Genesis）第二章第七行写道："上帝用地上的泥土造了一个人，然后将生命的气息吹进他的鼻孔，于是这个人就有了生命。"古埃及文化也认识到了呼吸的重要性。如今收藏在博物馆里的许多古代雕像的鼻子被损毁，然而其他部分却未被殃及的事实，便可以印证这一点。这些鼻子被损坏绝不是偶然事故，而是征服者的蓄意破坏，他们的目的正是要毁掉这些雕像的呼吸器官，从而夺走它们的"生命力"。[3, 4]

不单是西方世界着迷于肺的力量，从东方的宗教信仰中我们也可以略窥一斑，比如，佛教和印度教都植根于对"呼吸的力量"的某种理解。在这些宗教里，学习和驾驭呼吸是通往涅槃的必由之路。

越南的一行禅师（Thich Nhat Hanh）在其出版的《正念的奇迹》（*The Miracle of Mindfulness*）一书中对此做了最好的概括："呼吸是连接生命和意识的桥梁，并且能够将身体和心灵连接在一起。"[5]

东方的宗教不仅是在过去的几个世纪里承认呼吸的重要性，直到今天，呼吸仍在它们的教义中占据核心位置。在印度语中，呼吸是"Prana"，就像西方的"Ruach"和"Holy Spirit"一样，它不仅仅是一个表示空气流动的词，而且意味着呼吸是首要的生命力。这些知识通过瑜伽和正念之类的运动传播到西方，提高了人们的耐力，增进了人与人之间的亲密感。这些呼吸的实践证明,思维和内心顺应肺运行，而非相反。

纵观历史，各种文明都把呼吸等同于灵魂，用一个词同时指代两者。在古埃及，人们用的是"Ka"；在祖鲁（非洲的一个民族），人们用的是"Umoya"；在古希腊，人们用的是"Pneuma"；在印度教中，人们用的是"Prana"。

英国著名生理学家威廉·哈维在1653年关于"全解剖学"的系列讲座中，简单而深刻地指出："生命和呼吸是相辅相成的。不存在不呼吸的生命体，也不存在有呼吸的非生命体。"[6]

呼吸运动、抗病基因与生命力

肺这个器官每天承担着大量的工作。人类的呼吸速率平均为每分钟 14 次，每次呼吸的空气量平均为 500 毫升，每小时吸入和呼出 420 升空气。每个人 24 小时呼吸的空气总量，高达 10 080 升。然而在没有肺部疾病的情况下，肺的这项工作并不会干扰我们的生活，也就是说，这项工作可以在人类完全没有意识到的情况下正常进行。

接收到来自大脑的信号后，人体胸腹之间的横隔膜会向下收缩，肺随之扩张。伴随着肺的扩张，维持生命的空气被吸入，其中包含数以百万计的氧分子。肺将氧气持续地输送到血液的红细胞中，这些红细胞会在心脏的驱动下，将这种生命分子输送到大脑、肌肉、肾脏和其他器官的细胞中。

之后，血红细胞会通过静脉，将身体组织消耗氧气产生的二氧化碳带回肺部，然后在横隔膜舒张时，这些二氧化碳会随着呼气排到大气中。这就构成了出色的血液回收和再利用的循环，它被恰如其分地称为体内血液循环（Circulation）。在这个循环过程中，肺起到了举足轻重的作用，成为我们的身体和外部世界连接的关键通道。

氧气、生命和肺，相继出现在我们的世界，这绝非偶然。只有使用某种提取氧气的方法进行呼吸，一切生命活动，如思考、运动、进食、说话和爱等，才能够正常进行。

生命和呼吸是同义词。重要的是，当我们在母亲的子宫外第一次成功呼吸时，才算是真正作为人类来到了这个世界，而当我们呼出最后一口气时，才算是真正离开了这个世界。

当然，不只是我们人类在呼吸。呼吸是整个地球上普遍存在的生命机制，每一个比厌氧微生物高级的生物都在呼吸，包括每一条鱼、每一个动物，以及每一棵植物，它们都在呼吸。由于能够进行光合作用，植物被称为氧气制造者，但植物自身也在不停地呼吸，在进行光合作用的同时，消耗氧气来满足其能量需求。所有生物都在共享这个叫作大气层的共有资源。

我们呼吸系统的结构，能够体现出一种卓越的"设计"。我们用鼻子或嘴吸入的空气，先是经过一根比较粗的管道——气管，接下来进入通向左右两肺的支气管，然后进入越来越多、越来越细的细支气管，最终进入肺的深处，到达一个葡萄簇状的地方——肺泡。

实际上，肺泡才是气体交换的地方。从整体上看，肺的结构就像一棵树，从树的主干逐渐伸展到越来越细的树枝，直到叶子——气体交换的地方。这种结构在自然界中非常普遍，比如闪电是由多条小闪电汇聚而成的，在接近地面时又会再次散开；又比如众多支流汇聚成一条宽阔的河流；还有人体本身，从躯干上分出胳膊和腿，然后分出手指和脚趾等。肺也具有这样的结构，以便最大限度地汲取我们周围的生命力。

如今，科学界才开始认真地研究人类几个世纪前就知道的一件事——呼吸可以治疗疾病。每年都有越来越多关于呼吸的治疗功效的论文发表。有证据表明患有哮喘、慢性阻塞性肺疾病、慢性疼痛、抑郁甚至癌症的人，进行呼吸治疗后病情有所改善，这些证据已经深入到了血液甚至基因层面。那些做呼吸运动的人，特别在他们处于某些类型的压力下时，血液中的炎性蛋白水平明显更低。

研究还表明，调动呼吸的力量可以打开抗炎基因，关闭促炎基因。呼吸可以影响调节能量代谢的基因和分泌胰岛素的基因，甚至可以影响掌控寿命长短的 DNA 端粒。[7] 从长远来看，这些今天在做呼吸运动的人，将来很可能会把更多的抗病基因遗传给他们的后代。

除了在疾病预防方面的作用，肺在人类当前和未来的生存中还有一些至关重要的作用。从进化的角度来看，肺是人体中最年轻的器官。大约 4 亿年前，我们的祖先离开海洋时，肺这个器官才开始发育，远远晚于心脏和其他器官的进化。

肺不仅是影响人类生死存亡的关键器官，也是人类未来移民其他星球时，需关注的重要器官。即便人类继续生活在地球上，随着气候的巨变和呼吸道病原体的威胁，肺也必须受到更多关注。**就像许多其他器官一样，肺是受大脑无意识控制的。但与别的器官不同的是，如果我们愿意，也可以有意识地控制肺部。**

正是因为这一点，肺现在成了全社会关注的健康焦点。在过去的 100 年里，技术和医学发生了前所未有的进步，将人类带进一个巨变的时代。在此期间，人类的平均寿命增加了 1 倍，地球上的人口数量增加了 3 倍。

与此同时，尽管正是焦虑和不信任帮助我们在面对与现在完全不同的威胁时生存下来，但我们仍本能且习惯性地保持着这些情绪。为了让人类作为一个整体在同一颗星球上持续发展，我们必须更加信任彼此，更加团结合作。肺可以帮助我们完成这一转变。

肺部疾病：常被忽视的三大致死原因之一

虽然肺是一个功能强大的器官，但它被严重忽视，而且它如今受到的威胁比以往任何时候都要大。我们总是对其他器官珍视有加。

◎ 心，作为我们情感和激情的化身，在歌曲和文学中出尽风头；

◎ 大脑被尊崇为我们思想和欲望的所在地，我们作为一个物种所取得的成功归功于它，此外大脑还因其复杂性而闻名；

◎ 皮肤受到我们精心的呵护，年轻时呈现的是美丽，年老时呈现的是智慧；

◎ 生殖系统则包含着对异性的吸引力和新生命的奇迹。

相比之下，只有在呼吸出了问题时，我们才会想到肺。

医学统计数据表明肺被忽视，这一点显而易见。每年死于肺癌的人数比死于乳腺癌、胰腺癌和结肠癌（仅次于肺癌的三大致死癌症）的人数总和还多，但是肺癌研究者从美国国立卫生研究院（The National Institutes of Health，NIH）和其他政府机构获得的资助却只有乳腺癌研究者的一半左右。[8, 9]

此外，许多肺部疾病的后果是毁灭性的。特发性肺纤维化（Idiopathic Pulmonary Fibrosis，IPF）是一种大多数人从未听说过的肺部瘢痕性疾病，每年约有 3 万人罹患该病，该病的发病率与宫颈癌的发病率差不多。

对特发性肺纤维化的研究资金匮乏，迄今没有一种药物被明确证明可以延长该病患者的生命。患者只有50%的存活率，非常可怕，大多数患者一般都是在确诊后的4年内死亡。[10] 这比大多数其他癌症的致死率都要高。当然，除了肺癌，还有其他一些未被充分认识的肺部疾病，也存在研究资金不足的问题。

其他被忽视的肺部疾病还包括了慢性阻塞性肺疾病（Chronic Obstructive Pulmonary Disease，COPD，以下简称"慢阻肺"）、吸入性损伤和哮喘。由于一些强烈的偏见，许多肺部疾病被污名化。最常见的说法与吸烟有关。人们认为，吸烟是肺癌和慢阻肺的主要致病因素。这不仅妖魔化了烟草，也妖魔化了吸烟者。

人们对患有哮喘的人也持有一种微妙而鄙夷的偏见，错误地认为这种病与生活在内城①以及不卫生的生活方式有关。虽然全世界有超过15亿人（约占世界人口的四分之一）感染了结核病，但该疾病却被错误地与无家可归挂上了钩。[11] 总体来说，肺部疾病被不公平地归类为"脏病"，患者的痛苦不值得关注。被忽视、被遗忘、研究资金不足，这就是肺部疾病全部的诊疗史。

忽视肺部疾病的后果相当严重。如今，包括哮喘和慢阻肺在内的呼吸系统疾病，在美国乃至世界范围内都是三大致死原因之一。在美国，呼吸系统疾病造成的死亡以往远低于心脏病、癌症和脑血管疾病，然而1980年至2014年，根据美国疾病控制和预防中心（The Centers for Disease Control and Prevention，CDC）的统计，心脏病、中风和癌症的死亡率分别降低了59%、58%和24%，而慢性下呼

---

①内城（Inner Cities）指大城市中低收入区。

道疾病的死亡率却升高了40%。[12]

1965年至1998年的数据甚至更加令人担忧。在此期间，尽管全因死亡率下降了7%，但慢阻肺的死亡率却大幅上升了163%。[13] 2008年，呼吸系统疾病在美国首次取代中风，成为第三大致死疾病，此后也都一直保持在这一位置。

尽管这些肺部疾病统计数据令人沮丧，但在许多国家这却是不争的事实。在低收入国家，呼吸道感染是导致人死亡的主要原因之一。在这些国家每年400万的死亡人口中，婴儿和5岁以下儿童占了很高的比例。[14, 15]

全球范围内，有30亿人暴露于室内外有毒的空气中，这些问题每年造成800万人过早死亡。世界上有91%的人口生活在空气质量达不到世界卫生组织（World Health Organization）规定标准的地方。[16] 所有这些统计数字都表明，当今世界存在着重大的国际性肺健康危机。

无论是令人担忧的、不断攀升的吸烟率，还是气候变化和严重污染导致的空气质量持续恶化，我们都无法从中看到肺部疾病发病率降低的希望。更令人担忧的是，最近全球又接连不断发生了针对呼吸和肺的危机——从电子烟引起的怪异呼吸系统疾病，到加利福尼亚州、亚马孙和澳大利亚森林持续的大火，以及2020年灾难性的新型冠状病毒疫情大暴发。这场疫情的暴发不仅使全球经济几乎停摆，还夺走了成千上万人的生命。这些灾难表明，我们对存在于空气中的潜在威胁缺乏足够的重视。

面对这些挑战，一些富有创新精神的医生、科学家和倡导者正在倍加努力地预防和治疗肺部疾病。基于人类目前对遗传学、生物学和医学的理解，想要迎接肺部疾病的挑战，目前会是史上最好的机会。本书中的故事将说明我们现在身处时刻的独特性，展示人类是如何在预防和治疗肺病方面走到今天的，也将指明通向光明未来的道路。

目　录
XX BREATH TAKING

第一部分
过去　宇宙、肺部与生命的目的

第1章　有氧星球："大氧化事件"与生命大爆发 　2

蓝藻的"供氧"，促成了高等生物的繁盛 　5

为什么鱼能进化成地球上最大的生物种群？ 　11

移民火星，工程技术让我们拭目以待 　17

第2章　一呼一吸，气体交换的奇迹 　20

站在古希腊文明"肩膀"上的血液循环理论 　24

干细胞疗法：急性呼吸窘迫症的"特效药"？ 　32

飞跃珠峰的鸟：对呼吸认识的新高度 　43

第3章　一来到这个世界，肺就在极端压力下工作 　48

呼吸困难症，是新生儿最大的杀手 　50

揭开新生儿呼吸窘迫综合征之谜 　55

第 4 章　呼吸对抑郁症和焦虑症的非凡治愈力量　65

　　调息训练与正念运动的神奇功效　67

　　有意识的呼吸是情绪的锚　71

第二部分

现在　免疫、病菌与干细胞疗法

第 5 章　人体免疫系统的谜团　78

　　哮喘急救，奏效的行为医学技巧　80

　　一种被视为"荣耀和高雅"的疾病　83

　　"封喉天使"引发血清疗法和反应素发现　88

第 6 章　空气、致命感染与公共利益　99

　　肺结核病人更能理解空气对生命的重要性　101

　　飞沫传染：数小时甚至数天的无形威胁　103

　　细菌理论破解了困扰人类数千年的肺结核　107

　　耐药性是乱用、滥用抗生素的结果　115

　　严肃面对全球健康威胁的警示信号　125

第 7 章　烟草、成瘾与细胞再生　129

　　50 岁的烟民，80 岁的肺功能　130

谁因香烟富有？谁因香烟消亡？ 135

烟草的成瘾性是从哪里来的？ 139

干细胞疗法能否令肺部再生？ 144

第 8 章　气候变化与肺部健康 **150**

死于肺部疾病的人群
主要集中在 5 岁以下和 60 岁以上 150

从燃烧木材到 PM2.5 危机 154

医生们的"呼吸反击战" 162

向着零污染的"高级生活"迈进 166

第 9 章　有害粉尘与群体职业性肺病 **171**

"9·11"事件的遗毒：有害粉尘 173

石棉引发的吸入性疾病是持续数千年的灾难 180

第三部分

未来　健康、人工智能与器官的再生

第 10 章　不治之症的曙光 **188**

特发性肺纤维化，最令人沮丧的肺部疾病 190

对抗"忍者病"的漫长接力赛 194

第 11 章　肺癌的个性化治疗　　　　　　　　　　　202

　　人类健康的头号杀手　　　　　　　　　　　　203

　　为肺癌四期患者延长 9 年生命　　　　　　　　209

第 12 章　呼吸、声音与喉部疾病　　　　　　　　216

　　人类发声系统的奥秘　　　　　　　　　　　　216

　　寻回失去的声音　　　　　　　　　　　　　　220

　　人工智能可以提供最佳治疗方案吗？　　　　　226

第 13 章　肺移植的奇迹　　　　　　　　　　　　229

　　肺，最难移植的器官　　　　　　　　　　　　229

　　史上第一次成功肺移植手术　　　　　　　　　234

　　肺移植的下一步：肺再生　　　　　　　　　　238

第四部分
超越时空　爱、死亡与医学的希望

第 14 章　从未被讲述的伟大医学故事　　　　　　242

　　拯救"咸孩子"　　　　　　　　　　　　　　243

　　寻找导致囊肿性纤维化的基因　　　　　　　　260

　　让囊肿性纤维化变成可治愈的疾病　　　　　　262

第 15 章　把呼吸还给需要它的人　　273

"12 岁以下规则"，对患者是保护还是伤害？　275

人性与医疗系统的博弈　282

让患者自由地呼吸　289

致　谢　　299

参考资料　　301

后　记　为了人类物种和地球的未来，
应坚持因果律和观察这两大科学基石　　321

第一部分

过去

宇宙、肺部与生命的目的

第1章
有氧星球:"大氧化事件"与生命大爆发

人类需要呼吸的历史可以追溯到数百万年前。每个人的生命都会经历受孕、孕育、少年、中年和老年阶段,地球本身亦是如此。就像刚出生的婴儿必须学会呼吸才能茁壮成长一样,只有呼吸和对氧气的使用出现时,地球上的生物才步入从孕育到繁盛的进程。

地球的大气并非从一开始就是含氧的。对现在的大多数物种来说,地球早期的大气是有毒的。但氧气的出现从根本上改变了世界。值得注意的是,直到20世纪70年代,我们才知道了氧气是如何充满大气层的。

我们现在认为宇宙,或者说一切物质,都是在大约140亿年前诞生的。其中既包括可见的恒星、行星,也包括星际空间中所有以其他形式存在的物质。几乎可以肯定的是,就在大爆炸发生的那一瞬间,宇宙中过去和现在存在过的一切物质,都突然出现在空间中,并扩散到宇宙各处。随着时间的推移,宇宙中的各个区域膨胀、冷却,各种恒星系统纷纷涌现,接下来,恒星剧烈爆发成超新星并形成星际气体云,这些气体云凝结生成了固体物质。[1]

太阳系形成于大约 45 亿年前。地球相邻的基本都是岩质星球，而地球明显与众不同。从外太空拍摄的照片上看，地球不愧其"蓝色星球"的称谓，闪耀而宁静，海洋的蔚蓝色点缀着大气涡旋的白色，与邻近的星球形成了鲜明对比：红色的火星色彩单调，环境严酷；苍白的月球则一片荒凉，毫无生气。

但形成之初，地球上并不存在美丽的海洋和郁郁葱葱的绿色植被，也不存在进化、生命和死亡之间的协调互济。在诞生后的 40 亿年里，地球的大气只是氮气和二氧化碳的有毒混合物，气温则在极冷和极热间波动。特别是在前 20 亿年里，大气中完全不存在氧气。

氧气之所以重要，是因为它能有效地产生能量。生物体从三磷酸腺苷①分子中提取能量，而三磷酸腺苷则是细胞通过呼吸氧气合成的。在没有氧气的情况下，虽然细胞通过厌氧发酵也能产生三磷酸腺苷，但每个（葡萄）糖分子只能产生少得可怜的 2 个三磷酸腺苷。

与有氧代谢相比，这种代谢的效率非常低。通过有氧代谢，细胞可以用 1 个糖分子制造出 36 个三磷酸腺苷。有了这些额外的能量，生物体才能长得更大、跑得更快、跳得更高。如果没有氧气，地球上唯一可以移动的生物恐怕就只能是厌氧菌了，这种渺小的生物根本无法与如今世界上驾驭氧气的生物相提并论。

在地球诞生之后的最初几十亿年里，由于没有氧气，地球上既没有植物，也没有动物。其实海洋在地球形成之后不久就出现了——随着早期地球的逐渐冷却，大气中的水蒸气逐步凝结并落下，从而形成

---

①三磷酸腺苷（Adenosine Triphos Phate，ATP），指由腺苷和 3 个磷酸基团连接而成的核苷酸，是细胞的直接能源物质。

了海洋。但那时的海洋仅能维持小型的单细胞厌氧微生物的生存。在大约25亿年前，氧气开始慢慢被释放到大气中。但大气中氧含量的明显增加却历经了极其漫长的时间，这主要是因为新生的氧气被大量消耗掉了，最主要的耗氧物质就是氧化后沉积在岩石中的铁。

最终大约10亿年前，地球的氧汇变得饱和。而后氧气开始在大气和海洋中逐渐积累。这一分水岭被称为"大氧化事件"（Great Oxygenation Event，GOE，如图1-1所示），自此开始了生命的大爆发。大约6亿年前，海洋植物出现了，随后是海绵动物、软体动物和鱼类，最后是陆生植物和高等生命。[2]

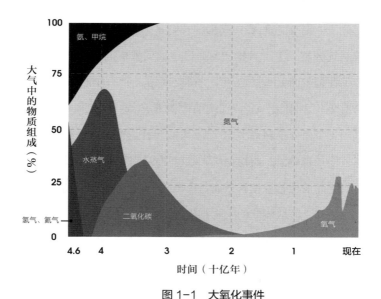

图 1-1　大氧化事件

随着时间的推移，大气气体发展的自然历史

图片来源：Adapted by Tania Allen, www.tania-allen.com; figure courtesy of Dr. Victor Ponce, San Diego State University

　　然而，有一个长期存在的问题：这些氧气到底是从哪里来的？一种全新的气体以如此独特的方式改变地球，其间必定有重大的事件发生。我们如何开始理解氧气从哪里来，以及氧气如何改变世界的故事，是一个关于勤奋工作、敏锐观察外加运气的精彩故事（这一组合可以描述许多科学发现）。这也是一个本应广为人晓却鲜为人知的故事。

蓝藻的"供氧"，促成了高等生物的繁盛

　　约翰·沃特伯里（John Waterbury）从小居住在纽约州的哈得孙河边，但每年夏天他都会在马萨诸塞州韦尔弗利（Wellfleet, Massachusetts）沿海的小镇科德角半岛（Cape Cod）度过。

　　20世纪60年代初，沃特伯里经常在绵延至海滩的沙丘上漫步，眺望大西洋蓝绿色的海水。沃特伯里在岸上待久了，就会开着那艘被他叫作"闪电"的赛艇到海上兜风。当赛艇驶离科德角、在海面上劈波斩浪时，置身于海水和波涛之中的他，心中总是充满了一种奇妙的感觉。[3]

　　沃特伯里在佛蒙特大学（University of Vermont）读本科，于1965年获得了动物学学士学位。毕业时，他可以选择的出路只有两条：一条是在马萨诸塞州的伍兹霍尔海洋研究所（Woods Hole Oceanographic Institution）担任研究职位；至于另一条，如果放弃研究工作，就会被征召入伍，可能还会去越南服兵役。毫无悬念，沃特伯里选择了伍兹霍尔。

研究所距他在韦尔弗利特的避暑别墅仅 40 英里①。他在伍兹霍尔待了 4 年，研究硝化细菌——一种能消化含氮物质的微生物。后来，沃特伯里在加州大学伯克利分校（University of California, Berkeley）攻读博士学位，还在巴黎待了几年。1975 年，沃特伯里回到了伍兹霍尔海洋研究所，这次他留了下来。

在伍兹霍尔，沃特伯里发现了地球是如何从一个只有微生物居住的无氧星球，演变成一个充满丰富多彩生命体的有氧星球的。[4]

在伯克利分校读博士时，沃特伯里就对蓝细菌（俗称蓝绿藻或蓝藻）产生了兴趣。当时人们认为这种微生物仅生活在淡水中。比起细菌，这种细菌更像植物，因为这些不同寻常的微生物具有进行光合作用的能力，它能将二氧化碳和水转化为氧气和碳水化合物。但在 20 世纪 70 年代，大多数人认为可供蓝藻栖息的淡水区域范围较狭小，因此它们在地球的氧气生产过程中发挥的作用很有限。而且关于蓝藻的讨论当时也只是局限在一个小学术圈之内，还没有进入主流的海洋学教科书中。

完成博士学业后，沃特伯里在海洋研究所安顿下来，以科学家的身份开始了研究工作。当时该领域的一项主要任务就是研究海洋中的那些未知的细菌。实地考察是进行此项研究的常规工作。

1977 年 8 月，沃特伯里乘坐"亚特兰蒂斯 2 号"考察船（Atlantis II）前往阿拉伯海。这片位于印度和沙特阿拉伯之间的海洋以富含无机营养物质和丰富的海洋生物而闻名。沃特伯里团队的任务是使用一种新设备——落射荧光显微镜（Epifluorescence Microscopy），分析

① 1 英里 =1.609 千米，下同。

来自海洋的样本，他们的目的是用这项新技术获取这片海洋中已知细菌分布的有代表性的数据。

落射荧光显微镜的基本原理很简单。将由特定 DNA 片段构成的标签添加到海水样本中，这种标签就会附着在细菌 DNA 的对应部分上，就像拼图拼装在一起。在显微镜的蓝光下，这些附着在细菌上的标签会发出绿色荧光。如果海水样本中没有匹配的细菌存在，标签就不会被激活，显微镜的视场就会保持空白。

在将 DNA 标签添加到阿拉伯海的水样中之前，沃特伯里做了一件事：建立严格的对比实验，以确保实验结果的有效性。这是所有学生在科学课上都学过的步骤，每个层次的科学实验都必须强制遵守，从中学教室到获诺贝尔奖得主的实验室都一样。

科学家们知道，对比实验是所有发现的支柱。一个人要是想声称自己发现了不正常的东西，首先要能够展示并证明他认为正常的东西。所以，在加入 DNA 标签之前，沃特伯里用那台崭新的落射荧光显微镜，分析了来自阿拉伯海的未加 DNA 标签的水样，这样就有了可供比较的基准。

沃特伯里本以为在阿拉伯海的水样中不会看到什么异常，但情况恰好相反，看到眼前的景象时，他惊呆了。当落射荧光显微镜的蓝光穿过海水时，反射回目镜的是一道明亮的橙色荧光。由于之前就对蓝藻有过研究，沃特伯里确认橙色荧光正是藻红素的天然荧光。

藻红素是一种参与光合作用的色素，与叶绿素协同作用，驱动着至关重要的从二氧化碳到氧气和碳（水化合物）的反应，从而使这个星球上生命的存在成为可能。在这之前，海水中存在蓝藻这件事从未

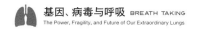

见诸报道，所以，这是一个里程碑式的新发现。

在阿拉伯海里发现蓝藻只不过是个开始，为了能够深入研究咸水蓝藻，沃特伯里意识到必须在实验室里培养这种细菌。为此他尝试了好几个月，每次都用新的培养基和不同的营养物诱使蓝藻复制。但每次的结果都一样，蓝藻细胞在 24 小时内全部死亡。要想在咸水蓝藻研究方面取得进展，培养这些细菌是必须的。为了取得成功，沃特伯里不得不把目光投向基本的环境生物学。

海洋生物和淡水生物的习性完全不同。从人类的角度来看，海洋中环境恶劣、危机四伏；相比之下，淡水水体似乎平静祥和，没有鲨鱼、刺魟和致命的水母。所以人们通常认为海洋生物应该更坚韧、适应性更强。但从细菌的角度来看，情况正好相反。

淡水细菌和海洋细菌所处的环境截然不同。内陆淡水水域中温度变化很大，营养物质和矿物质的含量也起伏不定。在淡水环境中，夏季和冬季的生物生活条件差异也很大，因此季节不同，水域中生活的物种往往也会不同。

相比之下，海洋中的环境异常稳定，温度变化比内陆水域要小得多，营养物质的微环境也稳定得多。在淡水环境中茁壮成长的细菌被海洋学家称为"富养生物"。这种生物能够适应丰富的营养物质和大幅度变化的温度。而咸水细菌，即"贫养生物"，只需要较低水平的基本营养。因此，与我们的直觉相反，咸水细菌比它们的淡水表亲更敏感、更脆弱。

经过令人烦恼的一年，沃特伯里逐渐明白了这一点。他先是非常仔细地擦洗了所有培养瓶和试管，确保没有残留微量的钙或其他物质，然后他又调整了培养液，以便精确地复现在海水中测量到的毫微量级的营养物质含量。让沃特伯里感到非常高兴的是，历经一年细致的工作，来自海洋的蓝藻终于首次在自然栖息地以外的地方生长。这标志着聚球藻（Synechococcus）属物种正式被发现了。

接下来的问题是，地球上到底有多少这类生物，它们都栖息在哪里？沃特伯里在伍兹霍尔一个木制码头的尽头采集了几罐海水。除了有点浑浊，这些海水看不出有什么特别的地方。当他在落射荧光显微镜下观察这些海水时，发现里面竟然充满了蓝藻。

在接下来的 10 年里，对蓝藻的研究突飞猛进。研究者们在地球上的几乎每一片海洋都发现了数百种不同的蓝藻。我们现在知道，蓝藻广泛分布在 5 摄氏度以上的水体中。数量通常非常庞大，以至于沃特伯里把它们称为"那些小动物"。

蓝藻能通过光合作用产生氧气。凭借其庞大的数量和多样化的栖息地，蓝藻如今被公认为大气层的主要供氧生物。光合作用是植物、藻类和蓝藻吸收阳光并将其转化为能量的过程。能够捕获阳光的主要分子是叶绿素，叶绿素利用光子的能量驱动二氧化碳和水进行反应，生成葡萄糖和氧气。光合作用也会释放出能量，帮助蓝藻将大气中的二氧化碳转化为可食用的碳水化合物。这些碳水化合物先是被较低等的生物吃掉，随后被传递至食物链的上层。

这一过程使得蓝藻成为地球上大量食物的生产者。蓝藻也是地球上石油、天然气和煤炭的主要来源，它们都来自在海底积累了数百万年的沉积物质（死亡的蓝藻）。事实上，作为一个群体，蓝藻是地球上最庞大的物种，也是最重要的生命体之一。

人们倾向于把光合作用和植物联系起来，但几乎可以肯定的是，最早进行光合作用的正是蓝藻。有人认为，数百万年前蓝藻的祖先融入更大的细胞并与之共生，这被称为内共生过程。这些蓝藻在细胞内部进化成为含叶绿素的叶绿体，使那些更大的细胞获得了进行光合作用的能力。这些含有叶绿体的细胞最终结合在一起，形成了现代植物和藻类的祖先。

蓝藻以及植物的光合作用能力超凡脱俗。到目前为止，人类尽管穷尽了所有技术手段，依然无法实现人工光合作用。人类很早就找到了燃烧碳的方法，但仍然无法通过二氧化碳和光来合成碳水化合物。如果人工光合作用能够实现，它将是解决能源问题的一把金钥匙。除此之外，因为人工光合作用能够从大气中提取二氧化碳，它也将顺便解决全球变暖的问题。

回顾过去，发生在大约在 5 亿年前的寒武纪生命大爆发，意义何等重大！我们现在知道，那正是由蓝藻产生的氧气引起大气中氧气含量上升促成的。[5] 如果没有这些微小的生物，高等动物就不会存在，大多数植物也不会存在。

因为肺进化成了利用氧气有效驱动代谢反应的器官，所以我们都是有氧生物。如果说肺是人体中最重要的器官，那么氧气就是大气中最重要的气体。厌氧菌的确存在，但它们的发展受到了低效能源生产方式的制约。

有了氧气，生命的存在才有了多种可能。地球上的几乎每一种生物都依赖于某种氧气汲取方法，而约翰·沃特伯里和其他研究海洋细菌的科学家揭示了所有这些生命从何而来。

为什么鱼能进化成地球上最大的生物种群?

与最初的 40 亿年相比,由于大气中开始存在氧气,此后 5 亿年里地球的面貌发生了翻天覆地的变化。前一个阶段是缺乏生命的时期,后一个阶段则是生命繁盛的纪元。氧气和生命同时出现,这绝非偶然。氧气是生命的力量,是生命无限可能的源泉。

随着蓝藻制造的氧气量逐渐增加,植物在这一时期登上了生命的舞台,一些植物种类首先出现在海洋里。随后,这些植物势不可当地选择向陆地进发,尽管那时焦橙色的陆地上除了岩石什么都没有。起初是浅层苔藓依附在岩石上生长,然后慢慢地,更高等的植物开始崭露头角。后来树木出现了,进一步提高了大气中氧气的含量。

在充满氧气的海洋中,动物的生命形式变得越来越复杂。随着更多的植物生产出更多的氧气,蠕虫、软体类的蛤和水母接连出现。这些生命体利用原始的鳃或通过简单的扩散(Diffusion)过程,从海洋中汲取氧气。

在历经了数千万年的演化之后,动物最终踏上了已经被植物覆盖的土地,昆虫、蜘蛛和蠕虫是利用这片绿色土地的先锋。但如果没有某种汲取氧气的能力,这些动物不可能迈出这惊人的一步。

蠕虫没有独立的呼吸系统。它们从周围潮湿的土壤中获取氧气,让氧气通过皮肤溶解到血液中。擦干蠕虫体表的水,就会令其窒息而死。蜘蛛和昆虫都有呼吸系统,但那仅仅是一根穿过体内的长长的管道,氧气通过这条管道扩散到周围的组织。

这些物种既没有能提高氧气利用率的肌肉系统,也没有办法在需要的时候大幅增加氧气的供应量。由于缺乏效率，这些物种的原始系统受到限制，其进一步进化也受到了限制，因为没有肺，它们的身体和大脑都无法变得更大。

当蠕虫和蜘蛛小心翼翼地从海洋中爬上陆地时，海洋生命正在以比陆地生命快得多的速度进化着。海洋生物都在长得更大、发育出更复杂的器官，进化成了拥有内骨骼和皮肤的脊椎动物。就像鱼那样，这些脊椎动物拥有了大脑、肝脏、心脏和消化道等我们熟悉的器官，并开始在许多不同的水生态环境中繁衍，从高山溪流、从大河到深不可测的海沟，无处不在。距今 4.2 亿年到 3.59 亿年的泥盆纪（The Devonian Period）被称为"鱼类的时代"，因为这一时期鱼类物种的数量和栖息地的数量都在激增。[6]

鱼类之所以变得多样化，可能是因为它们发展出了一种通过高效的循环系统利用氧气的能力。这个系统的很大一部分是鳃，大多数鱼类的身体两侧都有能让水流通的鳃裂。当水流入时，鱼鳃内丰富的毛细血管可以从水中提取氧气。在这个气体交换系统（与人类的类似）中，鱼的毛细血管也会排出二氧化碳。大多数鱼鳃的周围都有肌肉，当能量需求增加时，通过这些肌肉带动鳃盖翕动可以增加进入鳃部的水流和氧气。这是个典型的氧气利用系统，也解释了为什么鱼能进化成地球上最大的生物种群。

鱼类只有进化出能从大气中汲取氧气的器官——肺之后，才有可能登上陆地。尽管历时数千万年，肺的出现仍绝对可以被称为奇迹。肺之所以让人着迷，是因为我们可以把肺的出现看作人类诞生的前提，它标志着从那一刻起，我们所熟悉的生命已经触手可及了。正是这个器官的诞生将我们定义为陆地生物。

鱼进化出肺的过程，据信是从海陆交汇的滩涂上开始的。能够长时间远离水域，在适应性方面具有明显优势，因为陆地上充满了植物形态的食物。

鱼的肺最初如何发育，一直是人们争论不休的问题。有一件事如今看来很明确，但不是很直观，那就是鱼的肺并不是由鳃进化而来的。有趣的是，一些鱼的鳃已经进化成一部分肺，最著名的是胡子鲶（Walking Catfish）。这种鱼原产于亚洲，现在已经遍布佛罗里达。胡子鲶进化出了一块很小的气体交换区，但只有当鳃关闭后，这块区域才会打开。

然而，肺有可能始于食道的膨出。这是因为鱼是直接吞咽空气，然后通过简单的渗透作用将氧气扩散到循环系统中的。有些鱼保留了早期的膨出，这个充满了空气的器官被称为鱼鳔。现代鱼类将鱼鳔作为调节浮力的器官，但是一些早期鱼类的鳔发展成了肺。

要想在陆地上繁衍生息，鱼身体的另一个重要转变是发育出腿，以便最大限度地提高在陆地上的机动能力。有四个附肢的生物被称为四足动物，这个生物类别现在由所有的哺乳动物、爬行动物、鸟类（有翅膀）和两栖动物组成。最有可能的情况是，在大约4亿年前的泥盆纪时期，第一种四足动物从海洋来到陆地，同时进化出了肺和腿。

那个时期的化石清楚地显示了一些鱼类试图上岸的迹象。这些早期开拓者的鳍上有更明显的骨骼结构和肺开始形成的迹象。腔棘鱼就是这样一种鱼类，人们一度认为这种鱼早在数百万年前就已经灭绝。

然而，1938 年一个阳光明媚的日子，这个看法被偶然改变了。当时，一位年轻的南非女子在一艘渔船上发现了一些不寻常的东西，由此留下了一个关于鱼的奇特故事，并引起了国际轰动。

玛乔丽·考特尼-拉蒂默（Marjorie Courtenay-Latimer）是南非东伦敦博物馆的馆员。该博物馆位于南非东海岸的开普敦（Cape Town）和德班（Durban）之间。作为工作的一部分，玛乔丽会接到一些渔民的电话，因为他们从当地的水域捕到了之前没见过的鱼。

1938 年 12 月 22 日，亨德里克·古森（Hendrick Goosen）船长的电话改变了玛乔丽的生活,他当时正在印度洋的查鲁纳（Chalumna）河口捕鱼。玛乔丽赶过去想看看有没有什么特别的标本。她注意到甲板上一堆鲜亮的鳐鱼和鲨鱼下面露出了一只蓝色的鳍。把其他鱼挪开后，她看到的是一条很奇特的鱼。她后来写道："这是我见过的最特别的鱼，五英尺①长，淡蓝紫色（青色），身上有随部位不同而渐变的银色斑块。这条鱼全身覆盖着坚硬的鳞片，有 4 个鳍呈肢状，还有一条奇怪的小尾巴。"[7]

玛乔丽以前从未见过这种鱼，她通过电报给詹姆斯·史密斯（James Smith）博士发去了粗略的图样。詹姆斯·史密斯博士是当地的一位化学教授，以业余鱼类学家的身份而闻名。史密斯博士立即意识到这一发现的重要性，并回复说："最重要的是要保存好这条鱼的骨骼和鳃。"出于兴奋，他提前两天结束了假期，前往东伦敦。到了那里，他很快确认了这条鱼就是腔棘鱼，一种进化史上的幽灵鱼，据传已经灭绝了 6 600 万年。

---

① 1 英尺 = 0.3048 米，下同。

这 4 条鱼被命名为拉蒂默-查鲁纳（取自玛乔丽的姓氏和捕到这条鱼的河流的名字），通过对这条鱼以及几年后捕获的另一条鱼的研究，科学家们清楚地从解剖学角度得出结论，这种鱼代表了从海洋到陆地的早期过渡性鱼类。首先，腔棘鱼的胸腔中有一个可以被描述为肺的部位，只不过这个部位中充满了脂肪。其次，不像现代鱼类的简单鳍，腔棘鱼的四个鳍中都有软骨，明显是四肢的前身。腔棘鱼是一种生活在海底的动物，可以依次用 4 个鳍在海底进行笨拙的移动。

1938 年腔棘鱼被"发现"时，引起了国际轰动，但生活在我们周围的其他物种能更清楚地说明肺和腿的早期发育。腔棘鱼只是刚生出肺的雏形，但有些鱼已经有了真正的肺。其中最知名的是弹涂鱼，一种 3.5 英寸[①]长的鱼形生物。

这种鱼的自然栖息地分布在马达加斯加（Madagascar）东部、中国南部以及澳大利亚北部等地区的滩涂上。弹涂鱼的外表非但不美，人们看了可能还会觉得很丑，因为这种鱼长着球形的圆脸、凸出的眼睛以及黏糊糊的身体。那两个鳍奇怪地插在它背上，好像是胡乱粘上去似的。

但弹涂鱼有特别的天赋，那就是它同时拥有在水中和陆地上呼吸的非凡能力。它刚刚还在水下快乐地游着，一转眼就跳到了陆地上，张大嘴巴、竖起背鳍威吓对手、拼命地保护自己的领地。为了做到这一点，弹涂鱼保留了鳃，但也适应了通过皮肤、嘴和咽部黏膜（在嘴以下、食道和气管之上的区域）来吸收氧气。通过关闭鳃部，并且

---

① 1 英寸 = 2.54 厘米，下同。

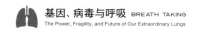

让鳃在可伸缩的皮肤衍生物下面保持湿润,弹涂鱼可以离开水几天时间。弹涂鱼还保留着未充分发育的前肢——一对短小的前肢,可以推动黏糊糊的身体在泥泞的栖息地上四处走动。

在4亿年前的水陆过渡时期,弹涂鱼并不是唯一幸存下来的物种。两栖动物,尤其是青蛙、蟾蜍和蝾螈,可以通过皮肤呼吸,也就是让血液通过皮肤吸收氧气、释放二氧化碳。两栖动物在水下和陆地上都会利用这套系统。

澳大利亚肺鱼是进化史上的又一个传说,它是现存的6种肺鱼之一,也是目前仍然最有效地兼具海洋水下呼吸和空气呼吸能力的一种。它那冗长、笨重的蛇形身体呈橄榄绿色,小眼睛,有4个能在水中和陆地上推进身体移动的鳍,其行为不具攻击性。从个头上看,它并不小,平均体重20磅[①],身长4英尺。栖息在澳大利亚北部昆士兰(Queensland)浑浊的淡水浅水区域。

生活在昆士兰这样与世隔绝的安静地方的物种,古老而神秘,仿佛被时间冻结了。澳大利亚肺鱼已经有3.7亿年的历史了,仍然保留着史前的生活习惯,就像是在躲避翼手龙的撕咬或鳄鱼的巨颚。

肺鱼对氧气的利用方式令人印象深刻,因为它可以像其他鱼一样在水下用鳃呼吸,也可以像陆地上的动物一样用肺呼吸,交替自如。与弹涂鱼不同,肺鱼有功能齐全的肺,有适当的"气体交换单元",而不仅仅是简单地通过膜扩散空气。肺鱼可以在陆地上生活一连好几天,以植物为食,在水下则没有那么多的植物可以食用。天然沼泽栖息地的水量不足时,肺就派上了用场。

[①] 1磅 ≈ 0.454千克,下同。

腔棘鱼、弹涂鱼和澳大利亚肺鱼为我们提供了一扇通向过去的窗口，向我们展示了各个物种是如何尝试不同的氧气提取模式的。如果没有氧气和提取氧气的模式，人类就不会存在，我们周围的大多数物种也不会存在。

移民火星，工程技术让我们拭目以待

人类的存在、氧气、呼吸的交集，不仅是一个有趣的故事，而且是为我们指明未来方向的路线图。

一些著名的科学家警告我们，这个星球上的生命都很脆弱，一颗小行星或一场核战争随时都有可能将我们全部毁灭。他们警告说，人类的命运，甚至所有物种的命运，可能要取决于是否有能力离开这个星球。

要想在其他星球上生活，当然首先要考虑到肺。在弹涂鱼、腔棘鱼和肺鱼成功地赢得了这一挑战的 4 亿年之后，我们将再次艰难地面对在不适宜的环境中生存的考验。不幸的是，我们不能像这些动物一样改变能量提取器官，但可以试着把有毒的空气环境变得更适宜居住。

人类首先考虑移民的行星是火星，而使火星大气层变得适宜居住的工程过程被称为地球化（Terraforming）。但这项改造目前还有许多障碍，包括火星上的温度极低，与地球相比还缺乏重力。更大的问题是火星的大气，它由 95% 的二氧化碳、2.7% 的氮气、1.6% 的氩气以及仅仅 0.13% 的氧气组成。火星大气也非常稀薄，密度大约比

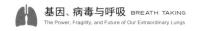
地球的低 100 倍。所以必须通过填充，使火星大气充满氧气，变得更稠密。

现如今，美国国家航空航天局（National Aeronautics and Space Administration, NASA）正在制订的一项计划，被称为火星氧原位资源利用实验（The Mars Oxygen In-Situ Resource Utilization Experiment），或简称为 MOXIE。

这个计划想要通过电驱动，将二氧化碳转化为氧气，就像树木做的那样。该计划已经准备就绪，可以将一台小型的 MOXIE 机器安装到一辆太空越野车上，发送到火星，并对其进行跟踪，以确保其正常工作。接下来的计划是建造一个更大的 MOXIE 机器，以便为燃料和大气层制造更多的氧气。[8]

另一个向火星环境中注入氧气的想法是在整个火星上建立生物群落，然后把地球上的微生物发送上去，让它们去做数百万年来一直在地球上做的事情。最好的微生物可能是一种蓝藻，一种能够在地球极端条件下生存的细菌。火星上有充足的氮，是可供蓝藻使用的天然养料。生物群落可以在监控下制造氧气，如果实验成功，人类将实施更多这样的生物工程。[9]

为了让火星能够保留住这些人造氧气，人类必须制造更稠密的大气层。科学家们认为，在火星周围创建一个磁气圈（Magnetic Sphere），即一层类似于环绕地球的电磁波保护层，防止来自太阳的破坏性辐射，并将太阳风的影响降到最低。人类在太阳和火星之间必须战略性地设置一个能发射出保护性电磁波的物理屏障。

如果这个方法奏效，现有的二氧化碳和新产生的氧气，既会使火星变暖，也会使空气压力变大。人们希望，这将有助于融化目前位于火星极冠中的冰，进一步向火星释放水。

虽然这听起来可能很像科幻小说，但我们有理由相信火星的地球化将会取得成功，几百年内，人类或许就能够永久地在火星上生活。关键在于大气、肺和呼吸，这些问题自地球上出现陆地生命就存在了。上一次，这些问题通过生物进化得到了解决；这一次，需要的是工程技术。

第 2 章
一呼一吸，气体交换的奇迹

记得那是午夜过后的某个时刻，我悄悄走进卧室，仔细察看婴儿床里的女儿。她是我们的第一个孩子，出生在新年的前夜，刚两周大。银色的月光透过窗户倾泻进来，照亮了她。女儿的睡姿憨态可掬：眼睛紧闭，头微微向右倾斜，双臂举过头顶，仿佛在不停地伸展着。她那令人陶醉的新生儿气味，令人狂喜，也使人平静。

就像其他的父母那样，我注意观察孩子的睡眠是不是深沉、平稳，但也本能地确认了一下在安静的表面之下，生命是否仍在孩子的体内跳跃。为此，我先仔细看了看孩子的腹部，以确认她有呼吸。她当然是有呼吸的，孩子的胸部和腹部在毯子下一起一伏，我们都认为那就是生命的节奏。

对于我们所钟爱的，无论是老年人还是年轻人，也无论是人还是宠物，在看他们睡觉时，我们不免本能地去察看他们的呼吸。其中有一些我们都习以为常的重要的东西，我们会不自觉地、无意识地把它等同于生命本身。每当人们互相察看呼吸时，都在印证古罗马哲学家西塞罗（Cicero）的一句话："一息尚存，我就不放弃希望。"[1]

　　从生理学上讲，我们观察到的是气体交换的奇迹。我们从大气中摄取一种看不见的元素，然后把它带到体内消耗掉。这个过程从脑干（位于颅骨底部，是大脑最原始的部分）发出的信号开始，通过神经传递给吸气肌，命令它们收缩。其中，最大也最重要的肌肉是横隔膜。它是一片薄薄的、圆顶状的骨骼肌，将胸腔和腹腔分隔开。

　　每接收到一个信号，横膈肌就向下收缩一次，并带动胸腔和肺一起运动。这就在气管和肺内部产生了负压，使空气能够涌入，就像水流入河流一样。空气通过口或鼻进入人体，经过喉咙后部，再经过声带，进入气管。在胸骨下半部分，气管分为左、右主支气管。左、右主支气管渐渐分成较小的支气管，即细支气管。空气穿过细支气管，它们延伸到肺的深处，看起来就像恒星在太空中喷发的卷须，空气最后会渗进肺泡，这些葡萄般的簇状细胞位于狭窄的呼吸管末端，是气体交换发生的地方。

　　氧气在肺泡里会从高浓度的区域自发地向低浓度的区域扩散，毫不费力地穿过薄薄的肺泡表面（只有一个细胞的厚度），到达相邻的毛细血管。在这里，成千上万个饥饿的红细胞捕获氧气后，会被心脏泵入动脉，然后进入被毛细血管网络渗透的器官组织。在组织中，氧气从红细胞中释出，通过毛细血管扩散到附近器官或肌肉的细胞中。（如图 2-1 所示）

　　每个细胞内都分布着一种叫线粒体的特殊细胞器，线粒体专门被用来进行呼吸作用：氧气和葡萄糖结合产生二氧化碳、水和三磷酸腺苷。三磷酸腺苷是人体主要的能量来源，是驱动身体中许多分子活动（包括肌肉收缩、酶的产生和细胞内分子运动）的动力。三磷酸腺苷通过切断一个磷酸基（其电子处于高强度状态）来引起这些反应，从而保证了细胞各项生命活动的能量供应。在此过程中产生的二磷酸腺苷被回收到线粒体，通过线粒体的呼吸作用还原成高能量的三磷酸盐。

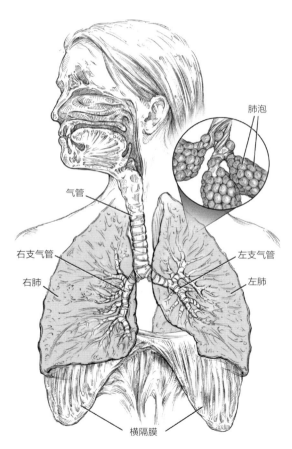

肺泡

气管

右支气管

左支气管

右肺

左肺

横隔膜

图2-1 人类的呼吸系统

图片来源：© Mason Wiest

　　作为氧气消耗和细胞呼吸的副产品，二氧化碳从细胞中溶解到血液里，回到毛细血管中，然后再流向静脉。二氧化碳并不能为我们的身体所用，而是被静脉系统转运回肺部，并释放进肺泡。接下来，肺泡中富含二氧化碳的气体，会随着横隔膜的放松，经由细支气管和主支气管被挤压出去，并最终经口腔或鼻腔排出体外，回到大气中（如图 2-2 所示）。

　　二氧化碳很容易扩散回空气中，原因是其在大气中的含量非常低，只占 0.04%。大气中的氧气含量相对较高，保持在 21% 的水平。因此，在开始下一次呼吸时，我们的身体又能够再次充满这种生命分子。（大气的其余部分几乎全是氮，它对人体无害，但也没什么用。）

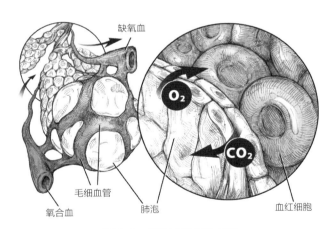

缺氧血

O_2

CO_2

毛细血管　　肺泡

氧合血　　　　　　　　　　　　　血红细胞

图 2-2　肺泡内的气体交换

图片来源：© Mason Wiest

　　我们如此关注熟睡中的亲人吸气和呼气的过程，是因为我们对呼吸的紧迫性有深刻的理解：少吃两顿饭没关系，但是呼吸一定不能够

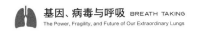
间断。由于血液中的气体含量必须保持在一定的浓度范围内，因此呼吸系统必须有良好的协调。分布在主动脉和颈动脉中的"化学感受器"持续监测着血液中氧气和二氧化碳的浓度，并将信号反馈到位于脑干的呼吸中枢。

即使血液中的气体浓度发生最轻微的变化，也会触发调节呼吸的信号并传递给吸气肌。脑干呼吸中枢的活动也会反馈到大脑，让我们意识到那些迫在眉睫的危险。如果大脑感觉到血液中的氧气或二氧化碳含量出了问题（比如我们屏住呼吸时），就会让我们的身体产生警觉。

我们屏住呼吸时，二氧化碳是造成大多数问题的罪魁祸首，因为当二氧化碳在血液中积聚时，就会形成一种酸。这种酸对细胞来说是有毒的，尤其是当这种酸与它不该结合的蛋白质及其他分子结合时，就会阻碍细胞的正常功能。如果我们持续屏气，缺氧也会是个问题，当细胞中的线粒体因缺氧而停止活动时，细胞也会随之死亡。心肌细胞对此特别敏感，在二氧化碳过多或氧气过少的极端情况下，就会发生心律失常。呼吸是我们身体最重要的事情，大脑会对其进行严格调节。

站在古希腊文明"肩膀"上的血液循环理论

我们对肺部工作过程的理解，以及对所有西方医学的理解，都建立在古希腊文明的基础之上。在古希腊神话中，阿波罗（Apollo）的儿子阿斯克勒庇俄斯（Asclepius）是医神，他的蛇杖如今已成为医学的象征。但医学史上第一个充满传奇色彩的真实人物是希波克拉底（Hippocrates）。他于公元前 460 年出生在希腊的科斯岛（Kos）。希波克拉底因为创立了所有医生在拿到执业证书时仍然要背诵的誓言而闻名于世，他深刻地认识到疾病是自然作用的结果，而非天神或魔法造成的，因而被称为医学之父。[2]

除了仔细研究过许多解剖学问题，希波克拉底还研究了呼吸系统。他认识到吸入空气是生命存在的基础。因此，希波克拉底等希腊人认为，空气是一种至关重要的、超然的东西。他们称之为"元气"（Pneuma），它的字面意思是"空气"或"呼吸"，但对古希腊人来说，这个词也有"生命力"的意思。这种"元气"被吸入人体后通过肺进入血液，然后进入心脏，变成"活气"（Pneuma Zoticon），或称"生命灵气"（Vital Spirit）。而后这种活气被运输到各个器官（包括肝脏和大脑）后，转化为"精气"（Pneuma Psychicon），或称"动物灵气"（Animal Spirit）。

据说这种精气是人体从空气中创造出来的驱动力。总之，从大地之生气（空气或元气）到活气再到精气，希波克拉底等人深刻地认识到了人类本质上是与大气紧密相连的，是共存的。[3]

希波克拉底去世后大约 500 年，克劳迪亚斯·盖里努斯（Claudius Galenus）成为下一个改变我们对呼吸系统和循环系统认识的伟大人物。盖里努斯更广为人知的名字是盖伦（Galen），盖伦公元 129 年 9 月出生在爱琴海的帕加马①。盖伦的父亲是一位富有的贵族，他原本打算让盖伦成为哲学家和政治家。但当这位父亲梦见医神

---

①帕加马（Pergamon）现归属于土耳其。

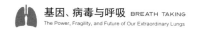
阿斯克勒庇俄斯来拜访、下令让他的儿子学医后，他改变了计划。盖伦的父亲不惜花重金让盖伦在罗马帝国最好的学府接受教育。

盖伦完成学业后，就在帕加马开始做实习医生。通过大胆的手术，他成了亚洲大祭司的角斗士的私人医生。根据盖伦的报告，他切除了一只猴子的内脏，然后向其他医生提出挑战，要他们修复猴子的身体。没有人敢站出来接受挑战，于是他自己完成了这个外科手术，成功地恢复了猴子的健康，并由此赢得了大祭司的青睐。后来，盖伦移居罗马，成为几位皇帝的私人医生，其中最著名的是公元161年至公元192年在位的康茂德（Commodus）。

盖伦对医学的许多领域都有贡献，增进了我们对呼吸系统和循环系统的了解。他指出，"流经肺部的血液从被吸入人体的空气中吸收氧气，然后将其带入心脏（左心房）。"[4] 罗马法律禁止解剖人体，盖伦就解剖灵长类动物和猪。盖伦是第一个描述两种不同循环系统（即动脉和静脉）的人。他认为呈深紫色的肝脏是血液的源泉。他推测有一半的血液从肝脏流向静脉，然后被输送到人体组织中并被消耗掉；另一半血液通过静脉进入肺部，撷取元气，然后进入心脏、动脉和人体各组织。

尽管盖伦关于血液流动的部分理论后来被证明是错误的，但和希波克拉底一样，他的方法论不容小觑，也不容忽视。盖伦强化了这样一种观念：医学和疾病不是神干预的产物，而是可以通过观察、基于因果关系的经验证据以及推论来辨别的。尽管如此，他关于氧气在血液循环中运动的观点，经过了1 000多年才得到纠正。

颇具讽刺意味的是，盖伦的思想在他之后的几个世纪里被奉为信条，尤其是他关于血液在动脉和静脉的流动，以及肝脏是血液生产中心的观点。幸运的是，"呼吸很重要"的观点并不需要纠正，文艺复兴时期的科学家亚历山德罗·贝内代蒂（Alessandro Benedetti）在1497年诗意地写道："肺通过呼吸，将空气转化成生命灵气，就像肝脏将食物转化成营养一样。"[5]

改变了我们对血液流动的认识的人是一位在意大利帕多瓦（Padua）受训过的英国医生——威廉·哈维。和盖伦一样，哈维也很有个性，经常在腰带上别一把匕首，这在混乱的文艺复兴时期的意大利很流行。哈维对人类的评价并不高。一位生活在那个时代的传记作家曾说："他（哈维）总是说，人类只不过是一只伟大的顽皮狒狒罢了。"[6]

在意大利实习后，回到英国的哈维在业界站稳了脚跟，并于1628年出版了《心血运动论》（*On the Motion of the Heart and Blood*），巩固了他在医学史上的巨人地位。

该著作对我们理解血液在体内流动的基本原理具有重大意义。哈维有两个突破性的见解。哈维指出，他从意大利导师那里了解到，静脉内壁都有单向瓣膜，使血液只能从组织和器官流向心脏。但依据盖伦的假设，静脉系统应该像动脉一样将血液输送到组织器官。那么为什么静脉有静脉瓣，使血液只能从身体的器官流出而不是流入？这件事令人费解。

哈维的第二个重要见解是通过对人和动物进行解剖获得的。他计算出心脏的血液输出量比人们之前想象的要大得多，多达大约每分钟5升。哈维正确地推断出，如此巨大的血流量不可能像盖伦说的那样，被静脉末端的组织完全吸收掉。哈维需要一个更合理的解释，那是一个简单而优雅的系统，但是与已存在 1 500 年的信条相抵触。为此，他想出了一种人们能经常在自然界中看到的东西：一种循环往复的系统、一个不停流动的系统、一个回路，或者说，就是我们现在都知道的循环系统。人体内的血液并没有被组织消耗掉，而是被重复利用。

正如哈维所推断的那样，血液的确是在循环流动的。血液从动脉进入组织时释出氧气，与此同时，二氧化碳被吸附在血红蛋白分子上。然后，血液通过静脉流入右心房，经右心室取道肺动脉到达肺部。在肺部，呼吸产生的二氧化碳被释放出来，氧气进入血液。接下来血液到达左心房，经左心室通过巨大的动脉系统泵出，再回到组织。血液在这个封闭系统中不断循环，骨髓（而不是肝脏）根据需要补充血液中的红细胞和白细胞（见图 2-3）。

由于盖伦的观点是至高无上的，哈维的观点最初被当成了异端邪说。为了回应普遍存在的质疑，哈维于 1636 年 5 月做了一次演讲。这次演讲极具启发意义，但场面令人毛骨悚然。在德国巴伐利亚州（Bavaria）的阿尔特多夫大学（University of Altdorf），哈维穿着一件宽大的白色解剖长袍，用拉丁语对教授、学生和公众发表演讲。

首先，他将一只活狗放置在解剖台上，用皮带捆好。接下来，哈维宣称："观察活着动物的心脏运动和功能，显然比观察死去的人要容易。"说完，他用刀子切开了这只不停挣扎扭动的狗的胸腔，露出了跳动的心脏，然后又切开了靠近心脏的血管，让观众看到大量的血液喷涌而出。他的目的就是要让人们明白他的观点，即心脏就像一个泵，那么多的血是不会被组织消耗掉的，而是通过心脏跳动进行再循环使用。[7]

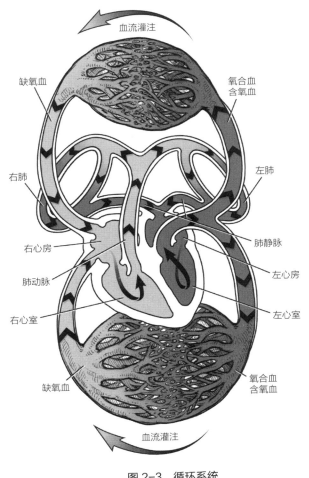

图 2-3 循环系统

图片来源：© Mason Wiest

尽管这场演讲的"舞台效果"很震撼，但与哈维同时代的许多人仍然持怀疑态度。科学家卡斯帕·霍夫曼（Caspar Hoffman）参加了哈维的演讲会，他宣称："我是看到了，但我不相信。"其他批评者则指出，如果哈维想让人们相信他的理论，就必须再做两件事。首先，他需要证明在动脉这端和静脉那端之间有一些血管网。我们现在知道，那就是毛细血管，但哈维当时没有工具来观察或发现这些微小的血管，哈维只能做出有根据的假设。

在科学研究中，假设是常有的，也是必需的。他的假设不久之后就得到了证实。1661年，马尔切洛·马尔皮吉（Marcello Malpighi）出版了《肺脏的解剖学观察》（Anatomical Observations on the Lung），用显微镜证实了毛细血管确实存在。

其次，哈维需要说明血液的颜色为什么以及如何从暗淡变得鲜亮。哈维再一次感觉到，这是因为空气中某种重要的东西被肺部吸入，从而使深色的血液变得鲜红。当时没有人知道氧气的作用，但哈维仍在关于"全解剖学"的讲座中凭直觉得出了意义深远的论断："生命和呼吸是相辅相成的。不存在不呼吸的生命体，也不存在有呼吸的非生命体。"

想要确定肺和身体到底需要在大气中捕捉什么物质，还需要很长的时间。古希腊人确信，空气是四大基本元素之一，其他三种是水、火和土。在接下来的几个世纪里，空气被认为是一种单一的物质。直到18世纪，科学家们才开始通过精巧的实验分离出不同的化学元素，包括空气中所含的化学元素。

约瑟夫·普里斯特利（Joseph Priestley）被认为是氧气的首批

发现者之一。他是在 1774 年的实验中发现氧气的，并将成果发表在几年后出版的著作《各种空气的实验和观察》(*Experiments and Observations on Different Kinds of Air*) 中。

其中一个实验记录表明，在密封的罐子中，老鼠会慢慢死去、蜡烛的火焰逐渐熄灭。接下来，普里斯特利用一种类似放大镜的仪器将光线聚焦在一块汞氧化物上，创造了一种新的气体。他注意到，这种新的气体使蜡烛火苗和老鼠存活的时间比它们在纯空气中时要长得多。普里斯特利与法国科学家安托万·拉瓦锡 (Antoine Lavoisier) 分享了观测资料。拉瓦锡在空气纯化方面做了进一步的实验，并将这种气体命名为氧气。

时至今日，哈维的血液循环基本理论依然完美无缺。我们对炎症、遗传学和细胞运动的认识已经有了很大的提高，但是对循环系统的作用和原理的认识依旧没有太大的变化。打破几个世纪以来的教条并不容易，但我们通过对哈维方法的分析，可以揭示出大多数科学方面的进步是如何实现的。

首先，哈维摆脱了主流理论（在本案例中，盖伦的理论已经主导了科学界 1 500 年）的束缚。在基于有限的数据做了一些敏锐的观察后，哈维提出了独特的理论。他收集了更多的数据来验证假设，并发现这个假设似乎是成立的。尽管他的模型有两个缺陷（他不知道毛细血管和氧气的存在），但他还是坚持了下来。

有了这些知识，我们今天才能明白用氧气保持患者血液循环流动的重要性。我们也意识到，当这个封闭循环遭到破坏时，后果会是多么严重。

干细胞疗法：急性呼吸窘迫症的"特效药"？

大脑意识到呼吸的重要性，并通过监测氧气和二氧化碳的含量，随时调节呼吸运动。人体为了满足生存需求，在肺部构建了一个强大的安全机制——我们的肺里有五亿个肺泡。这些肺泡铺展开的话，可以达到大约一百平方米，相当于一个网球场的大小。因此，人类在完全失去一侧肺的情况下，另外一侧肺仍能完成所有任务。另一个安全机制是气体交换的效率。

当人类呼吸急促时，氧气从肺泡进入血液只需穿过厚度三分之一微米的毛细血管壁（所谓微米就是百万分之一米，或者千分之一毫米）。但在呼吸平稳时，氧气从肺泡到毛细血管需要穿越的距离可能会增加一倍。

不幸的是，有时呼吸系统会不堪重负，需要借助科技的力量。当我在波士顿的一家医院实习时，一天晚上我接到了一项任务：帮助一位肺功能出现严重衰竭的患者度过危险期。尽管经验不足，但幸运的是我从那些经验丰富的医生那里得到了很多帮助。行医既是一门科学，也是一门艺术，此次经历就是一个例证。

午夜过后，我和住院医师一起坐在护士值班室，焦急地等待着患者莱纳德·约瑟夫（Leonard Joseph）的到来。患者约瑟夫来自缅因州（Maine）的森林深处，患有严重的感染性肺炎，肺部大面积感染，堵塞了肺泡，气体交换受到严重影响。医护人员已经给他上了呼吸机，即便这样，他的肺仍然难以舒张，氧气没有按需进入他的身体，二氧化碳也无法排出去。

当房门打开、急救人员把约瑟夫从外面推进来时，我紧张地接过了一摞厚厚的从缅因州首诊医院带来的病历。我跟着住院医生进了重症监护室，将患者移到一张病床上，那是他接下来一个月的家。我看了一下，通过气管插管输给他的是 100% 的氧气，与我们通常从大气中获得的 21% 的氧气相比，这个量已经很大了。

通过测量动脉血液中氧气产生的压力（动脉血氧分压），可以评估氧气向血液中传输的效率，这个压力体现了动脉血液中氧气含量的多少。为手部供血的桡动脉是一条方便采血的动脉，研究者通常从桡动脉采集动脉血样，以供实验室分析。

传统上，血液中氧气的压力是以血液中的氧气能支撑起多高的水银柱来计量的。一个健康的受试者吸入含有 21% 氧气的空气时，动脉血液中会产生约 95 毫米汞柱（mmHg）的血氧分压。然而，来自缅因州的这位患者的血氧分压只有 60 毫米汞柱，而且这还是他在吸入 100% 氧气时的测量结果。

一旦血氧含量低于 60 毫米汞柱，人体组织就无法获得足够的氧气。这时脑细胞开始死亡、心脏开始感到难受。显然，患者此时情况危急，而且没有简单的解决办法。通常情况下，医护人员只需要调高呼吸机的氧气浓度就可以，但现在已经调到最高了。为了稳定约瑟夫的病情，医护人员需要采取更具创造性的措施，而不是简单地调整氧气浓度。

几分钟后，主治医生来了，他和住院医生讨论了进一步治疗的方法，以帮助患者维持氧气的吸入和二氧化碳的排出。主治医生的最后一项建议是"俯卧"（Proning）。说完，他就消失了。我问的第一个

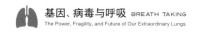

问题是"什么是俯卧?"住院医生凯文(Kevin)看着我,不耐烦地说:"'俯卧'就是把患者的身体翻过来,让他趴在床上。"

我还是不太明白。凯文哼了两声:"俯卧能帮助患者进行氧合和换气。你需要学习肺生理学,去读读韦斯特的书吧。"(对于实习医生来说,不懂的东西太多会受到其他医生的鄙视。)凯文摇了摇头,坐下来翻阅他面前的一堆资料。

凯文所说的书,是约翰·韦斯特(John B.West)所写的一本医学专著。韦斯特在肺医学专科的圈子之外并不出名,但在圈子内地位很高。韦斯特的学术造诣和他出版的教科书,使他成为肺医学领域的一流教育家,在过去的 100 年里享有较高的盛誉。

1928 年,韦斯特出生于澳大利亚的阿德莱德(Adelaide),很小的时候就对科学产生了浓厚的兴趣。后来,韦斯特去英国攻读博士学位,然后到加州大学圣地亚哥分校(University of California, San Diego)继续进行肺生理学研究。

在研究期间,韦斯特对肺部工作原理产生了一些独到见解,尤其是意识到肺部的不同区域有着不同的血流和空气流。在职业生涯的后期,韦斯特写了一本关于肺生理学的教科书,由此改变了很多医学院的教学方式。在 70 岁高龄时,他甚至把注意力转移到了对鸟类肺生理学的研究上。

遵循凯文的建议,我挑选了韦斯特 1974 年新出版的教科书《呼吸生理学精要》(*Pulmonary Physiology : The Essentials*)。这本 200 多页的书,字体朴实无华,图表大,拿在手里感觉很薄,却是极具思想厚度的书,时至今日仍然是许多医生学习现代肺生理学的启蒙书。

在书中，韦斯特博士将肺部解剖作为开头，之后提出了一个极其重要而有力的论断：肺部结构与其功能相适应。关于肺部的一切都应在以下事实的范围内考虑：结构服从功能。

这句话从广义上界定了整个生物学领域。比较和进化生物学学科都是在"结构服从功能"的背景之下认知我们周围生命的起源和发展的。例如，作为食肉动物的非洲狮生活在草原上，就必须具备捕食者的优势：身体强大且速度快，能够在短时间内快速奔跑。它们拥有可以伸缩的大爪子和锋利的牙齿，用来捕杀猎物。

栖息地、食物源、身体、牙齿和爪子，这一切的组合都是服务于同一个明确的目标。野狗的饮食更加多样化，所以相比之下，它们的牙齿仅包含一些犬齿和一些臼齿。野狗的腿和身体是为了速度和距离而设计的，它们没有大爪子，因为不需要。从结构服从功能的角度来看世界，是分析自然系统的有力工具。

韦斯特博士指出，肺的主要功能是促进气体交换。首先，氧气需要进入血液，并被携带到身体的细胞中，以使新陈代谢过程持续进行。换气（指二氧化碳从血液中释放出来的过程）也需要随之进行。

由于结构服从功能，即使我们的新陈代谢需求发生变化，身体也必须有能力提高肺部的工作能力，以便将适当数量的氧气输入血液，将二氧化碳排出体外。例如，锻炼是一种人体组织比平时需要更多氧气、排出更多二氧化碳的状态。细菌或病毒引起的疾病是另一种状态，因为炎症会极大地增加新陈代谢需求。

在大多数情况下，肺部都能够轻松灵活地处理这些需求。从身体处于静止状态时的每分钟 5 升空气开始，人可以增加呼吸量，每分钟交换 10 升、20 升，甚至 30 升的惊人空气量。在这种情况下，我们的呼吸频率会自然地提高，而且每次吸入的空气量也会增加，因为通常不用于呼吸的颈部和腹部肌肉，此时也会突然活跃起来，帮助肺部缩张以吸收和释放更多的空气。

这些调整很重要，因为我们必须生存在一个精确的生理参数范围内，并在非常有限的范围内维持氧气和二氧化碳的水平。在胸壁肌肉的帮助下，肺部能够在多种情况下将氧气和二氧化碳的水平保持在那个范围之内。当某些东西干扰了这个强大但有时又很脆弱的系统时，麻烦就来了。

在那个 1 月的黑暗夜晚，在波士顿住进医院的约瑟夫先生面临的问题是，他需要保持血液中新鲜氧气的供应，保持换气系统适当运作，排出足够多的二氧化碳。过了午夜，在准备往患者脖子上插入一根大口径静脉输液管时，我能感觉到自己的体温在下降。

约瑟夫先生用了很多抗生素，而且呼吸机上显示的各项指标都不稳定，所以我们认为他需要更多的静脉输液，以便更快地发挥药效。为此，我们需要在他脖子上的颈内静脉上插管。我们用清洗液仔细擦洗约瑟夫的脖子时，凯文不停评述着患者的病情。

凯文谈到了患者患有急性呼吸窘迫综合征（Acute Respiratory Distress Syndrome，ARDS），所以我们要使他的肺压维持在较低水平，尽量减少呼吸的工作量。他还谈到该如何密切关注患者的氧合情况，以及该考虑更好的氧合和换气的方法，如让患者吸入前列腺环素，甚至采用体外膜肺氧合（ECMO）。如果我们在接下来的几个小时内不能取得显著进展，或许得考虑采用主治医师所说的"俯卧"方法。

　　我确实知道了他所说的意思——血液中的氧含量需要保持在至少 60 毫米汞柱；我也知道，换气量是 1 分钟的呼吸次数乘以每次呼吸的空气量（或潮气量）的乘积。而且，我们关心换气，是因为它是决定血液中二氧化碳含量的主要因素。当二氧化碳在血液中积聚时，会分解成游离的氢离子，而这些氢离子本质上是酸性的，其含量可以通过 pH 值来测量。

　　pH 值代表酸碱度，它直接表示溶液中有多少氢离子。pH 值通常在 0 到 14 之间，其中 7 表示的是中性值。25 摄氏度的水，pH 值为 7，被认为是完全中性的。如果溶液中有很多氢离子（H^+）的话，我们就称之为酸性溶液。

　　pH 值低于 7 的饮料酸性都比较强，如黑咖啡的 pH 值为 5 左右，番茄汁的 pH 值为 4 左右（pH 值与溶液中的氢离子含量呈反比关系，pH 值越低，表示氢离子含量越高，酸性越强）。相反，pH 值高于 7 的溶液，我们称之为碱性溶液，例如 pH 值为 9 的含苏打的液体，或 pH 值为 11 的氨水。这些溶液中的氢离子比酸性溶液中少得多。

　　人类血液的 pH 值是 7.40，且必须保持在 7.35 ~ 7.45 之间，当然最理想的值是 7.40。血液 pH 值保持在这个范围内非常重要，因为当 pH 值过低或过高时，人体细胞的蛋白质以及随后发生的新陈代谢就会开始崩溃。

　　肾脏会帮助人体排出或保留酸以调整 pH 值，而肺是一个更强大的通过二氧化碳来调节 pH 值的系统。正如前面提及的，二氧化碳会在血液中分解为酸。出现过多的氢离子、pH 值过低时，人体只需要增加呼吸和换气率就可以调节二氧化碳和酸；而在 pH 值过高时，则

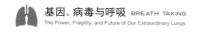

需要降低呼吸和换气率让酸积聚。

典型的例子是运动时人体内的二氧化碳含量会上升，此时呼吸会随之增加，并排出二氧化碳，从而使人体内的 pH 值不会降得太低。与之相反，如果过度换气而不增加二氧化碳的产生，人类可能会窒息（就像惊恐发作时那样）。这是因为如果呼出了太多二氧化碳，酸逐渐变少，人体的 pH 值就会攀升到危险水平，这就是为什么处于这种情况的人需要从纸袋中吸入自己排出的二氧化碳，以恢复血液所需酸度。

至于这位来自缅因州的患者，我不知道如果他换气不充分导致体内的 pH 值下降，或者无法保持他血液中适当的氧气水平时，到底应该做些什么。好在我马上就会知道。我站在患者的一侧，拿着一根深静脉穿刺针，正准备深深插入他的颈部寻找颈内静脉时，凯文有点不经意地说道："哦，顺便说一句，如果你的针扎得太深，刺穿了肺，他可能会心脏骤停并死亡。所以，请务必小心点。"肺的顶部在胸腔很靠上的位置，就在颈部下面。我小心地把针插进去。

我能理解的是，这位来自缅因州的患者的问题是气体交换受损，但我当时对凯文所说的急性呼吸窘迫综合征并没太在意。1821 年，法国内科医生勒内·拉埃内克（Rene Laennec）首次在医学文献中提到了这种神秘的肺部疾病，他也是听诊器的发明者。在《关于胸部疾病的专著》（*A Treatise on the Diseases of the Chest*）中，拉埃内克描述了一位患者死亡时的情况：肺部充满积液，但没有心脏衰竭的证据。

当时的医生虽然很熟悉肺部积液，但这种情况几乎总是发生在心脏左侧衰竭之前。胸腔内的循环开始时，静脉血会涌入右心房，通过右心室被泵入肺部。接下来，血液从肺部回流至心脏左侧的左心房，然后自左心室被输送到身体的其余部分。如果心脏的左腔衰竭（在心脏病中经常发生），血液就会回流到肺部，而肺部的液体会溢出到肺泡中。但拉埃内克注意到，在特定的患者身上，液体会在他们没有心力衰竭也没有高血压的情况下流入肺部。只是肺部毛细血管发生了渗漏，患者基本上是死于"溺水"。

在 20 世纪后期，更多类似病例见诸报道。这种情况通常发生在接受抢救后的受伤士兵中。起初，士兵们的血指标会恢复正常、伤口愈合。但不可思议的是，随后他们的肺发生衰竭，充满液体，渐渐硬化得像块石头。文献中出现了大量诸如"岘港肺"（DaNang lung）和"创伤后肺（损伤）"（Post-traumatic Lung）的术语。这是一种毁灭性的疾病，死亡率接近 80%，而且它在很大程度上就是个谜。

1967 年，俄亥俄州立大学（Ohio State University）的戴维·阿什博（David Ashbaugh）博士和他在丹佛大学和密歇根大学的同事们发表了一篇论文，部分地解决了这个难题。他们收集了一系列类似病例的信息，并创造了一个新词：急性呼吸窘迫综合征。

他们的论文发表在《柳叶刀》（Lancet）杂志上，描述了 12 名患者的肺部损伤及其病理。这些患者因肺部液体过多而出现呼吸衰竭。[8]他们在呼吸衰竭前所受的损伤不同——有些是外伤，有些是肺炎，还有一些是胰腺炎。但是他们的呼吸衰竭是相似的——由于毛细血管渗漏，肺部的多余液体会导致功能失调的炎症和瘢痕，最终使肺变得像石头一样僵硬。结果，所有这些受到急性呼吸窘迫综合征影响的肺都

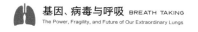

无法吸入氧气和排出二氧化碳。

阿什博的论文介绍了一项具有里程碑意义的研究，因为它将真实的人与一种神秘的病症联系起来，这是成功治疗一种疾病的第一步，通常也是最重要的一步。（人们无法研究虚无缥缈的疾病。）而且，非常不同寻常的是，论文中描述的很多内容在今天仍然有意义。不幸的是，这篇论文也成了失败的宣告。

根据这篇论文，急性呼吸窘迫综合征是一种对人体造成严重伤害的疾病，会导致肺部炎症和毛细血管渗漏，但没有心脏病的征兆。研究结果并没有改变什么，因为人们对该综合征的研究还处于在描述阶段。1967 年没有治愈方法，现在仍然没有。

到目前为止，医生们为减缓或逆转急性呼吸窘迫综合征造成的炎症和毛细血管渗漏所做的努力都是徒劳的。期刊上充斥着对各种药物尝试的描述，包括类固醇、吸入型一氧化氮和吸入型前列腺环素，但所有这些尝试都没有成功。这些疗法通常仅仅是为小鼠带来了希望，但是所有人类药物试验均遭失败。

然而，即使没有任何单一药物能够改善病情，这种疾病的死亡率也已经大幅下降，从 20 世纪 60 年代的 80% 下降到今天的 40%。[9]这种改善得益于医护人员对适当的呼吸机设置、营养和物理治疗的持续关注。

在医学上，人们在不使用药物的情况下也可以做很多事，急性呼吸窘迫综合征死亡率的大幅下降就说明了这一点。那些研究肺是如何输送空气和血液的人（例如约翰·韦斯特），对这一进展起到了很大的作用。尽管如此，在所有的重症监护病房中，仍有 10% 的患者是因急性呼吸窘迫综合征而入院的，所以这仍然是一个棘手的问题。

当我们成功地将深静脉穿刺针插入约瑟夫先生的颈部后，凯文和我仔细观察着他的呼吸机。呼吸机起初并没有什么动静，但不久后高压警报触发，表明未能将空气送入患者僵硬的肺部。

我们给呼吸科医师打了电话，让他过来会诊。他和凯文想出了一个办法：降低呼吸机的输气压力，同时延长肺部的进气时间，使注入约瑟夫僵硬肺部的气流变得舒缓。我们还让护士给他注射了有麻醉作用的镇静剂，以平息他的呼吸肌进行的不自主反抗。

这些措施似乎奏效了，呼吸机的警报也不响了，但这只是说明呼吸机上的数据达标了。凯文让我检查患者血液中的气体（氧气和二氧化碳）含量，看看他的身体功能是否也恢复正常了。几分钟后，检测结果从实验室传回。患者的动脉血氧分压刚刚超过 60 毫米汞柱，二氧化碳含量约为 48，对应的 pH 值为 7.30。这些数字虽然还未完全达标，但足以让他熬过这一夜了。

在那个月里，我每天早上 6 点查房时，第一个要看的患者就是约瑟夫先生。我会分析他的氧合和换气状况，看看有什么需要改进的。晚上在家时，我会翻阅约翰·韦斯特的书。到了月底，我开始理解了一些有细微差别的知识，比如气体交换是如何进行的、肺部的不同部位是如何承受不同数量的氧气和血液流动的。具体来说，肺下叶通常会吸入更多的空气、拥有更多的血流量，其中可能有重力的影响。

在了解了肺部血液流动和空气流动的变化因素后，研究人员最终想出了解决像约瑟夫先生那样的肺僵硬问题的办法，那就是尽量减少肺的换气量。这一想法背后的机理是，肺部的炎症肯定会影响血液流动和循环，因此每次呼吸都不需要正常数量的空气。在这个方案确立之前，医生们向患病的肺部注入了过多的空气，造成了不必要的拉伸，而这种额外的压力又导致了更多的炎症。

约翰·韦斯特帮助我们认识到，空气流量和血液流量是可变的，应该尝试找出与之相匹配的量。2000 年，《新英格兰医学杂志》（*New England Journal of Medicine*）刊登的一项有突破性的研究表明，使用呼吸机时，吸入较少空气的急性呼吸窘迫综合征患者的死亡率显著降低。[10] 全世界的重症监护室的做法一夜之间就改变了。此前和此后的任何研究，都没有对重症监护室的医疗工作产生如此巨大的影响。

约瑟夫先生是 2002 年 1 月入院的，所以每个人都对这篇文章记忆犹新。整个 1 月里，在保持换气的前提下，我们尽可能地把约瑟夫先生肺部的气流量控制到最小。为了弥补每次吸入的空气量太少，我们把约瑟夫的呼吸频率从正常的每分钟 12 次提高到了 30 次，有时甚至是 34 次。正常情况下，每分钟 34 次的呼吸速率是不可持续的，但对于一台机器来说是可以的。

我们考虑过在约瑟夫使用呼吸机时，把他的身体翻过来俯卧，通过减少重力的影响来进一步减轻他的肺所承受的压力，从而让肺得到休息并有机会恢复健康。在急性呼吸窘迫综合征等疾病的案例中，肺部正面的肺泡通常较少受到影响。（近来，俯卧通常用于新冠感染患者，因为肺炎的炎症几乎总是始于肺的下部。）

整整一个月，我一边学习韦斯特博士的医学理论，一边通过约瑟夫先生不断实践。可以肯定的是，约瑟夫的病情在好转，虽然过程很缓慢。他僵硬的肺部松弛了很多，他白天可以自己呼吸，晚上使用呼吸机。他最终去了一家康复中心，大概恢复健康后，回到了缅因州的荒野。就像医生们经常做的那样，我们所做的一切就是让他活着，直到他能够自愈。

今天，尽管还没有治疗急性呼吸窘迫综合征的特效药，但其他疗法已经取得了进展。其中最重要的是体外膜肺氧合，它会将血液从人体内引出，通过一台机器排出二氧化碳、补充氧气，然后再将血液导入体内。其功能本质上就像一个人造肺。它虽然不是长期的解决方案，但为肺的自我修复争取了时间。关于体外膜肺氧合对成年急性呼吸窘迫综合征患者的治疗效果，研究结论相互矛盾，但对于那些不能使用老式呼吸机的患者，它仍是一种不错的选择。

放眼未来，干细胞的前景不再是虚无缥缈的幻影，而是一种可行的疗法，目前正在进行临床试验。干细胞不仅能转化为不同类型的细胞，而且还能减轻炎症。最近，一项主要分析安全性的二期研究，已经在急性呼吸窘迫综合征患者中完成，并显示出积极的结果。[11]进一步的研究正在进行中，整个肺科界都在拭目以待，看看这第一个治疗方案是否可以改善急性呼吸窘迫综合征患者的病情。

飞跃珠峰的鸟：对呼吸认识的新高度

约翰·韦斯特在其漫长的职业生涯中，无论是在安静的实验室，还是在珠穆朗玛峰的寒风中，他都会着力思考氧合和换气的问题。在职业生涯的前 50 年里，韦斯特博士研究的是同一类动物——哺乳动物。但随后他将注意力转向了另一种完全不同的物种——鸟类，将

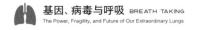
人们对呼吸各重要方面的认识提高到了新的高度。

今天，地球上大约有 10 000 种鸟类，数量大约是哺乳动物的 2 倍。它们栖息在各种各样的环境中，能够维持令人难以置信的高生理负荷或高代谢率。其中最突出的是蜂鸟，其翅膀扇动的频率高达每秒 70 次，心脏每分钟跳动超过 1 200 次，新陈代谢率是人类的 30 倍。

另一种引人注目的鸟是斑头雁，能飞到 3 万英尺的高空。这些生理机能是人类无法匹敌的。韦斯特博士认为，鸟类的肺与人类的肺截然不同，正是这种特有的肺使鸟类能够承受如此高的负荷。[12]

1960 年，韦斯特博士和一个研究团队在珠穆朗玛峰地区待了 6 个月，他对鸟类的兴趣正是这时被激发出来的。他们居住的镀锌铁皮房，位于海拔 19 000 英尺的明波冰川（Mingbo Glacier）上，这个项目因此被称为"银屋探险"。韦斯特和其他科学家在这个高度上研究了高海拔对人体的影响。

在这样的环境中待了一段时间后，由于高原反应，韦斯特变得非常疲惫和瘦弱。一天早晨，当他挣扎着要走时，他从银屋的窗户往外看了看，被一阵嘎嘎的叫声吸引住了。在他头顶上方大约 2.1 万英尺的高空中，有 12 只看上去很普通的棕褐色大雁在通常只能看见喷气式飞机的天空中轻松地飞翔。韦斯特无论如何也无法解释，在同样一个地方，为什么自己极度疲劳，而鸟儿却能够轻松地飞行呢？

答案就是鸟类的肺部。尽管鸟类和人类之间存在明显的差异，但其中最重要的区别并没有直观地显现出来，也不为人所知，这可能是鸟类成功占领这么多栖息地的关键因素：鸟类的肺将氧合和换气的工作分开了。人类的肺只是把这两个功能简单地整合在一起。通过膨胀和收缩，使空气流动或换气，很像壁炉的风箱。肺部扩张和收缩的区域同时也容纳了供氧气进入血液和释放二氧化碳的气体交换区。

但是韦斯特通过观察指出，工程师在设计呼吸机时，应该考虑将气体交换和空气流动的功能分开。鸟类就具备这样的肺系统。对于鸟类来说，每次吸气，空气都会进入大而易膨胀的器官——气囊，气囊里面没有气体交换。同时，部分空气被分流到单独的区域进行气体交换，该区域被称为空气毛细管或肺毛细管（见图 2-4）。

鸟类呼吸时，气体交换器官不需要弯曲，空气和血管之间的距离薄到令人难以置信，远小于哺乳动物的 1/3 微米，这使得气体交换更加容易。最后一个不同之处在于，鸟类肺部的空气运动路径呈环状，就像血液一样，所以鸟类在吸气和呼气时都能得到新鲜空气。相比之下，人类只能从吸气过程中获得新鲜空气。

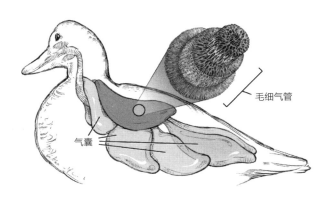

图 2-4　鸟类解剖图

可以看到鸟类肺部有通气的气囊和用于空气交换的空气毛细管

图片来源：© Mason Wiest

通过比较，韦斯特博士认为，鸟类的呼吸系统比人类的更有效率。人类的肺是结构服从功能，大多数情况下，人类的肺都能满足身体的需求。但在少数情况下，比如有人想要学习斑头雁，尝试不带氧气瓶就去攀登珠穆朗玛峰时，只有一套鸟肺才能派上用场。有些人试图忽视生物学上的限制，有时这会对他们自身造成危害。

人类肺部的结构与人类的运动方式以及生存的基本需求是紧密相连的，它与鸟类的肺部结构截然不同。但令人惊讶的是，尽管各动物种类之间存在着差异，哺乳动物和鸟类血液中氧气的标准含量却完全相同——动脉血氧分压大约为95毫米汞柱。鸟类和哺乳动物的生理系统似乎都被限定在这个最佳的氧气水平，既不低也不高。

我们知道，人体在低氧水平下会出现问题，但在高氧水平下（如超过100毫米汞柱时），氧气可能会因为抓住我们不想让它抓住的电子而变得有毒，类似于氧化导致汽车生锈的过程。化学的规律和限制会作用于我们所有的生物系统，包括肺的总体解剖结构。

支配人类生理机能的不仅有着化学规律。其他自然规律也在起作用。正如本书序言中所描述的那样，人类的肺就像一棵树，向上分枝成树叶，向下展开成树根。也可以把肺比作主河道以及汇入其中的支流。大脑的神经元，从主轴突延伸到末梢，也遵循类似的规律。人体本身也是如此，从躯干分支出四肢，然后又分支出手指和脚趾（见图2-5）。

人们已对这种分支结构非常熟悉了，因为它遵循了构造定律（The Structural Law）。1996年，杜克大学（Duke University）的物理学家阿德里安·贝扬（Adrian Bejan）首次提出了这一物理定律。

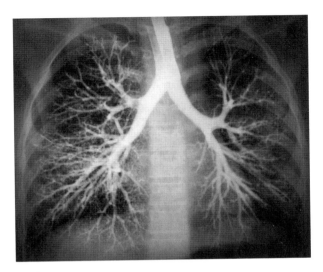

图 2-5　肺的气道

肺的气道能使空气流最大化

图片来源：ID 34168313 © Kguzel | Dreamstime.com

　　他指出："对于大小有限的系统，要想继续存在（比如生存），那么就必须始终选择更容易的方式来获得这个系统中的流体。"[13] 人类肺部的构造恰好就是这种最佳结构，由许多小分支连接到一个大分支。与其他器官不同，肺部与宇宙紧密相连，完美地利用了宇宙分配给它的空间，使血流最大化。从生物学的角度来看，优化流动和运动，显然是生命的目的之一。

第 3 章
一来到这个世界，肺就在极端压力下工作

肺不仅促进了地球上陆地生命的出现，也促成了人类个体生命的开始。在怀孕的最后 3 个月，肺是胎儿唯一不能工作的器官。心脏以每分钟 160 下的速度跳动，肾脏产生尿液，胎儿会直接尿进羊水（然后再被胎儿以循环的方式吞咽下去）。踢腿、后空翻和滚动时，胎儿的大脑和肌肉都是清醒的。但肺仍然完全保持静默，不具备功能。

当婴儿从子宫里出来时，一切都会突然改变。肺必须在瞬间启动、开始工作，提取氧气和释放二氧化碳。为了衡量这一改变的成功程度，世界上所有医院都会采用阿普加评分法（APGAR）。阿普加评分，又称新生儿评分，是以哥伦比亚大学（Columbia University）著名的外科教授弗吉尼娅·阿普加（Virginia Apgar）的名字命名。她是哥伦比亚大学医学院第一个获得全职教授职位的女性。1953 年，阿普加博士设计了这种美丽、简单、优雅的方法，用来评估新生儿的健康状况。

评分通常分别在婴儿出生后 1 分钟和 5 分钟时进行，对婴儿的外观（肤色）、心率、对刺激的反应、肌张力和呼吸进行评估。每个指

标得分为 0 ~ 2 分，总分为 10 分。大多数婴儿很容易就能得到 8 分或 9 分。阿普加评分的目的是检查婴儿的身体是否健康，及时发现婴儿是否有迫在眉睫的危险，并采取积极措施加以处理。这可能意味着只是拍打婴儿，直到他醒来，也可能意味着要给他输入更多的氧气，或在其肺部插入一根呼吸管。

有时，本着医学上"首先不造成伤害"的原则，不采取任何行动也是可取的，评分较低的情况则不在此列。婴儿的评分在 6 分或 7 分时，他通常会自我改善。而当评分低于 5 分时，婴儿的状况就令人担忧了。

在最基本的层面上，阿普加评分对婴儿的肺部、心脏、大脑以及胸部肌肉 4 个系统的能力进行评估，因为这些能力决定了婴儿是否能迅速适应从在液体中生活到在空气中生活的转变。

在这 4 个系统中，肺在婴儿出生时要做出的改变最多，因为在子宫里时，肺就像浸湿了的海绵，充满了母亲的羊水。那时胎儿所需的氧气来源于鲜红色水母状的胎盘。胎盘巧妙地将血管植入子宫，从中汲取氧气，并通过脐静脉将富氧血液输送给胎儿。胎盘将在婴儿出生后从母体剥离。

在胎盘中充分氧合后的血液通过脐静脉进入胎儿体内，大体上分为两路。一路直接进入肝脏；另一路经静脉导管（再经后腔静脉）进入胎儿的右心房。为确保绕过休眠中的肺，这一路进入右心房的血流中的大部分会（穿过卵圆孔）进入左心房，然后从左心室注入主动脉，为各器官供血。最终，流经各组织器官的、耗尽氧气的血液汇入脐带动脉，回到胎盘与母体进行气体交换（吸取氧气，释放二氧化碳）。

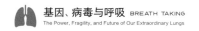
"免费"的氧气获取总是要结束的。在出生的那一刻，通往婴儿肝脏和心脏的导管关闭，来自胎盘的氧气消失了。婴儿必须迅速将血液分流到肺部以获取氧气。

与此同时，大脑必须开始向肌肉发出吸气的信号。眼睛必须睁开，适应这个世界的强光。最后，仍然充满羊水的肺必须在婴儿第一次呼吸的瞬间膨胀充气。肺泡第一次打开。随着第一次深呼吸，肺吸收掉其中的液体，并立即开始从大气中提取氧气。肺部从充满水到充满空气、从休眠到吸氧，这一切都发生在生命的最初几秒钟。

呼吸困难症，是新生儿最大的杀手

不幸的是，对一些婴儿来说，从生活在子宫里转换到生活在大气中，可能会出现一些严重的并发症。我们的第一个孩子出生的那天，我亲身经历了这一切。在一个酷热难耐的暮春日子，我带着即将临盆的妻子，在费城拥挤的车流中疯狂驱车，前往医院。更让我不舒服的是，为了减轻宫缩造成的疼痛，妻子不时地使劲掐我的胳膊，都把我的胳膊掐出血了。

赶到医院后，我把钥匙交给了停车场的服务人员。很快来了一名推着轮椅的男子，迅速把我们送到了孕妇的预诊区。一位身穿鲜绿色工作服的护士立即将一只手套戴在手上，然后将手插入我妻子的下身。"你的子宫口几乎完全张开了，"那个女人说，"我们得带你去产房。现在就去！"

我和妻子本能地紧握着对方的手，心跳加速。那位护士离开了，但没过多久就回来了，有一大群医院的工作人员跟在她身后。他们都做着程式化的动作，很有效率，其中一人给我妻子的手臂插了根静脉注射管，另一个人把血压计套在了她的二头肌上，还有一个人把监测器绑在她的肚子上，以测量胎儿的心率。然后妻子被迅速转移到产房，在手术台上安置就位。

"那我的硬膜外麻醉怎么办？"我妻子问道。当又一阵剧烈的宫缩袭来时，她再次紧紧地抓住了我的手臂。一位颇为年轻的医生走了进来，面带稚气，穿着蓝色的工作服，戴着蓝色的帽子。她朝我们点了点头，然后在监视器上看了看胎儿的心率。心率随着宫缩而下降，虽然是正常的，但是降得太低了，而且下降的时间过长。经过一段长时间缓慢、低沉、曲折的哔哔声之后，监视器上的心率恢复了快节奏。

"听着，没时间做硬膜外麻醉了。得把这孩子弄出来。他准备好了。你的身体已经准备好了。我们得这样做。"

"你确定吗？"我妻子焦急地环顾着四周，担心会有更多的痛苦。

"是的，非常肯定，"医生平静地答道，"我们需要把这个小家伙弄出来。里面有什么东西让他不舒服了。他的心率间歇性地出现过低的情况，太低了。现在就得把他弄出来。"

我心里乱极了。比预产期早了几天，现在孩子的心率偶尔会降至最低点。这是否会影响到他的大脑？他的肺是否已经准备好随时听从尘世生活的召唤？这些问题涌入了我的脑海。

在接下来的 15 分钟里，我妻子反反复复地宫缩。每一次，小家伙的心率都降得太低，而且持续的时间太长。但总是能恢复，这让我们觉得一切都正常。

最后，在一阵长时间、非常痛苦的收缩和不断推挤之后，婴儿的头出现在产道里，他的头发是卷曲的，黏糊糊的。"好的，我们再来一次，"医生说道。现在，她已穿上了蓝色的纸手术服，带上了齐肘的白手套，精神抖擞。

在接下来的宫缩时间里，剧烈的疼痛和不停地用力，将妻子累得筋疲力尽，她尖声叫喊着，全身心投入分娩中。她的痛苦和巨大的努力换来收获，儿子的头露出来了。但这种兴奋的心情被心脏监测器的声音冲淡了。监测器开始发出低沉的嗡嗡声，孩子的心跳再次出现"雪崩"。心率比以前低得多，降到了每分钟 40 次。我妻子不再撕拽我，宫缩也消失了。

她的脸松弛下来，然后是骨盆。婴儿又退回到原来的位置了，本来应该开始恢复的心率，现在却没有恢复。而且越来越低，先是 30 次，然后是 20 次……没有任何恢复的迹象。接着，他的心跳降到了最低、最慢的节奏，这是一个生命正在逝去的迹象。

"别停！别停啊！"医生恳请道。她把我妻子的手攥在手里。"得把这孩子生出来。用力！用力！用力！"我也加入了恳求的行列，开始高喊："用力！用力！"妻子虽然很困惑，但为了改变婴儿心率过低的状况，她又开始用力了。一次，无果；两次，无果。

我大喊一声："再大点劲！"现在轮到我去掐她的胳膊了，我使劲掐了一下。最后，我的妻子铆足了劲，发出一声尖叫，用尽全身力气一推，伴随着喷涌而出的液体，小家伙钻了出来。他很漂亮，但一点也不会动，头和身体完全呈瘫软状态，眼睛闭着，皮肤呈现出病态的淡蓝色。

我们现在已经清楚是什么导致他的心率下降了：脐带打成一个结，紧紧缠绕在他的脖子上。脐带的一端被胎盘固定住，缠在脖子上的脐带就像一个绞索。当婴儿顺着产道向下移动时，越往下就会勒得越紧。

护士迅速剪断脐带，与医生一道从我身旁轻柔地飘过，把婴儿放在新生儿床上，一束明亮、暖暖的光照射下来。

"快去叫儿科医生！快去！"医生喊道，"他的阿普加评分是4分。"

然后她把暖灯调高，摇了摇孩子的胸部。婴儿还是没反应，发蓝的身体依旧瘫软。医生抓起氧气面罩，固定在婴儿的脸上，但他仍然没有任何反应。10秒钟过去了，20秒钟过去了，30秒钟过去了，婴儿的四肢没有一丁点儿颤动的迹象。

一位护士赶紧端来了一个插管托盘，准备把一根管子插进我儿子的嘴里，给他接上呼吸机。如果他自己不能呼吸，就得靠呼吸机帮他了。我看了看工作人员正准备使用的一些仪器。大约6英寸长的喉镜，银光闪闪，可以用来撑开我儿子的嘴，以便更好地观察气道的开口。末端有一个由塑料制成的气囊的气管导管，用来插入气管向肺部导入空气以维持生命。毫无疑问，我儿子需要那根管子。我们现在正在等待儿科医生的到来。

另一名护士拿来了呼吸面罩，准备在插管前进行预充氧。给我儿子戴上呼吸面罩之前，她最后一次摇晃了他——奇迹发生了，她连接上了可能是他大脑中唯一一个仍在放电的神经元。他的头颤动了一下，吸了一口气，脸立刻变得红润起来。紧接着他用响亮的啼哭声，宣告自己已安全地降临到了这个世界上。

在一系列分娩并发症中，我儿子的问题算是严重的，但脐带缠在脖子上的情况并不少见。在 20 世纪 50 到 60 年代，儿科医生面临的问题要严峻得多，仅在美国，每年就有 1 万名新生儿死于一种神秘的肺部疾病，更不用说世界上其他地方的新生儿了。大多数死亡的新生儿都没能活过 1 周。在美国，另外 15 000 名受这种奇怪病症影响的新生儿，在恢复后肺部状况欠佳。

典型的情况是，这些小家伙一般出生得要比预产期早，有的早几周，有的早几个月。这些孩子的身体终其一生都无法恢复到良好的状态。分娩时，这些婴儿一般都是没有并发症的，但出生后几分钟之内，他们的呼吸就会变得困难、有杂音。

这些婴儿呼气时，肺部会发出刺耳的咕噜声，当他们努力将足够的空气吸入肺部时，鼻孔会不停地翕动，忽大忽小，胸壁会上下起伏，呼吸短而急促。这些婴儿的皮肤在母亲为其供氧时呈健康的粉红色，但出生后会变成灰蓝色，他们的指尖会变成可怕的黑色。其他并发症也随之而来，如脑出血、肾脏衰竭和癫痫发作。

儿科医生从这些婴儿出生时就开始帮助他们，并竭尽全力想让他们活下来。但医生们也无能为力，因为他们并不清楚该如何治疗，而且也确实没有可以有效治疗这种疾病的药物。

因此，虽然这些婴儿（通常是很小的婴儿）的心脏、大脑、肾脏和肝脏都正常，但他们的肺却会在没有明显原因的情况下无法舒张。许多婴儿就这样死去了。

在这些患有呼吸困难症的婴儿中，最著名的是帕特里克·肯尼迪（Patrick Kennedy）。1963 年 8 月 7 日，小肯尼迪在科德角早产了

5 个半星期，一出生就开始呼吸困难。他被转到波士顿的重症监护室（ICU），身体每况愈下，器官衰竭，两天后去世。小肯尼迪的病并没有什么特别之处，但他的父母很特别。他的父亲是美国第 35 任总统约翰·肯尼迪（John F. Kennedy），母亲是美国第一夫人杰奎琳·布维耶·肯尼迪（Jacqueline Bouvier Kennedy）。

那年 8 月，全美举国哀悼，但仅此而已，因为没有人知道是什么造成了这场悲剧。

揭开新生儿呼吸窘迫综合征之谜

最终揭开新生儿呼吸窘迫综合征（Neonatal Respiratory Distress Syndrome）之谜的是玛丽·埃伦·埃弗里（Mary Ellen Avery），她出身平凡——母亲是一所学校的校长，而父亲尽管失明，却在 20 世纪 30 年代的大萧条期间，成功地创办了一家棉织品企业。父亲是这样教导孩子们的：问题总是要解决的。

玛丽·埃伦很早就上了幼儿园，没上六年级（直接跳级了）。七年级时，埃伦告诉大家，她想成为一名医生。她之所以有这种渴望，无疑是受到了七年级时的导师、她的邻居埃米莉·培根（Emily Bacon）的影响。

培根是宾夕法尼亚州女子医学院（Women's Medical College of Pennsylvania）的儿科教授。在早上，培根博士有时会带玛丽·埃伦去医院，让她看育儿室里的新生儿。在某天，玛丽·埃伦在医院里看到一个呼吸急促、身体发青的婴儿，这是她第一次接触到新生儿呼吸窘迫综合征。她想，如果这种病能被治愈，就可以挽救成千上万婴儿的生命。[1]

玛丽·埃伦在马萨诸塞州诺顿市郊的惠顿学院（Wheaton College）继续学习化学专业，并以最优等的成绩于 1948 年毕业。为了接受最好的医学教育，她只申请了哈佛大学和约翰斯·霍普金斯大学。那时，玛丽·埃伦还不知道哈佛大学不招收女学生，她也从来没有接到过来自哈佛大学的任何信件。

相比之下，约翰斯·霍普金斯大学医学院（Johns Hopkins University School of Medicine）就不同了，这所大学是在几位富有的女性捐赠者的资助下，于 1893 年成立的。这些女性捐赠者坚定地认为，培养女医生也是该机构的使命。玛丽·埃伦入学的那一年，医学院录取了 86 名男生和 4 名女生。[2]

尽管面临着一些持大男子主义立场的教授的挑战和抵制，玛丽·埃伦还是毕业了，并在儿科实习，实习 1 个月后，玛丽·埃伦就在疾病筛查中被诊断出患有结核病，被送往纽约北部的一家疗养院。在使用抗生素治病期间，医生叮嘱她，一天中的大部分时间都要躺在床上。

痊愈后，她于 1954 年回到约翰斯·霍普金斯大学，继续完成临床实习。36 小时的长时间轮班是当时的惯例，但那时医学界正处在令人振奋的时期。

1 年前，也就是 1953 年，詹姆斯·沃森（James Watson）和弗朗西斯·克里克（Francis Crick）撰写了一篇关于人类的遗传物质 DNA 结构的论文。也就是在这时，心脏导管插入术开始被应用，准确诊断心脏疾病成为现实。可用抗生素的数量增加到 5 种、10 种，然后是 20 种。医学上的重大突破似乎每个月都会出现 1 次。

3 年的临床实习接近尾声时，玛丽·埃伦仍然对有婴儿死于肺衰竭而感到深深的不安，并坚信意大利文艺复兴时期的科学家、哲学家伽利略的格言："我宁愿去发现一个事实，即使是很小的一个，也不愿意去争论根本不会有任何发现的大问题。"[3]

她唯一想钻研的问题是，为什么新生儿的肺在出生时会衰竭，以及 32 周的婴儿的肺和 40 周的婴儿的肺有什么不同。玛丽·埃伦决定与杰雷·米德（Jere Mead）合作，后者正在波士顿的哈佛大学公共卫生学院（Harvard School of Public Health）从事肺部生理学方面的开创性工作。

现在被我们称为新生儿呼吸窘迫综合征的疾病，在 20 世纪 50 年代有许多不同的名字，包括先天吸入性肺炎、窒息性膜病、脱屑性厌氧病、先天性肺泡发育不良、胎脂膜病、肺透明膜病以及透明肺不张等。现在大多数医生甚至都不知道这些词的意思。但是这些深奥的名字源于许多关于该病病因的理论，人们用晦涩的语言掩盖了这些未知的东西。一些人认为，该病是由于婴儿在通过产道时将液体吸入肺部而引起的。

另一些人则猜测，该病是心脏缺陷导致液体回流到肺部从而造成的。还有一种理论认为，肺循环是问题的根源。不出所料，潜在药物的临床试验结果均不理想。

尽管人们距离彻底解决这个问题还有很长的路要走，但他们已经知道了一些事实。尸体解剖发现，葡萄簇状的肺泡（即发生气体交换的地方）如果被死亡的炎性细胞和蛋白质废物所堵塞，就会形成透明膜（Hyaline Membranes）。这种膜像玻璃一样，有点透明。"Hyaline Membranes"这个词来自希腊语"Byalos"，意思是"玻璃或水晶等透明的石头"。大多数科学家的研究都集中在这一现象上。

玛丽·埃伦（现在应该被称为埃弗里博士）刻意不去关注透明膜或任何其他现有的理论，而是将自己从所有先入为主的观念中解放出来，全身心投入对肺的基本生理学的理解中。

和大多数成功的科学家一样，她采用的方法是探索特定过程背后的机制，而不仅仅是观察结果。她关注的基本问题是，是什么让肺不断地膨胀和收缩，而不会被撕裂或崩溃？是什么赋予了这个神奇的器官如此的弹性和强度，可以每天呼吸 20 160 次、运送大约 1 万升的空气，同时每分钟让 5 升的血液流过肺部的血管？心脏由紧凑结实的肌肉构成，肝脏内通道和过滤器密布。

相比之下，肺中主要是空气。在显微镜下观察，可以看到肺具有纤细的蕾丝状结构，看上去很脆弱。那么肺的弹性和强度从何而来？玛丽·埃伦意识到这的确是个谜。

埃弗里博士研究了不同动物从出生到几周大的呼吸生理变化，绘制了它们出生后肺部的发育和特征。离开实验室后，她继续在波士顿妇产科医院做临床工作，负责监管新生儿的护理工作。

当产科医生把新生婴儿交给埃弗里博士时，她会在婴儿第一次吸气时启动秒表，并且记下数据，计算阿普加评分，然后采集血样。她总是奔走于病房之间，大脑时刻处于一种高度警觉状态，竭力寻找有关这些婴儿肺部的任何线索。

一旦有婴儿死于神秘的肺部疾病，埃弗里博士就会出现在尸检现场，检查他们的病理报告，并保留其肺部样本，期待有朝一日能在其中建立起更多的联系。在这些尸检中，有一件事引起了她的注意。这些婴儿的肺组织密度都很高，里面完全没有空气，更像肝脏而不是肺。这些肺无法膨胀。

埃弗里博士周末经常去麻省理工学院（The Massachusetts Institute of Technology）的图书馆，寻找医学领域以外的文献，想从化学家或数学家的书中寻找灵感。有一次，她发现了 C.V. 博伊斯（C.V. Boys）写的一本书，名叫《肥皂泡：肥皂泡的颜色及其塑造肥皂泡的力量》（Soap Bubbles: Their Colours and Forces Which Mould Them）。

这本 1912 年为英国男孩们出版的小册子，是一本关于肥皂泡物理特性的入门书，里面充满了简单的实验，记录了液体的物理特性以及它们与空气的相互作用，解释了肥皂泡为何能够在空气中奇迹般地浮动且不破裂。

埃弗里博士发现了肥皂泡和肺泡之间的联系。肺泡是球形的，需要保持饱满，以进行气体交换。控制肺泡和控制肥皂泡的物理定律是一样的。

肥皂泡保持球形而不破裂的关键在于其表面张力。任何球形结构（如肥皂泡或肺泡）都受一个简洁的物理定律约束。

该定律由法国科学家皮埃尔-西蒙·拉普拉斯（Pierre-Simon Laplace）和英国数学家托马斯·杨（Thomas Young）于 1805 年提出。该定律指出，施加在球体上的压力与球体表面的张力成正比，与球体的半径成反比。由此推断，大气泡比小气泡更稳定、受到的压力更小、

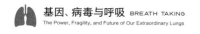

更有可能保持完整。同样，具有较低表面张力的球体比具有较高表面张力的球体也更稳定、受到的压力更小。

球体的半径就是从球体的中心到球面上任意一点的距离，而表面张力则更为复杂。在液体和气体的交界面上的液体分子，比液体中其他区域的分子结合得更紧密。例如，在一杯水中，表面的水分子比中间的水分子拥挤得多，因为在它们上方没有水分子可供它们施加分散的力。这些紧密聚集在表面的水分子会产生张力，从而在一杯水的水面上产生你可以看到的轻微的弯曲。

不同的液体在表面聚集的倾向不同。水具有相对较高的表面张力，所以水表面的分子聚在一起，相对紧密。因此，水不容易形成气泡，更容易以水滴的形式存在，就像雨滴和水龙头下的水滴那样。但是如果把肥皂加入水中，水的表面张力会大大降低。

肥皂分子的两端具有不同的性质：一端吸水（亲水），另一端排斥水（疏水）。溶解在水中时，肥皂分子的疏水端会向水面聚集，从而使水面上的水分子彼此分离，降低了水分子之间的张力和能量聚集，这使得肥皂泡能保持完整，直到因干燥而破裂。

就在埃弗里博士学习气泡和表面张力的同时，一批在冷战高潮时期受雇于美国联邦政府的科学家，正在研究化学战争中肺的反应特征。肺部是有毒气体的重要入口，毒素对肺部的影响以及如何对抗毒素是研究的重点。约翰·克莱门茨（John Clements）博士是这些研究人员之一。

20 世纪 50 年代中期，他在马里兰州贝塞斯达（Bethesda）的军事基地进行了一系列实验，以定量测定肺的表面张力。结果表明，肺组织的表面张力比其他组织要低得多。然后，克莱门茨博士做了一件简单却从来没有人做过的事情：他测量了肺组织在扩张和收缩等各种情况下的压力。

如前所述，肥皂泡或肺泡等球体上的压力与其表面张力和半径的商成正比，压力越低，气泡自行破裂的可能性就越小。然而，测量结果出人意料地显示，肺组织的压力实际上随着肺的收缩而显著降低、随着肺的扩张而显著增加（理论上，肺内的肺泡随着肺的收缩而变小，压力应该随着半径的减小而增大；肺泡变大时，压力应该随着半径的增大而减小）。

为了解释这一点，克莱门茨博士推测，一定有什么东西克服了体积对压强的影响，而拉普拉斯方程中唯一剩下的变量就只有表面张力了。[4]

沿着这一思路，克莱门茨博士做出了进一步的设想，肺的内部一定存在着某种东西，就是它极大降低了肺的表面张力，从而克服了肺的体积变化对压力的影响。他假设，那应该是一种类似肥皂泡的泡沫，当它的分子变得集中、面积变得更小时，它就会产生扩散效应；而当肺扩张时，这种分子就会分开，于是扩散效应就消失了，事实证明他的假设是对的。

如果肺部真的有这种重要物质存在的话（有，的确有），那么，在计算肺部压力的时候，它发挥的作用要比肺部的体积更重要。约翰·克莱门茨后来根据这种物质对表面张力的影响，将它命名为表面活性剂（Surfactant）。

发现和证明表面活性剂的存在是肺生理学上的一个重大突破，它最终解释了肺能经受每天成千上万次不停的扩张和收缩、不会因吸气而破裂或因呼气而崩溃的机制。心脏有密集的横纹肌、大脑有密集的神经元网络，而肺的结构是纤细而优雅的，它将相互连接的纤维组织与泡沫物质完美地结合在一起，它们以一种安静而轻松的方式润滑着肺的功能（见图 3-1）。肺真是一种优雅的、无须使用蛮力的器官。

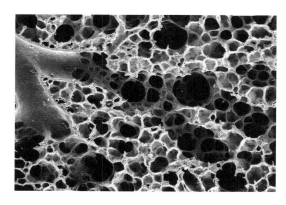

图 3-1　肺的横切面
传导气道周围有许多气泡

约翰·克莱门茨的论文并没有被权威的《自然》（Nature）杂志接受，而是刊登在了一个低级别的出版物上，所以当时并没有被广泛认为是具有里程碑意义的研究。[5]

但在 1956 年，埃弗里博士注意到了这篇论文，她驱车到贝塞斯达亲自去拜访克莱门茨博士。他们二人，一个对新生儿呼吸窘迫综合征一无所知，一个对如何正确测量物体表面张力一无所知。

克莱门茨把自己所知道的肺生理学知识都教给了埃弗里，还教她如何制作仪器，这样她就可以自己测量肺部压力和表面张力了。埃弗里博士很快就相信，新生儿患病并不是因为多出了什么东西，比如透明膜，而是因为缺少了某种东西。[6]她确信，缺少的正是表面活性剂。

埃弗里博士回到实验室，自己制作了仪器来测量肺的表面张力，而后她发现，死于呼吸窘迫综合征的婴儿的肺，表面张力的确很高。相比之下，正常婴儿的肺表面张力要低得多。这是埃弗里博士自从孩提时代和培根博士一起去医院时起，就一直在寻找的突破，也是全人类自从第一个早产婴儿出生并令人困惑地死去时起就一直都在等待的突破。

1959 年，埃弗里博士在《美国儿童疾病杂志》（*American Journal of Diseases of Children*）上发表了她的发现。这篇题为《肺不张和透明膜疾病的表面特性》（*Surface Properties in Relation to Atelectasis and Hyaline Membrane Disease*）的论文，为新生儿呼吸窘迫综合征的研究开辟了新领域。[7]

引起这种疾病的关键问题已经找到了。未成熟的肺没有产生表面活性物质，因而造成肺泡的表面张力太高，最终导致肺泡破裂。透明膜是肺部发炎和受损的副产品。一些婴儿能活到肺部产生表面活性物质并鼓胀肺泡的时候，但更多婴儿则不能。

美国国立卫生研究院为治愈新生儿呼吸窘迫综合征投入了大量资金，在接下来的几十年里，几个不同机构的研究人员取得了重大进展。医生们使用呼吸机打开肺和肺泡，证明类固醇可以加速新生儿体内表面活性物质的生成。后来，人们成功研制出一种人工表面活性剂。

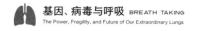
埃弗里博士提出杰出洞见后的今天，新生儿呼吸窘迫综合征的死亡率已降至原来的 5%。

玛丽·埃伦·埃弗里在一生中还完成了其他一些伟大的事情。她帮助建立了一个新生儿专科护理的研究领域，被称为新生儿学，而她的教科书《埃弗里新生儿病学》（*Avery's Diseases of the Newborn*）几十年来一直是该领域的标准教材。她后来成为儿科全职教授，也是哈佛医学院临床系第一位女性系主任。她在全美培养了数十乃至数百名儿科学领域的学术带头人。

至于我儿子，自从迟来的第一次呼吸后，他一切都很顺利。他完成了从在水中生活到在空气中生活的艰难过渡。那一天，儿子使我认识到呼吸可能是困难的。我们认为呼吸是理所当然的，但它是一个复杂的过程，涉及以肺为中心的多个器官的协调。

肺不只是一个简单的推动气体的泵。正如埃弗里博士教给我们的，肺是一个具有免疫和化学活性的器官，从我们来到这个世界的那一刻起，肺就在极端的压力下做着大量工作。

第 4 章
呼吸对抑郁症和焦虑症的非凡治愈力量

今天，我们的健康问题与我们如何行医有关，但更重要的，是与我们如何照顾自己和彼此有关。这反映在我们国家最基本的健康指标——预期寿命上，经过几十年的稳步改善后，2010 年至 2018 年，我们的预期寿命没有增加。

尽管我们在医疗和制药方面取得了进步，但就整体的国民健康状况而言，21 世纪 10 年代是一个"失去的十年"。疾病控制和预防中心将其归咎于两种可预防的情况：一是用药过量而死的人数增加，从 1990 年的不足 1 万人上升到 2017 年的 7 万多人；二是自杀死亡率的上升，从 1999 年的十万分之十上升到 2017 年的十万分之十四。[1]

最近，抑郁症的发病率也有所上升，从 2005 年的 6.6% 上升到 2015 年的 7.3%。[2] 12 岁至 17 岁青少年的发病率上升得更显著，从 2005 年的 8.7% 上升到 2015 年的 12.7%。2017 年，有 320 万青少年至少有过 1 次严重抑郁发作的经历，占总人口的 13.3%。[3] 大量的相关疾病，如长期焦虑、惊恐发作、慢性疼痛、躁郁症、药物滥用和注意缺陷多动障碍（ADHD），也在困扰着青少年。这么多青少年，小

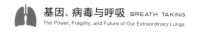

小年纪就受到这么多精神障碍和疾病的困扰，不得不令人唏嘘。

医院的病房里挤满了患有可预防疾病的患者，正是这种不幸的表现。约翰斯·霍普金斯医学院 2020 年的一项研究显示，25% 的重症监护室住院患者的病因直接与急性药物滥用问题和过量用药有关，占总费用的 23%。[4] 这项研究还没有把与药物滥用相关的慢性疾病囊括进来，如吸烟导致的肺癌或饮酒导致的肝硬化，这疾病的患者在某些人群中占重症监护室住院人数的 44%。[5]

哈佛医学院（Harvard Medical School）的医学教授赫伯特·本森（Herbert Benson）对这个问题进行了深入的思考："在美国，超过 60% 的就诊者的疾病都是与压力有关的问题引起的，其中大多数没有得到药物、手术或其他医疗程序的有效治疗。"[6]

正如本森博士指出的，现代医学并未做好充分应对这种日益严重的危机的准备；相反，医学的实践越来越程序化，越来越关注遗传学、技术的使用以及即将到来的人工智能大爆炸。

最臭名昭著的程序化例子是医院居然用机器人给患者下达"死亡通知书"，这种"标准操作程序"令人无法接受。欧内斯特·昆塔纳（Ernest Quintana）的家人抱怨说，老昆塔纳因慢性阻塞性肺病住院，但医生通过机器人告知他们昆塔纳的肺已衰竭、无法医治，这太没人情味了。[7]

要消除医学实践与我们日益恶化的心理健康状况之间的脱节，需要采取几种方法。有一种器官有助于对抗社会上可预防疾病的流行，那就是肺。我们之所以知道这些，是因为肺发挥治疗作用的历史已有几千年了，有些人更新了这方面的知识并将其应用于我们今天的世界。

调息训练与正念运动的神奇功效

早在公元前 7000 年，人们就认识到了呼吸的治疗作用，在波斯（现在的伊朗）的琐罗亚斯德教（Zoroastrian religion）传统中，调息是日常运动的方式。这种做法传到西方后，古希腊人和古罗马人都定期进行调息训练、沉思冥想和诵经，这一直是犹太教、基督教和伊斯兰教不可分割的一部分。但是当西方宗教人士还只是口头或书面大谈呼吸（如用到"Ruach"和"Holy Spirit"这样的词语）的时候，东方的宗教人士已经严格地把调息作为精神启蒙的一部分加以实践了。

佛教拥有 3 亿信徒，是世界上流传最广泛的宗教之一。对于佛教徒来说，调息是最重要的修行方式之一，也是养成其他所有习惯以及最终"开悟"的核心。佛教徒相信，从调息开始，意念随之而动。[8]

佛教的创始人释迦牟尼原名乔达摩·悉达多（Gautama Siddhartha），他生活在公元前 5 世纪的印度次大陆，通常被尊称为佛陀（Buddha）或开悟者（Enlightened One）。35 岁时，他开始教导人们用一种独特的途径来洞察精神世界。最终目的是达到内心的平静和领悟，一种他称之为涅槃的状态。

释迦牟尼的教导被收录在名为《安般守意经》（*Anapanasati Sutta*）的经文中。梵语"Anapanasati"一词中的三个部分有不同的含义，"Ana"（安那）是出息，"Pana"（般那）是入息，"Anapana"（安那般那）就是呼吸，"Sati"是正念，合在一起即呼吸的正念，它是获得顿悟的主要方法。

根据对这一方法的理解，一个人应该找个安静的地方（比如一棵树下）独自坐着，然后开始意守呼吸，也就是将注意力集中在吸气和呼气上，专注于感受呼吸本身的长短、快慢和节奏。之后可以进行更高级的调息练习。通过对呼吸的关注，一个人能够排除杂念，开始关注自己的精神内在，在寻求领悟的过程中释放不良情绪和欲念。

印度教（Hinduism）是公元前5世纪建立的另一个印度宗教，其核心也是把呼吸作为一种获得启蒙的方法，主要方式是练习瑜伽。瑜伽呼吸的主要练习之一是调息（Pranayama）。这个梵语词由"Prana"以及"Yama"两部分组成，"Prana"意为生命力或生命能量，而"Yama"意为伸展或抽出。这是一种旨在实现内心平静和自我控制的方法。练习调息的不同方法都涉及对呼吸的关注，这是我们生命力量的源泉。

近年来，在西方，佛教和印度教的教义已被翻译成"正念运动"。一行禅师是最早将正念理念引入西方的人之一。他建议说："每当意念分散的时候，可以用呼吸将意念再次集中起来。"[9]尽管这建议听上去不错，但正念运动并非没有遭到过诟病，有人曾说它与佛教的宗旨相距甚远，沾染了太多急功近利的权宜之计。其中一些批评可能是正确的，但是下面列出的事实表明，集中精力专注于呼吸确实有明显的益处。

如果今天有人跟初级诊治医生说自己患有抑郁症，那么这位医生很有可能马上开出抗抑郁药的处方，而很少去关注引发这种绝望感觉的原因。

电视制片人埃米·温特劳布（Amy Weintraub）深知药物的局限性。多年来，她陷在自我怀疑、缺乏快乐、精力下降的恶性循环中。锻炼和咖啡不能让她恢复振作，稳定的人际关系或药物治疗也无济于事。

事业有成的埃米已经步入中年，失去了方向和目标的她感觉自己陷入了深渊。她所经历的并不是弗吉尼娅·伍尔芙（Virginia Wolf）所说的"一波又一波的痛苦"，而是埃米莉·狄金森（Emily Dickinson）所说的"空白"，她的内心被空虚笼罩着。[10]

秋天似乎总是埃米的情绪低谷期。新英格兰的天空变得昏暗，树叶凋落，寒冷和雨水迫使每个人都待在屋里。她记得 1985 年的秋天是一段特别糟糕的日子，因为一场飓风威胁到了她和伴侣在罗德岛的纽波特（Newport，Rhode Island）的房子，尽管风暴即将来临，她却感觉无力应对。

几周后，坐在普罗维登斯市（Providence）的心理医生的沙发上，埃米倾诉她被快乐缺乏症困扰。心理医生注意到，也许埃米一直体验到的是"口袋空空"的感觉。在驱车回家的路上，埃米觉得自己别无选择，只能继续靠服药维持，早上尽量从床上爬起来，其他的事就只能尽力而为了。

这种情况一直持续到有一天埃米替邻居家取邮件。她注意到一张来自克里巴鲁瑜伽与健康中心（The Kripalu Center）的广告宣传单。广告上说该中心位于马萨诸塞州的斯托克布里奇市（Stockbridge），提供瑜伽课和静修处。尽管埃米不抱太大希望，但还是报了名。这次，埃米大错特错了：在斯托克布里奇的三天终于给了她某种启示，使她的身心得到了觉醒，从而走上了康复之路。

克里帕鲁中心的瑜伽教练要求埃米和其他学员做的第一件事就是在垫子上站直，挺直肩膀，昂起头。然后，教练让他们把手放在胸前，手肘向外，保持一种类似祈祷的姿势。教练告诉他们："深吸一口气，让内心充满光。屏住呼吸，去感受光，让作为疗愈能量的光通过你的胸部，并扩展到整个身体。呼气，张开手掌接纳。保持双手空空，上帝爱你空空的双手。"[11]

在接下来的一小时里，随着每一个姿势、每一次呼吸练习，埃米感到自己的身体和思想在慢慢地觉醒。她的肩膀放松了，内心充满了积极向上的感觉，她似乎能感觉到手指尖和脚趾尖都在散发光芒。她现在平静了，以前一片空白的心灵突然有了新的领悟。这说明，体验到生命中神圣的部分，能够驱散她一直感觉到的空虚，这让她知道，她确实值得被爱，并拥有幸福。

在参加了几天的瑜伽课程、讲习班、晚间音乐会后，回到纽波特的埃米恢复到了充满活力的状态，并继续跟着视频做体式（Asanas）和调息练习。虽然有些时候，早晨起床仍然很困难，但这样的日子越来越少了。感觉特别不好的早晨，埃米就在床上进行呼吸练习。吸气，屏息，呼气。几个月后，埃米在车里听一盘引导意象疗法的磁带时，心灵又有了巨大的飞跃。在录音的最后，埃米被要求准确描述自己，她想到的是"富足"。她的口袋现在是满满的。

从抑郁中恢复后，埃米放弃了做得很成功的电视制片人事业，转而从事瑜伽教师这一具有更高使命感的职业。多年来，埃米每天早上6点主持瑜伽课，鼓励人们坚持"站或坐在垫子上"练习。她告诉学员们，在瑜伽课上就要忘掉所有的烦恼，尤其是来自内心的批评声音。接受生活中的种种苦，关注自己做得对的地方，而不是做错的地方。承认自己的感觉是合理的，但不要被其控制。避免过多的内省——将注意力集中在呼吸和身体上，意念也会随之而动。

在她的《治疗抑郁症的瑜伽》（Yoga for Depression）一书中，埃米讲述了一些让人大吃一惊的转变故事。第一次来上课的人都是弓腰曲背的，用上半身浅呼吸、目光游离、无精打采。几个月后，许多人发生了巨大变化：站得笔直、用腹部深呼吸、微笑着直视别人的眼睛，不是戴着面具微笑，而是平静、真实地微笑。

有意识的呼吸是情绪的锚

在那些试图将呼吸和放松方法引入现代西方意识的人中，最重要的是乔·卡巴金（Jon Kabat-Zinn）。他认为正念是解决手机、互联网和电视带来的信息过载的良药，也是让人们回到家人和所爱之人身边的一种方式。[12]

1972 年，卡巴金还在麻省理工学院攻读分子生物学博士学位。有一天，他在校园里看到一位佛教僧人的演讲告示。卡巴金去听了讲座，结果被那位僧人的思想深深吸引，踏上了研究冥想和正念的道路。

学习这门古老学科时，他的科研背景让他如虎添翼。几年后，卡巴金在马萨诸塞大学医学院（The University of Massachusetts Medical School）成立了一个转化医学（Transformational Medicine）中心，开始帮助那些传统医学无法医治的人。卡巴金告诉他的患者接受他所说的"生命的全部灾难"，并以此作为前进的起点。各种疾病的患者（从慢性疼痛到焦虑、从癌症到心脏病）都蜂拥而至。在实践中，卡巴金专注于运用呼吸和安静的冥想，见证了患者生活的彻

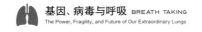
底转变，这是普通医生无法想象的。

除了帮助患者应对疾病，卡巴金还鼓励医学院改变训练学生的方式。他认识到，患者需要的医生不仅要能做出诊断，还要能与他们产生共鸣。向学生传授正念和意识是训练的重要部分。我在医学院上学时曾参加过一场会议。会上，患者们表达了他们对医生的喜好。一位患者说，对他来讲，最重要的是医生能在他面前坐下来，看着他的眼睛，简单地问他"最近怎么样？"然后停下来等待回答。

医生要给予患者的更多的是倾听，而不是在电脑上打字，不是看手机，也不是回应呼叫。根据一项研究，医生打断患者的平均时间是11 秒。[13] 如果医生能倾听患者讲两分钟，情况则会大不相同。这是我一整年中参加的最重要的会议，深深地影响了我行医的方式。

倾听而不加判断和活在当下，是正念运动的核心，人们可以用不同的方式来实践。有些人喜欢在运动的状态下进行呼吸训练，比如瑜伽。有些人则喜欢仰卧，然后进行"身体扫描"，让意识在整个身体中循环，然后在身体的每个部位停留，并注意来自该部位的反馈——温度、质地，以及与周围空气的接触方式等。

另一个强大的技巧是挑选一物体，比如一粒葡萄干或一片树叶，然后进行观察，就像从未见过这个物体一样，观察它的样子、触感、气味和味道。这样做的目的不是清理思绪，而是观察当下，让这些练习渗透到冥想之外的生活中，这样一个人的觉知和欣赏之窗才会打开。

在医学上培养正念，不仅仅意味着改善与患者的沟通方式。很多医学研究都涉及简单而仔细的观察，无论是做彻底的体检，还是对胸部 X 光片或磁共振成像（MRI）的解读，都是如此。集中监测已经成为一项失宠的艺术，来自技术和实验室研究的大量数据消耗了医生的大量时间，更不用说花在数字医疗记录上的那些时间了。

斯坦福大学（Stanford University）2015 年的一项研究表明，63% 的误诊是因为患者没做过体检，14% 的误诊是因为正确的检查结果被错误地解读，11% 的误诊是因为患者的体征被忽略或没有被找到。[14] 正念加上集中观察，可以帮助医生回到患者的床边。

我们现在知道，人们在进行呼吸练习时，生理上会发生一些重要的事情，自主神经系统（Autonomic Nervous System）深入参与其中。自主神经系统是我们神经系统的一个分支，负责处理身体的日常事务，如呼吸、心率和胃肠道的工作。

这个系统的两个主要分支是交感神经系统和副交感神经通路。一个人感到害怕或受到威胁时，他的交感神经系统就会被激活，肾上腺素就会从肾上腺中分泌出来，导致心跳加速、瞳孔放大、大量排汗。这就是所谓的"战斗或逃跑"（Fight-or-Flight）机制。

副交感神经系统和乙酰胆碱会对同一些器官产生相反的作用，它们可以对心率和呼吸频率起镇定作用，使胃血管通畅，帮助胃部休息和消化。深呼吸是副交感神经系统的一个强有力的诱导因子。乙酰胆碱的释放不仅能使我们的器官平静下来，还能刺激血清素、多巴胺和催乳素的释放，这些让人感觉良好的激素是百忧解（Prozac）和左洛复（Zoloft）等药物的靶标。而瑜伽和呼吸练习能自然地产生这种效果，且没有副作用。

已有文献揭示，激素的释放可以使包括呼吸系统疾病在内的许多疾病的结果发生变化，得出类似结论的文献还在不断增多。布泰科呼吸法是乌克兰医生康斯坦丁·布泰科（Konstantin Buteyko）在 20世纪 50 年代提出的一种方法，其目的是通过鼻子呼吸来控制过度换气、降低呼吸频率，并保持呼吸顺畅。

2008 年发表在《呼吸医学》（*Respiratory Medicine*）杂志上的一项随机试验让哮喘患者练习布泰科呼吸法，6 个月后，哮喘控制良好的患者比例从 40% 增加到 79%。[15] 令人惊讶的是，练习该呼吸法的受试者也显著减少了对吸入类固醇的使用。2009 年发表在《胸腔》（*Thorax*）杂志上另一项研究显示，呼吸练习降低了哮喘患者的焦虑和抑郁程度。[16] 虽然许多哮喘患者确实需要强效消炎药物来控制他们的症状，但很明显，呼吸训练在治疗中也可以发挥重要作用。

类似的呼吸练习还能够改善心理健康状况和减轻慢性疼痛，这方面的科学证据每年都在增加。2016 年开展的一项涉及 90 名患有抑郁和 / 或焦虑的大学生的研究的结果表明，那些参加瑜伽或正念课程的人有了显著的改善，但对照组没有。[17]

2014 年的一项研究将 64 名患有创伤后应激障碍的女性分成几组，让她们做瑜伽或接受有关自身状况的教育。与支持性健康教育相比，瑜伽显著改善了患者的症状。[18] 2012 年，一项涉及 1 007 名受试者的分析表明，瑜伽可以显著改善慢性残疾患者的疼痛症状。[19]

呼吸和减压运动似乎可以帮助那些情绪和呼吸紊乱的人，有人研究了减压运动是如何影响我们体内不同的炎症基因和蛋白质表达的。2013 年发表的一项具有里程碑意义的研究，对 26 名此前没有进行过放松训练的受试者进行为期 8 周的跟踪调查，研究者在受试者训练前后采集血液样本，通过测量核糖核酸（RNA）水平分析不同基因的表达，核糖核酸是 DNA 在蛋白质合成过程中形成的第一个结构。[20]

与放松训练之前相比，在受试者进行放松训练之后采集的血液样本中，与炎症反应、应激相关通路甚至细胞死亡通路相关的核糖核酸生成量显著下降（表明这些细胞有可能活得更久）。这些活性增强的基因与改善能量代谢、胰岛素分泌和调节基因健康和寿命的蛋白质有关。

随后的一篇论文综述了 34 项类似的研究，不仅记录了对照组健康人的炎症标志物，而且记录了白血病、乳腺癌和痴呆患者的炎症标志物。论文全面展示了进行各种呼吸和冥想练习带给患者的积极结果。[21] 呼吸的力量不仅被人们用于治疗疾病，还被用于获得似乎违背生理规律的非凡技艺。

花点时间练习冥想。善待自己，就是善待自己的生命和情绪。这些正念理念能改变生活，也是解决我们所面临的艰巨问题的方法。这些问题包括不断增长的精神健康障碍、致命的药物滥用和抑郁症。

社会的变化将以越来越快的速度到来，我们需要新的工具和方法来应对新的现实变化所带来的压力。

正如一行禅师所说："情绪就像风中的云一样来来去去，而有意识的呼吸是我的锚。"[22] 更重要的是别忘了安娜贝尔·莱蒂（Annabel Laity）的忠告："呼吸吧！你还活着！"[23]

第二部分

现在

免疫、病菌与干细胞疗法

第 5 章
人体免疫系统的谜团

每次呼吸，气体交换的奇迹都会轻松、平静地发生。然而，在这平静的表面之下，一场持续不断的战斗正在进行着，而我们刚刚开始意识到这一点。在过去的数百万年里，肺部已经建立起了一套复杂的免疫系统，以抵御病毒、细菌和寄生生物的持续入侵。

每时每刻都有数百种不同类型、数量庞大的细胞在我们的肺中往来穿梭，这些细胞的目标很简单，就是精心协调、努力地杀死那些对肺有害的入侵者。如果在高倍显微镜下实时观察，这场战斗就如同吃豆人（Pac-Man）游戏。饥饿的炎症细胞（如嗜中性粒细胞）就像吃豆子的小精灵，执着地追逐着每一个细菌，通过变形包裹住细菌，最终摧毁入侵者。[1]

免疫系统能够有效抵御大量的入侵者，这是人类生存的必要条件。在这场持续的战斗中，最先受到挑战的就是肺。每年冬天，肺都要保护我们不受流感病毒的突袭、保护我们免遭造成肺炎的链球菌和葡萄球菌等细菌的感染，还要保护我们远离肺结核的灾难（全球已经有超过 20 亿人患过肺结核病）。

　　近几十年来，随着卫生条件的改善和疫苗的接种，来自传染性疾病的威胁已大大降低。麻疹、腮腺炎和甲型肝炎，以及许多其他传染病的发病率，在 1960 年到 1980 年之间下降了 95% 以上。[2] 从进化的时间角度来看，这是极其迅速的，我们的免疫系统似乎已经在这种快速的变化中失去了平衡。

　　在过去的几十年里，自身免疫性疾病（身体攻击自身的疾病）的发病率正以惊人的速度增长，这似乎与环境和生活方式的根本变化密切相关。1980 年，哮喘的发病率占总人口的 3.1%，今天的哮喘发病率占总人口的 8.3%，增加了 268%，而其他自身免疫性疾病的增长速度也差不多，如多发性硬化症、Ⅰ型糖尿病和克罗恩病。[3]

　　在过去的 10 年里，人们提出了各种各样的理论，来解释自身免疫性疾病急剧增长的原因。卫生学假说认为，因为有了疫苗，人体不再像以前一样暴露在大量繁殖的病毒、细菌和寄生生物之中，因此，我们的免疫系统才会失去平衡。

　　在现代卫生环境下，免疫系统中那些通常负责对抗细菌的部分不能得到充分利用时，就会任由通常保持休眠状态的那部分免疫系统发炎。另一方面，分子拟态理论认为，新细菌或新病毒的细胞表面抗原由一种与人体自身细胞表面蛋白质（自身抗原）相似的蛋白质组成。遇到新细菌或新病毒时，免疫系统会产生相应的抗体。但是，在感染消失后，免疫系统会继续针对自身抗原进行炎症反应，错误地把身体自身的蛋白质视为异物。[4]

　　在人体复杂的炎症抑制和反应网络中，数百种不同的细胞相互作用，我们无法预测免疫系统下一步会往哪个方向发展。在瞬息万变的环境中，人体自身正在进行大规模的尝试。幸运的是，相关知识正在不断增加，从应对感染、哮喘到自身免疫性疾病甚至癌症等错综复杂的学科中涌现出来的未来疗法，都拥有巨大的潜力。

所有这些研究领域，最终都与人体的免疫系统能够完成的工作以及该系统出现故障时所发生的事情有关，我们现在才开始解开其中的一些谜团。从治疗哮喘中得到的教训，尤其是 20 世纪 60 年代的一个发现，告诉我们已经走了多远，同时也警告我们，如果继续做同样的事情，我们的肺将会发生什么。

哮喘急救，奏效的行为医学技巧

2005 年，我在宾夕法尼亚大学（University of Pennsylvania）做呼吸科医生的第二个月，听到了一个短语。这个短语教给我的关于哮喘的知识比任何教科书都多。

脱离语境时，这个短语并无实际意义，但我第一次听到"赶紧上车"（get in your car）后，就一直记在心里，对我来说，这个短语强化了我对哮喘发作时的严重性的认识。

某个周一早晨，我坐在电脑前，旁边是同事米切尔（Mitchell）。上周五晚上下班后，我就去度周末了，米切尔现在急于告诉我患者周末的情况，特别是阮先生的情况。阮先生是一名来自东南亚的年轻移民，由于严重的哮喘发作，上周五晚上住进了医院。阮先生接受了常规的气雾剂和类固醇治疗。起初病情有所好转，然而，就在晚上 10 点钟左右，他的病情加重了。

医务人员把阮先生送到了重症监护室，尽管进行了更多的喷雾剂治疗，但他的肺还是继续绷紧。住院医生打电话到米切尔家里，米切尔又打电话给主治医生约瑟夫。米切尔刚说了两句话，就被约瑟夫打断了。"赶紧上车！就现在。我正在下楼，也准备上车。赶紧开车到重症监护室来与我会合，因为这个患者急需我们的帮助。"

阮先生正处于哮喘危象（Status Asthmaticus）状态，对常规哮喘药物产生了抗药性。"Status"一词来源于拉丁语"Stare"，意思是站立。哮喘这个词的起源可以追溯到几千年前的古希腊（荷马的确在《伊利亚特》中用过这个词），最初的意思是嘈杂的呼吸。

所以这个年轻人直挺挺地站着，带着哮鸣音艰难地喘息。如果说有一件事是人体不打算做的，那就是站立不动。心脏需要跳动，肾脏需要过滤血液，肠道需要在蠕动的过程中收缩，腿和手臂需要活动。重要的是，肺需要吸入和呼出空气。

结果证明主治医生是对的：虽然使用了大剂量的类固醇并不停地使用气雾剂，但患者的肺仍然不能松弛。医生决定给阮先生上呼吸机。大约午夜时分，医生给他的肺植入了一根管子。尽管如此，阮先生的病情仍在恶化。

医生们根本没办法让他的肺得到足够的空气；如果不能解决换气问题，二氧化碳就会在他的肺部积聚，然后在血液中积聚。血液中的二氧化碳自然会与水结合，解离成酸和碳酸氢盐。此时，这个患者的 pH 值（血液中酸的直接测量值）从正常的 7.40 下降到 7.13，然后到 7.10，已到达危险的值域。如前所述，构成身体的细胞，尤其是构成心脏肌肉的细胞，在酸性物质过多的情况下是无法正常工作的。

刚离开团队几个月的约瑟夫和刚加入团队几个月的米切尔，站在这个年轻患者的床边，思考着下一步该怎么办。两位医生很快就用尽了教科书上所有的治疗方法。于是他们做了许多医生每天都在做的事情——从科学医学主义（Medicinae Scientiam）转向了行为医学（Ars Medicina）技巧。

他们先是尝试了一些简单的办法。尽管阮先生服用了大量的镇静剂，但他的身体由于呼吸衰竭，已经开始抗拒呼吸机。所以医生给阮先生注射了麻痹肌肉的药剂，以平息对抗，让呼吸机完全接管他的呼吸。也许阮先生的身体挣扎得太厉害了，妨碍了呼吸和换气的能力。麻醉后，尽管自身的对抗减弱了，但血液检查显示，他的血酸水平依然处于危险状态。随后，他的血压也开始下降，因为肺部的压力越来越高，妨碍了循环系统的正常运作。

阮先生的血压在急剧下降，约瑟夫和米切尔只好尝试了最后一种方法，约瑟夫称之为"澳大利亚策略"，这是教科书上没有的。他们撤掉了阮先生的呼吸机，然后两人用尽全身力气按压他的胸部，试图把所有的空气都挤出去。阮先生自己无法排出肺里的空气，所以他们为他进行人工排气。

起初，这种做法似乎很奏效。重新接上呼吸机时，阮先生肺部的空气流动和血压状况似乎有所改善。但在随后的5到10分钟里，他胸部的压力又开始增大了。

约瑟夫又生出一个新的想法，但需要一个外科医生来实施。他叫接线员呼叫胸外科医生。"立即呼叫！"他补充道。两分钟后，外科医生回电话了，约瑟夫和他简短地说了几句。不久之后，这位外科医生胳膊下夹着一个包，跟着一位推着一个大箱子的同事走进了重症监护室。外科医生给患者的颈部实施麻醉后，将一根大针头插入了患者的颈静脉。

接下来，他将几个塑料扩张器插入患者的静脉，打开一个大孔，并在其中插入一根导管。外科医生准备为阮先生进行体外膜氧合（ECMO），即搭建一种人工肺（见第2章），使用大箱子中的合成膜为患者的血液进行氧合和换气。在体外膜氧合期间，肺部可以部分放气并闲置，以获得愈合的机会。这种方法并不总是奏效，还会可能会造成出血和感染等问题。

幸运的是，体外膜氧合使氧气持续流入阮先生的血液，同时清除了二氧化碳和多余的酸性物质。一周后，他的肺部成功地重新吸入空气。这一次，阮先生肺部的压力没有升高，让他能够先脱离体外膜氧合再脱离呼吸机，最后出院回家了。

一种被视为"荣耀和高雅"的疾病

对于任何经历过哮喘发作或亲眼看见过哮喘发作的人来说，它所引起的恐慌和紧迫感都是难以忘怀的。当免疫系统认为自己受到了攻击时，会迅速做出反应。就像召唤行动一样，数以千计的炎症细胞在几分钟内就被动员进入肺部，大量液体随之而来。哮喘发作得如此突然，如此凶猛，有时几乎没有时间做出反应。

重要的是肺的哪一部分受到了攻击。肺炎等炎性疾病通常发生在肺组织深处的肺泡中，即气体发生交换的地方。这会造成血液中的氧气含量过低，但是提供额外的氧气通常可以消除呼吸短促的感觉。

另一方面，哮喘被认为是一种"气道疾病"，因为其主要发作部位是气道（各级气管支气管）。因此，当哮喘引起的炎症发生时，空气的流动就会受到阻碍或阻断，患者会窒息，这可能造成突然死亡。对于这种呼吸道疾病，氧气不是问题，因为肺的气体交换单位——肺泡并不受影响。就像阮先生的案例一样，换气和二氧化碳才是问题所在。

哮喘猝死在今天仍是一个非常严重的问题。根据美国疾病控制和预防中心的数据，2016 年美国有 3 518 人死于哮喘，其中 209 人是14 岁及以下的儿童。[5] 虽然死亡人数占比并不是很高，但哮喘猝死几乎是完全可以预防的。我们的目标应该是将每年死于哮喘的人数降到0，特别是儿童，这一群体通常没有其他疾病。

很多患有哮喘的人都曾经历过死里逃生。贾万·艾利森（Javan Allison）就是其中之一。由于早产，贾万从出生第一天起就呼吸困难。贾万两岁时被诊断出患有哮喘，他的母亲莫妮克（Monique）和父亲尼克（Nick）很快学会了如何治疗，并能判断出病情是否危急。

后来，贾万学会了使用气雾剂，并严格遵照每天两次的要求，使用吸入型类固醇。贾万已经很会照顾自己了，但由于对花粉、宠物和各种食物严重过敏，麻烦还是会随时发生。因此，他的父母深知，如果贾万出门在外，一旦哮喘发作，他就可能需要比在家更多的关注。

2018 年 2 月 17 日星期六就是这样的一天。10 岁的贾万醒来后感觉胸闷，于是像往常一样进行了气雾剂治疗。但他仍然感觉肺部十分不适，他决定洗个淋浴。在平时，这个方法有助于肺部放松。然而，淋浴后情况变得更糟糕了，他连说话的气都没有了。不到 5 分钟，他就从轻微的胸闷变成了几乎窒息的状态。万不得已，他跌跌撞撞地走出淋浴间，用手指在浴室的镜子上写下"救救我"。

他的母亲看到了，赶紧把他送到了急诊室。幸运的是，贾万以前在这里看过病，一位护士认出了他，立即为他接上了气雾治疗器，打上了点滴，戴上了氧气罩，并开始用药。几个小时后，贾万的病情稳定下来，被送往儿科重症监护室。贾万此前来急诊时，过几个小时就能回家了。但这一次他的病情非常严重，不得不在儿科重症监护室住了一个星期，由父母轮流陪护。

如今，贾万的病情控制得很好，他可以踢足球、打篮球、打棒球，学习他最喜欢的科目——数学，没有出现很严重的问题。他每天做呼吸训练，坚持早晚服药，随身携带一个气雾剂以备急用。贾万和母亲写了一本书，介绍自己的经历。贾万在书中这样描述哮喘发作："（我就像）一个飞到太空里的宇航员，但头盔上有一条裂缝。我越接近月球，咳嗽得就越厉害，头盔上的裂缝也越来越大。我的胸口一阵疼痛，就好像有一块小陨石击中了我的头盔，还把它砸坏了。嗳，我遇险了！"[6]

这本书是三部曲的第一部，叫作《贾万的三 A 历险记》（The Adventures of Javan and the 3 A's）。哮喘、焦虑和注意缺陷多动障碍（Asthma，Anxiety，ADHD），这三个单词的首字母都是 A，除了哮喘，贾万也在与另外两种疾病作斗争。

毫无疑问，这三种疾病是相互关联的。他和母亲写书的初衷，是想提高人们（特别是非裔美国人社区的人们）对这些问题的认识，并消除他们对这些问题的偏见。随着环境的变化和免疫系统的失控，对哮喘感到羞耻是人们最不应该担心的事情。我们要找出为什么像贾万这样的孩子还需要在浴室的镜子上写"救救我"。

我们对哮喘的基本理解是，它是一种集中在肺部的过敏反应。有些过敏反应是可见的，比如皮肤接触到毒藤时，免疫系统就会被激活，皮肤先是变红、发炎，随后是极度的瘙痒和肿胀。通常只需要在红疹子上涂抹润肤霜和乳液。过几天肿胀和瘙痒就会消失，炎症也会神奇地消失。哮喘也没什么不同，只不过它发生在肺部的支气管里，一个看不见的、更神秘、更难以接近的地方。肺部的气道肿胀时，呼吸困难的症状就出现了。

对哮喘的描述可以追溯到几千年前。嘈杂的呼吸现象（哮鸣音）早在 2500 年前的中国文献中就有记载。中国人通常用麻黄茶治疗这种疾病，可能有些效果。麻黄茶中的活性成分麻黄是一种强效的血管收缩剂，可以在人们哮喘发作时帮助其气道上的肌肉收紧，让更多的空气进入。

古希腊和古罗马的医学文献中也有关于哮喘的记载。古罗马哲学家塞涅卡（Seneca）曾亲身经历过哮喘，并在公元前 62 年将其描述为"在死亡线上挣扎"。[7]

古希腊医生阿雷提乌斯（Aretaeus）也描述过哮喘发作时的挣扎，并在公元 100 年写下了这样的详细记述："那些患者站着呼吸，仿佛要吸入所有能吸入的空气；在缺乏空气的情况下，他们张大嘴，仿佛这样就能享受到更多的空气。他们还会出现以下症状：面色苍白但脸颊潮红；前额和锁骨处出汗不止；咳嗽不断，较为费力；咳痰较少，稀薄且凉，呈泡沫状；呼吸急促，颈部肿胀；胸前区凹陷；脉搏微弱、密集，有压迫感；腿抽筋。如果这些症状加重，有时会形成癫痫，之后患者会窒息。"[8]

古希腊和古罗马的医生们不仅记录了这些哮喘发作事件，还列出了一系列治疗方法，其中一些有可能有效。其中最重要的是使用酒。一种方法是将麻黄和酒混合，另一种方法是在酒中加入狐狸肝。其他国家也在与哮喘作斗争，每个国家都有独特的治疗方法。在 5 世纪的印度，烟熏曼陀罗（一种茄科植物）很受欢迎，它具有松弛肌肉的作用。在美洲，可卡因、烟草和香脂曾被用来帮助患者打开气道。

最著名的哮喘患者之一是小说家马塞尔·普鲁斯特（Marcel Proust）。20 世纪初，他居住在巴黎。从 9 岁起，普鲁斯特就为呼吸困难所困扰，在后来的生活中，他写了很多这方面的事情。1900 年，他在给母亲的信中写道："哮喘又发作了，真是难以置信地猛烈和顽固啊，害得我一晚上都无法躺在床上安睡，只好站着喘，尽管我前一天很早就起床了。"[9]

普鲁斯特竭尽全力控制自己的哮喘，经常抽从印度进口的曼陀罗香烟。此外，普鲁斯特还尝试过吗啡、鸦片和各种气雾剂。无论白天还是夜晚，他都要时刻避免最糟糕的事情发生，那就是接触到来自树木和花草的花粉。他从不打开窗户，还给房间的墙壁安装了软木板衬里，就是为了防止不良气味的侵入。他大多数的写作都是在晚上进行的，以确保身心的静谧与安宁，希望可怜的肺不要找他的麻烦。

在普鲁斯特的时代，人们对哮喘的病因还不清楚，各种理论层出不穷。哮喘曾被认为是一种上等市民专享的疾病，因而被视为荣耀和

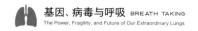
高雅的标志（如今则流行相反的看法）。女性患哮喘，被认为具有一种精神病性的歇斯底里成分，可以通过弗洛伊德的治疗方法来消除。

一些科学家试图区分引起哮喘的不同原因。哈佛大学（Harvard University）的莫里尔·怀曼（Morrill Wyman）博士指出，离开波士顿地区，前往新罕布什尔州（New Hampshire）的怀特山（White Mountains）后，他的过敏和哮喘症状都消失了。

为了做一项实验，怀曼在一个周末从波士顿带了一份豚草样本去新罕布什尔州，一闻到这种草的气味，"（我）就开始打喷嚏，鼻子、眼睛和喉咙发痒，并有清澈的分泌物流了出来。我的鼻孔塞住了，小舌肿胀，没有咳嗽，但伴有花粉症（Autumnal Catarrh）的其他常见症状。"

怀曼博士在 1875 年 8 月的《新英格兰医学杂志》（*New England Journal of Medicine*）的一篇先驱性文章中发表了他的观察结果，接着他发布了世界上第一张花粉图谱，以帮助哮喘患者做出能避开花粉刺激的假期计划。[10]

虽然人们已经很清楚大气中不同的过敏刺激物可能会引发哮喘，但是一些人的身体里究竟发生了什么，才把这种接触转化成致死的疾病，人们还不得而知。

"封喉天使"引发血清疗法和反应素发现

20 世纪初，人们第一次认为看医生可能是个不错的选择。哮喘就是这样一种情况，主要原因是研究者发现了免疫系统，发现了血液中的微小细胞可以对外界刺激做出更好或更坏的反应。过敏、哮喘、超敏反应和传染病都是免疫系统对外界刺激反应的不同表现形式。值得注意的是，癌症已经成为免疫系统故事的一部分，因为我们最近逐渐意识到，免疫细胞具有识别癌细胞的能力，就像攻击病毒或细菌一样，免疫细胞也可以攻击癌细胞。

直到 19 世纪下半叶，人们才首次对免疫系统有所了解。白细胞是免疫系统的主要"弹药"，有几种不同的类型：B 淋巴细胞、T 淋巴细胞、肥大细胞、嗜中性粒细胞、嗜碱性粒细胞和嗜酸性粒细胞。这些细胞都能对不同的入侵者做出反应，通过杀死细菌、病毒和寄生虫来保护我们。

19 世纪即将结束时，科学家们已经观察到，身体中出现细菌感染、哮喘反应或其他免疫刺激时，白细胞都会大量出现。但仍存在许多问题，包括哪些细胞在不同的环境下受到了刺激，以及它们是否对过去的伤害保留了保护性记忆。

免疫系统如何运作的早期线索之一来自人类与白喉（Diphtheria）的斗争。白喉棒状杆菌（Corynebacterium Diphtheriae）在 19 世纪末 20 世纪初是一大祸害，经常感染儿童，死亡率高达 20%。当时，白喉是造成英国儿童死亡的第三大原因，通常被称为"封喉天使"。"Diphtheria"源于希腊语"皮革"一词，因为它会在喉咙后部引起炎症，使其呈深灰色，阻塞气道，从而导致呼吸衰竭。

1891 年，德国科学家埃米尔·冯·贝林（Emil von Behring）开始对染病动物的血清成分进行实验并取得了突破性进展。血清是血液中没有红细胞和白细胞的部分，是一种黄色液体，主要为蛋白质。

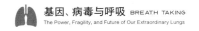
冯·贝林指出，使用患白喉后存活下来的动物的血清，可以治愈另一只患有这种疾病的动物。

接下来，冯·贝林对人进行了实验。据说，在1891年的平安夜，冯·贝林用动物血清成功地治好了第一个患者，她是一个在柏林某医院住院的小女孩，如果没有这次实验，她肯定会死去。后来，其他科学家帮助冯·贝林将动物血清浓缩，并进一步将其应用在儿童身上，这一做法产生了神奇的逆转，它们大多是在24小时内发生的。突然间，那些喉咙后有灰色炎症反应的、垂死的孩子们都活了下来。[11]

当时，马源性血清疗法风靡欧美各国。在纽约市，马匹由市公共卫生部门购买，并饲养在上西区的一个马厩中，为5个区提供稳定的血清流。这种疗法效果惊人——纽约市因白喉相关疾病而死亡的人数，从1894年的2 870人下降到了1901年的1 400人。马厩后来搬到了东57街，然后又搬到了纽约北部，在接下来的几十年中一直为纽约提供抗毒素，直到疫苗被成功研制出来。（随着新型冠状病毒危机的出现，血清疗法最近又重新流行起来。自1891年冯·贝林首次使用以来，这种疗法基本没有发生变化。[12]）

血清疗法之所以重要，是因为这一疗法证明了白细胞并不能单独消灭细菌；血液中的某些抗毒素因子会从炎症的白细胞（淋巴细胞、中性粒细胞、嗜酸性粒细胞等）中分离出来，可以控制疾病。但我们目前尚不清楚，血清中究竟是什么在起作用。

在血清被广泛使用后不久，有关人体免疫系统的一些令人不安的问题就出现了。最先注意到这一现象的科学家是克莱门斯·冯·皮尔凯（Clemens von Pirquet）。他出生于1874年，是维也纳的一名儿科医生。冯·皮尔凯关于免疫学的观点，就像大多数最终被证明正确的革命性观点一样，在当时受到了广泛的批评、驳斥和嘲笑。

冯·皮尔凯的本职工作，供职于此外还是一位研究员。他的工作单位是在维也纳儿童诊所，在那里，他注意到了使用马血清治疗白喉病时发生的一些现象：大多数接受抗毒素的孩子治疗效果良好，但少数孩子的病情比较顽固，治疗效果不佳。事实上，有些孩子病得更重了，死亡的速度比预期的更快。

冯·皮尔凯观察到的现象使他联想到一个根本性的问题，即人体的免疫系统本身可能存在问题。这些孩子的免疫系统似乎将马的血清识别为外来物，并做出激烈的反应，从而导致他们的死亡。在冯·皮尔凯之前，医生们认为疾病是外来物侵入患者身体系统造成的。而冯·皮尔凯的观察似乎表明，疾病可能是因为免疫系统本身失去了控制。

这种看待此问题的新方法促使冯·皮尔凯发明了一个新词：过敏（Allergy），这个词源自希腊语"Allos"（其他）和"Ergos"（活动）。在当时的许多人看来，冯·皮尔凯的观念很荒谬，甚至连他自己也觉得可笑。1906 年，他评论道："血清既能预防疾病，也能导致疾病，这一观念乍听起来很荒谬。"[13]

然而，其他研究者的观察结果不仅证实了冯·皮尔凯的观点，即一个人的血液可能具有破坏性，而且发现这种现象也与哮喘有关。最明显的例子之一是 1919 年发生在一位希腊移民身上的事情——医学文献中称他为 H.T.。当时，他准备乘马车去纽约中央公园。可是他一上马车，严重的哮喘就发作了。他感到十分奇怪，因为自己既无哮喘史，此前也和这些马匹接触过很多次，都没有任何问题。令他震惊的是，第二天他再次去中央公园，同样的事情又发生了。

H.T. 去找马克西米利安·拉米雷斯（Maximilian Ramirez）医生问诊。拉米雷斯详细地询问这位患者，最近有过什么不寻常的事情发生。听到 H.T. 的回答后，拉米雷斯不仅诊断出了 H.T. 所患的疾病，而且获得了一篇出色论文的研究基础。该论文使他在免疫学历史上占据了一席之地。[14]

H.T. 告诉拉米雷斯医生，除了在两周前接受过输血外，没有什么特别重要的事情。这足以让拉米雷斯医生找到问题的症结所在。他对 H.T. 进行过敏测试，结果患者对马匹呈阳性过敏反应。

为了进一步验证自己的理论，拉米雷斯医生找到了那位献血者。那人不仅承认自己一直都有哮喘和过敏症状，而且表示自己还做过一次马过敏测试，结果呈阳性，指数比 H.T. 的还高。拉米雷斯博士准确地推测出，在输血过程中，献血者身上的一些致敏源传给了 H.T.。这是第一个明确的病例，表明过敏和哮喘可以通过血液从一个人身上传到另一个人身上。

然而，白细胞或血清中的某些其他因素是不是过敏和哮喘的初始触发因素，仍是悬而未决的问题。3 年后（即 1922 年），波兰的两位医生，卡尔·普劳斯尼茨（Carl Prausnitz）和海因茨·库斯特纳（Heinz Kustner）通过亲身参与实验，终于找到了问题的答案。

库斯特纳一生中对很多东西都过敏，包括严重的鱼过敏，而普劳斯尼茨则没有过敏症。作为实验的一部分，他们取了一些库斯特纳的血清，注射进普劳斯尼茨的手臂。第二天，他们在注射了库斯特纳血清的同一部位注射了一种鱼的提取物,普劳斯尼茨的手臂很快就出现了红色皮疹,肿胀、发痒。普劳斯尼茨有生以来第一次出现了过敏反应。

当时,过敏和哮喘的病因已经缩小到血清层面。一些敏感因子或蛋白质会对外来刺激产生反应,导致身体发炎。普劳斯尼茨和库斯特纳新创了"Reagin"(反应素)一词来描述血清中的这个因子,但他们并不知道反应素及其生化性质。50多年后,人们才在偶然情况下搞清楚反应素的作用与功效,就像许多科学发现一样。事实上,两组科学家碰巧在完全相同的时间,用两种完全不同的方法,揭开了反应素的神秘面纱。

在普劳斯尼茨发生过敏反应后的50年里,免疫学稳步发展,但人们对血清中导致过敏的元素仍然一无所知。研究人员可以说出很多能够触发炎症的东西,无论是草、花粉、豚草,还是动物。但他们不知道这些致敏蛋白与血清中的什么物质结合,从而引发过敏性的鼻塞或致命的哮喘。

20世纪50年代,科学家取得了一项重要进展。当时,科学家对人体血清中的蛋白质有了更深入的了解,认为其中有些是抗体(Antibody)。虽然这个术语在19世纪末就已经被使用了,但是还没有人能够阐明其蛋白质的结构。

形状类似字母Y的抗体以开口端附着在外来颗粒上,触发其他免疫细胞发动攻击,后者会附着在Y的直线部分上。这种复合物实际上中和了外来颗粒(通常是细菌或病毒),但是这个过程经常会伴随着炎症和液体。这些抗体也被称为免疫球蛋白,人们根据其作用被赋予其不同的字母。例如，免疫球蛋白 G（IgG）是一种被认为在对抗感染方面发挥重要作用的抗体。帮助白喉患者抵抗细菌的很可能就是这种蛋白。科学家们试图将这些不同的抗体与过敏和哮喘联系起来，但直到 20 世纪 60 年代才获得成功。

对反应素结构的研究始于两个独立的实验室，一个位于科罗拉多州的丹佛（Denver，Colorado），另一个在瑞典。这两个实验室采取了完全不同的研究方法，但最终，在科学家和研究机构的通力合作下，研究人员走到了一起，成功地解决了这个难题。

1962 年，石坂公成（Kimishige Ishizaka）博士从日本搬到科罗拉多州。此前的 15 年里，他一直在从事反应素结构的研究。石坂博士取得了一些进展，但也遭受了一些令人沮丧的挫折。在测试了一种已知的抗体——免疫球蛋白 A 后，他兴奋地认为，这种抗体可能就是引起过敏性疾病的关键物质——反应素的来源，但他的实验最终失败了。

石坂博士开始在兔子身上进行一系列试验，他首先给兔子注射严重过敏性疾病患者的血清。兔子的身体识别出这种血清是外来的，产生了针对这些蛋白质的抗体。据推测，其中一种抗体会对反应素产生反应，而反应素肯定包含在过敏患者的血清中。为了分离反应素抗体和反应素本身（它会与抗体结合），石坂博士抽取了兔子的血清，清洗了样本中所有已知的蛋白质。

清洗完样本后，石坂博士拥有了反应素的抗体。为了验证自己的观点，他从一个过敏患者身上提取了更多的血清，并加入清洗后的纯化兔子血清中。当石坂博士在混合物中加入一种引起过敏的分子时，过敏患者的样本没有表现出敏感性，这表明新获取的兔子血清阻碍了过敏性炎症反应。

现在，石坂博士已经清楚地分离出了反应素抗体，以及反应素本身。他将反应素重新命名为 yE—球蛋白，并怀疑它是一种与抗体密切相关的蛋白质。这是一个巨大的突破，但他仍然没有确定自己分离出的蛋白质的确切结构，直到他收到一封来自瑞典的信。[15]

就在石坂博士进行试验的同时，在瑞典的乌普萨拉（Uppsala），一个由冈纳·约翰松（Gunnar Johansson）和汉斯·本尼希（Hans Bennich）领导的研究小组，对一种来自血癌多发性骨髓瘤患者身上的蛋白质产生了兴趣。骨髓瘤是骨髓中分泌免疫球蛋白的 B 细胞恶化而引发的恶性肿瘤。

有一位有明显骨髓瘤迹象的患者，其血液中有一种蛋白，它不属于任何已知的免疫球蛋白。该研究小组开始利用先进的分子技术分析这种独特的蛋白质。（对他们有利的因素是，这种蛋白的浓度远远高于石坂博士研究的蛋白，因为这种免疫球蛋白会在骨髓瘤患者的身体里疯长。）[16]

分析证实，这是一种免疫球蛋白，一种结构比其他免疫球蛋白小得多的新型免疫球蛋白。研究小组将其命名为 IgND，加入了癌症患者姓名的首字母。在阅读了石坂博士关于分离蛋白质及其抗体的论文之后，约翰松和本尼希更加怀疑 IgND 也是反应素，他们给石坂博士发了一封电子邮件，以确认他们的想法。

这两组研究人员交换了样本后发现，他们所研究的蛋白质其实就是同一种。第二年，也就是 1968 年，他们共同将这种蛋白重新命名

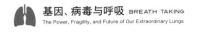

为免疫球蛋白 E（IgE）。

经过 50 年的研究，导致哮喘和过敏的关键蛋白质终于被分离了出来。之所以需要这么长时间，以及石坂博士最初的分离试验之所以如此引人瞩目，是因为即使在那些严重过敏的人群中，血液中反应素或 IgE 的浓度也要比其他免疫球蛋白低约 1 万倍。

我们现在已经知道，当一些外来蛋白（如豚草中的蛋白）被吸入肺部时，IgE 抗体就会与之结合，引发炎症级联反应。这个过程中会有其他白细胞涌入，尤其是嗜酸性粒细胞和肥大细胞。然后，过敏蛋白质-反应素复合物会与嗜酸性粒细胞和肥大细胞结合，激活这些细胞的脱粒过程，从而使嗜酸性粒细胞和肥大细胞中所含的其他炎性蛋白解聚并进入血液，在炎症级联反应中吸引更多的白细胞。液体会伴随炎症出现，继而引起气道肿胀，支气管变狭窄，导致患者呼吸和换气困难。

只有当威胁似乎已经过去时，炎症细胞才会离开肺部，液体会被重新吸收，支气管恢复正常。类固醇具有抗炎作用，患者可以根据需要吸入或进行静脉注射，有助于抑制和驱逐肺中的嗜酸性粒细胞、肥大细胞和其他炎性白细胞。沙丁胺醇（Albuterol）等支气管扩张剂，可以使肌肉松弛，使收缩的支气管壁重新放松。

从分子免疫学角度来看，以上这就是哮喘发作时所发生的情况，虽然哮喘通常会在几天内逐渐发展，但也可能发生得非常突然。由于某些原因，过敏患者对反应素高度敏感，其免疫系统会误将草、狗毛和猫毛中的无害蛋白质视为致命的，而正常人体内的反应素在此情况下则处于休眠状态，数量很少。从哮喘患者身上转移到 H.T. 身上的、从库斯特纳身上转移到普劳斯尼茨身上的可能是大量的过敏性反应素，它们触发了二人的过敏反应。

后来的研究表明，反应素及其伴随的白细胞（嗜酸性粒细胞）的正常作用是对抗感染，特别是对抗寄生生物。但是，为什么这种反应会转移到花粉和狗毛等东西上，我们仍然完全不清楚。我们确实知道这种交叉反应如今正在以惊人的频率发生，也许是因为反应素 IgE 对寄生生物的作用非常小。

发现反应素后不久，一种测量血液中反应素的测试方法被开发出来，这让医生能够精确地测量患者体内过敏性炎症的程度。后来，人们不仅可以测量反应素的总量，还可以测量有多少反应素对不同的变应源（如花粉、豚草、树木、草或猫）过敏。患者只要接受简单的血液测试，就能知道他们对什么过敏，以及过敏的严重程度，这还是有史以来发第一次。这样一来，患者就能够采取一些预防措施（如通过吸尘去除尘螨或尽可能避开猫或狗），以免感到胸部发紧。[17]

对反应素的了解也促进了治疗的改进。2003 年，治疗严重哮喘的药物奥马珠单抗（Xolair）获得批准。该药物本身是一种抗体，能约束血液中的反应素。除了使用类固醇吸入剂，严重哮喘患者有了新的选择。类固醇吸入剂的"标靶"是嗜酸性粒细胞和其他白细胞，但奥马珠单抗的作用更加具体，能够针对炎症的初始病灶。

多年来，已有证据表明，该药可以改善患者的肺功能，减少患者住院和急诊次数，提高患者的整体生命质量。这种药还可以帮助患者降低对类固醇的依赖，因为吸入类固醇也会产生令人不快的副作用。[18] 随着人们对免疫系统的了解不断深入，其他类似奥马珠单抗

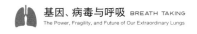
的抗体药物已经被开发并获批。

虽然我们对反应素的了解越来越深入，但人类的免疫系统也在继续进化，很大程度上超出了我们的掌控。我们已经摆脱了许多危险，然而免疫系统仍在人体深处变化和发展。

最近，免疫系统不清楚自己的角色了，它们把注意力转向了攻击自己的宿主，引发了一波我们从未见过的哮喘和过敏性疾病。我们知道，反应素在很大程度上是哮喘的诱因，但是为什么越来越多的人对典型的过敏颗粒产生了敏感反应，我们尚不清楚。

在过去的一个世纪里，甚至在过去的 10 年里，我们的环境已经发生了极端的变化，因此引发哮喘的变应源发生一些变化也不足为奇。二氧化碳浓度在上升，为了减小其产生的影响，人类种植了更多的植物，事实上，如今地球上的植被比 10 年前多了很多。[19] 被称为"全球绿化"（Global Greening）的植被增加活动，带来了更多的花粉，随之而来的是过敏季的不断延长，以及更严重的过敏症状。

我们的免疫系统还在应对其他变化，如日益恶化的空气污染和不断变化的传染病。随着大量自身免疫性疾病的流行，哮喘发病率和严重程度不断上升，目前还没有明显的结束迹象。

尽管免疫系统很复杂，但我们需要回答的问题也许很简单，而且回归到了我们的肺部：与上一代人相比，我们现在呼吸的是什么，或者没呼吸到什么，正是这些东西导致了炎症的大量增加。

第6章
空气、致命感染与公共利益

2014 年 7 月 28 日晚间，爱德华多·罗萨斯·克鲁兹（Eduardo Rosas Cruz）在加州的贝克斯菲尔德（Bakersfield）附近被捕。他没有攻击任何人，没有偷东西，没有酒后驾车，没有非法侵入，也没有乱穿马路。事实上，他被捕的原因竟然是一件哪怕最细心、最努力的人也会常常忘记做的事情：他没有吃药。[1]

这次逮捕似乎亵渎了法医学的原则——精神健全的人有权拒绝任何治疗或药物。但罗萨斯·克鲁兹的情况有点特殊。他的肺部感染了肺结核，而且由于空气具有公共性，加州政府有权把他关进监狱。圣华金县（San Joaquin County）的检察官斯蒂芬·泰勒（Stephen Taylor）简明扼要地指出："刑事诉讼（可以）是医学常规的延伸。"[2]

罗萨斯·克鲁兹的被捕体现了犯罪和医学罕见的交集。尽管这是个极端的例子，但证明了肺的存在是如何将公共空气、致命感染和公民权利联系在一起的。

今天，这三个问题的交集越来越多。随着城市化进程不断加快、人口流动性急剧提高，以及大量新细菌和新病毒的涌现，肺健康正成为全球范围内正在发生的一系列事情的风向标。2019—2022年新型严重急性呼吸综合征冠状病毒（简称 COVID-19 或 SARS-CoV-2，俗称新型冠状病毒）的出现，堪称肺部感染如何在短时间内席卷全球的典型范例，随之而来的是日常生活秩序的中断、边境的关闭和医疗系统的不堪重负。

空气的连通性很难被概念化。我们可以很容易地想象出海洋是连接在一起的，1997年，有人将一个集装箱里的数千个乐高玩具丢弃在英国康沃尔郡（Cornwall）的海岸，其中一些玩具后来在爱尔兰、得克萨斯州的加尔维斯顿（Galveston）和澳大利亚的墨尔本（Melbourne）被发现时，我们并不会感到惊讶，因为我们可以看到洋流。

然而，大气中的空气虽然看不见摸不着，却和海洋一样紧密相连。从疾病传播的角度来讲，空气在局部范围内确实是相连的，感染很容易从一个人的肺部传播到另一个人的肺部，但也可以传播到更远的距离。

最近的一项研究表明，约塞米蒂国家公园（Yosemite National Park）的树木依赖于中国戈壁荒漠沙尘中的养分。这些沙尘随着东西向的高速气流，漂移了大约 6 000 英里。[3] 类似地，亚马孙雨林的树木依赖于非洲撒哈拉沙漠（The Sahara Desert）的沙尘。沙尘向相反的方向漂移，但距离一样远。[4]

对人类而言，地球的大气层变得越来越小、越来越公共化。所谓公共化，就是指看不见的空气是全人类共有的，需要得到所有人的尊重和爱护，我们必须在地方、国家和国际各层面解决空气面临的各种

威胁。没有什么器官能比肺更能让人深刻理解呼吸的重要性，也没有什么疾病比肺结核和新冠感染更能让人理解空气对于生命的重要性。

肺结核病人更能理解空气对生命的重要性

2005 年是我进入肺部研究院的第一年，11 月的一天，我接到了一个电话，咨询一名在普通病房住院的患者的情况。患者当时 22 岁，是个大学生，住进来的时候在发烧，看起来像是得了肺炎，但医生给他用了典型的抗生素后，他没有任何好转的迹象。到了晚上，他高烧达到华氏 103 度（约合 39.44 摄氏度），汗流浃背，床单都被浸湿了。

他的体重减轻了很多，胸部 X 光片显示，炎症每天都在加重。我们不确定他到底得了什么病，所以推他去了手术室，给他打了镇静剂，然后用纤维支气管镜取了少量肺组织并进行活检，希望能做出诊断。就像医学界几乎所有的诊断一样，我们需要了解患者的经历。很明显，答案就在其中。

我们了解到，这位患者夏天时做了一件全国成千上万年轻人都做过的事——他去参加了一场户外摇滚音乐节。这场音乐节有近 10 万人参加，所有人共享过同一团空气。音乐节是传染性疾病最有可能传播的场所之一：来自世界各地的许多人聚集在一个狭小的空间内，共用一些卫生设施。在一些历史长达百年或更久的城市，情况尤其如此。

我们根据活检结果做出了诊断：这个年轻人得了肺结核，而且很严重。确诊后，患者被隔离在房间里，以避免无意中传播细菌。根据协议和法律，我们向费城公共卫生部门通报了患者的情况。一切似乎都很顺利。这位年轻人开始吃药，烧退了，咳嗽也好多了。他被送回家后，每周去一家市立诊所取药。他看起来很可靠，对门诊工作人员说他正在服用所有的药物，没有任何问题。

然而，他在家里又开始发烧、咳嗽，呼吸急促。到急救室时，医生发现他的呼吸情况非常糟糕，最后只能将一根管子插到他的喉咙里，给他上了呼吸机，并将他送进重症监护室。病情稍微稳定一些之后，所有相关人员都试图弄清楚，这个服用了药物、似乎正在康复的人到底怎么了。

CT 扫描（以及更详细的 X 光检查）显示，接受治疗一个月后，患者胸部的炎症加重了。更糟糕的是，再一次纤维支气管镜检查结果显示，他肺里的肺结核病菌还活着，而且非常活跃。

我们向卫生部门咨询了这位患者的结核菌的情况，以确保所用的抗生素对他有效。各州的卫生部门不仅记录了每一个肺结核病例，还会审查药物敏感性（一种细菌菌株对药物的反应程度）。我们确信他的肺结核菌株对药物是敏感的，而且他一直在服用药物。然后我们又检查了他的基本免疫缺陷，还是没发现任何问题。

检查完显性因素后，我们转向了隐性的医学领域，准备凭经验和直觉加以判断。幸运的是，我们从传染病科医生那里得到了很好的建议和指导。这些医生强调，要坚持基本原则，更要执行好这些原则。

我们继续给患者服用他一直在服用的一线抗结核药物，略微加大了剂量，并增加了一剂静脉注射，因为他的腹部也有炎症，可能无法很好地吸收所服用的药物。我们通过食管为他的免疫系统提供适当的热量，并通过呼吸机使他的肺部压力维持在较低水平。患者的病情有所好转后，医生可能会有一种强烈的冲动，想从根本上调整治疗方案，停用抗结核药物，施以类固醇或其他免疫类调节剂等药物。**行医的艺术在于知道什么时候该放弃、什么时候该重新开始、什么时候该坚持原有计划并更好地执行。**当时，我们选择了坚持原有计划，未对治疗方案做出调整。

渐渐地，患者胸部和腹部的炎症消退了。我们对他进行了物理治疗，拔掉了呼吸机，将他送至普通病房。我们坚持给他提供基本的抗生素和营养，产生了良好的治疗效果。医生在诊疗过程中有疑问时，应该牢记坚持基本原则。

飞沫传染：数小时甚至数天的无形威胁

几个世纪以来，传染性微生物一直在通过空气传播，进入人们的肺部，尽管我们直到最近才意识到这一点。流感、炭疽、麻疹和肺结核等肺部疾病，对人类的生活和文化产生了巨大而广泛的影响。一些较新型的疾病，如急性呼吸综合征（SARS）病毒和中东呼吸综合征（MERS）病毒，也被证明是通过空气传播的。2019 年 12 月出现的新型冠状病毒也是如此。

大气是公共空间，而肺部是这一空间的延伸，因此也具有"共享"的性质。几个世纪以来，细菌和其他生物一直在利用这一共享空间，在人与人之间传播，在无形中繁殖。

这并不新鲜。大多数人都已经认识到一种潜在的致命疾病可能首先在一个人的肺部出现，然后进入另一个人的肺部。如果有人在地铁上咳嗽，那么包括车厢中的所有人都可能受到病毒的攻击。我们应该注意，咳嗽的时候要掩住嘴，打喷嚏的时候要用胳膊肘挡住嘴，然后去洗手。在现代文明中，肺最为人所知的角色，是致命疾病的培养皿和传播媒介，而它所做的大多数工作反倒被人们忽略了。

我们咳嗽、打喷嚏或说话时，空气中发生了什么，这背后的科学原理最近得到了研究。但分泌物到底是如何传播的，或者细菌和病毒是如何利用不同的环境条件，从一个宿主身上传播到另一个宿主身上，我们仍然不是很清楚。

大部分关于这个主题的早期研究都是在 19 世纪末 20 世纪初完成的。当时，人们没有任何有效的药物或疫苗，空气被认为是疾病传播的载体，是一个公共卫生专家可以集中控制疾病的领域。随着新型冠状病毒危机的暴发，许多病毒和细菌方面的研究正在重启，公众对传染病传播机制的兴趣也在增加。

德国传染病学医生卡尔·弗吕格（Carl Flugge）是首批证明微生物通过唾液飞沫传播的人之一。1897 年，弗吕格将无害的灵杆菌（Bacillus Prodigiosus）样本放入志愿者的嘴里，然后记录下他们说话或咳嗽后，周围的飞沫中是否存在这种细菌。[5]

如今，飞沫被定义为大于 10 微米的微粒，其中包含完整唾液成分的液体以及潜在的传染性微生物。飞沫又小又轻，从体内排出后，漂移距离通常不超过 6 英尺，然后附着在附近的人或物体表面。飞沫的传染性可达数小时至数天，其传播方式主要是人接触到飞沫，然后再触碰自己的嘴或鼻子，直接吸入体内。由于飞沫的体积相对较大，它在到达肺部之前就会被过滤掉，但其中所含的微生物在接触者鼻子或喉咙中复制后可能会扩散到肺部。

20世纪30年代，哈佛大学的威廉·威尔斯（William Wells）博士将传染病传播的研究又向前推进了一步。他在实验室里建造了一个能雾化不同液体的雾化室，并通过投射一束强光，来展示这些液体是如何快速散播的。然后，威尔斯博士将细菌添加到飞沫中。一些细菌，如金黄葡萄球菌（Staphylococcus Aureus），很快就从空气中消失了，而另一些细菌，如枯草芽孢杆菌（Bacillus Subtilis），3天后仍然在空气中存在。根据人们当时对飞沫的研究水平，这应该是不可能的。

威尔斯博士还在哈佛大学公共卫生学院进行了一系列独特的实验，他将喷嚏粉喷撒进讲堂，然后收集分散在整个教室里的、研究生身上的正常细菌。他还将结肠小袋纤毛虫（Balantidium Coli）"接种"在地下室的空调上，后来在这座三层建筑的每条走廊上都找到了这种病菌。[6]

通过研究，威尔斯博士提出了"飞沫核"（Droplet Nuclei）一词，意指小于10微米的小分子（现代定义可能是小于5微米）。液体大部分会从飞沫中蒸发，留下了一个不会落到地面的传染颗粒，这个颗粒就是飞沫核。很明显，这种颗粒可以长时间悬浮在空气中，通常能够传播到很远的地方。由于体积较小，而且有可能在空气中悬浮数小时，飞沫核很容易被人吸入，避开鼻子和喉咙的过滤系统而进入人体的肺部，开始复制，直接引发肺炎。

飞沫和飞沫核的传播距离取决于几个因素：发出者的位置（室内或室外），温度、湿度和通风条件，以及唾液最初从人体排出的方式。

打喷嚏是最强的呼气形式，1个喷嚏可以产生多达4万个飞沫，以每秒100米的速度飞行。1次咳嗽可以产生3 000个飞沫，而简单交谈1分钟，则可以产生大约600个飞沫。[7]

咳嗽和打喷嚏也会产生气体云。麻省理工学院2014年的一项研究表明，这些气体云可以传播到比研究者的最初预想还要远的地方，很容易进入房间的通风设备。[8]医院里不同的操作程序会产生各自的传染风险，比如进行心肺复苏时，医护人员用力按压患者的胸部或将管子插入肺部为患者上呼吸机时，都有可能被感染。

目前，呼吸道感染一般分为两种，一种是通过近距离吸入或接触物体表面的飞沫造成的感染，另一种是飞沫核通过空气传播造成的感染。人们认为流感和新型冠状病毒都是通过飞沫传播的，而肺结核和麻疹病毒更多是通过飞沫核传播的。因此，针对不同的疾病，人们就要采取不同的必要防护措施。[9]

对于新型冠状病毒，除了保持6英尺的社交距离外，专家还建议人们佩戴可以阻止较大颗粒物的口罩，而肺结核患者需要被隔离在不停抽出空气的负压室里，护理人员最好佩戴能够拦截较小颗粒物的、封闭良好的口罩。

然而，考虑到影响病毒传播的诸多因素，如颗粒的组成、排出体外的方式和特定的环境条件，与流感或新型冠状病毒感染者保持6英尺距离，可能并不总是能起到防护作用。打喷嚏产生的飞沫可以传播到27英尺远，而咳嗽产生的气体云可以使飞沫的寿命从几分之一秒延长到几分钟。

大气层中空气的流动是非常有益的，它除了可以运输植物种子和营养物质，还可以稀释毒素和烟雾。毫不奇怪，细菌和病毒已经学会了利用这个系统，特别是利用它实现从一个宿主到另一个宿主的传播。空气的确是一切生物共有的，而人们往往分不清两种威胁的区别：看不见的和不可见的。

细菌理论破解了困扰人类数千年的肺结核

20 世纪上半叶，专科医生并不多见，但从 1950 年左右开始，随着新技术的发展，肾脏医生、心血管科医生、脑外科和神经内科医生都开始为自己开拓市场。对于呼吸科医生来说，虽然没有多少新技术可供使用，但许多肺结核患者是真实存在的。事实上，在呼吸科开始专业化的初期，所有呼吸科医生都是治疗肺结核的医生。

肺结核与人类相伴已久，其历史十分久远、曲折，可以说，没有任何其他疾病对人类的影响达到了如此强的程度。肺结核触及人类文化的诸多方面，从小说、绘画直到种族问题。纵观整个文明史，没有任何传染病造成的死亡人数超过肺结核，仅在过去 200 年中就有超过 10 亿人死于肺结核。[10] 直到如今，全球范围内每年仍有超过 100 万人死于该疾病。[11]

和人类文明本身一样，肺结核最早出现在大约两万年前的东非。[12] 从那时起，肺结核就与人类纠缠不休，至今仍阴魂不散。如今，有将近 20 亿人（约占世界人口的 1/4）处于肺结核的潜伏阶段。处于潜伏阶段意味着肺结核病菌已在某一时刻感染了这些人，它们受到肺部的炎症系统控制，但没有被完全根除，并且有可能在这些人的免疫系统

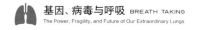

变弱时重新活跃起来。

回顾过去，我们拥有关于肺结核存在的详细历史记录。古生物病理学（对古代尸体的医学分析）对古埃及木乃伊的分析表明，一些男祭司和女祭司患有肺结核。1891 年，人们在古城底比斯（Thebes）发现了 44 具保存完好的木乃伊，其历史可以追溯到公元前 1000 年左右。其中 1 名成年男性名叫内斯佩雷汗（Nesperehan），他的下胸椎和上腰椎椎骨部分损坏，从而造成了急性角畸形。古生物病理学家把这种脊椎损坏明确归因于肺结核。[13]

现代 DNA 分析技术证实，殖民地时期之前的南美洲也存在肺结核。令人惊讶的是，在南美洲发现的结核杆菌的 DNA 印记与典型的欧洲或非洲结核杆菌并不相似，而与在海豹体内发现的结核杆菌非常相似。[14] 研究人员得出结论：是海豹将肺结核带到了美洲。海豹在非洲感染上肺结核，然后游过大西洋，将肺结核传播给那些在南美洲海岸沿线捕猎海豹的人。

几个世纪以来，肺结核持续在不同文明中传播，它的名字不尽相同，比如古希腊人称它为"Phthisis"，古罗马人用的是"Tabes"，古代以色列人用的是"Schachepheth"。肺结核的患病率在中世纪有轻微的下降，然而到了 18 世纪和 19 世纪，欧洲和北美洲的肺结核患病率大幅增长。

由于更多的人口集中在城市中，而且人们对肺结核的病因或传播方式没有详细的了解，某些城市中 90% 的居民都染上了肺结核。在19 世纪的欧洲和美国，每 4 例死亡中就有 1 例是死于肺结核。

在最近 200 年里，肺结核以缓慢的方式吞噬着人的体重、健康和生命，把患者从人变成鬼，因而有"白色瘟疫"之称。但在画家和其他艺术家眼里，这种疾病却充满了浪漫和诗意。小说家乔治·桑（George Sand）称她的情人、作曲家弗雷德里克·肖邦（Frederic Chopin）为"可怜而忧郁的天使"，还说他"咳嗽时，带着无限优雅"。英国诗人拜伦勋爵（Lord Byron）在 1828 年写道："我宁愿死于肺病。女士们到时都会说：'看看可怜的拜伦，他临死的样子多有趣啊！'" [15]

从意大利的知名歌剧大师普契尼（Puccini）创作的《波希米亚人》（*La Bohème*）中的女主角咪咪（Mimi），到尤金·奥尼尔（Eugene O'Neill）的戏剧和费奥多尔·陀思妥耶夫斯基（Fyodor Dostoyevsky）小说中的人物，肺结核在歌剧、文学和其他艺术领域都占有一席之地。

肺结核对众多艺术家及其职业生涯产生了极其重要的影响。这方面的例子不胜枚举，其中最引人瞩目的就是爱德华·蒙克（Edvard Munch）的画作《病孩》（*The Sick Child*），描绘的是画家 15 岁时死于肺结核的姐姐乔安娜·索菲（Johanne Sophie）。

蒙克最著名的是后期的表现主义经典作品《呐喊》（*The Scream*），而这也得益于他在创作《病孩》时取得的突破性艺术成就："我一开始是印象派画家，但印象派没有给我足够的表现力，我必须找到一种表达方式来激发自己的灵感……那幅《病孩》是我在寻找的过程中，与印象派的第一次决裂。" [16]

这幅画里有两个人，但只呈现了一张脸，就是蒙克姐姐的。一个红头发、胸部凹陷的年轻女孩躺在床上，无奈地望着坐在床边椅子上的一位老妇人。老妇人试图安慰这位女孩，她们的手象征性地交握在

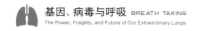
一起，虽然她们此时默默无语，画面却极具表现力，产生了无声胜有声的效果，展现了二人内心世界里痛苦的挣扎。

老妇人就是蒙克的姑妈凯伦·布约尔斯塔德（Karen Bjolstad），她的头低垂着，人们完全看不见她的脸。此刻，悲痛似乎沉重地压在她的心上，她知道女孩正在经历什么。女孩身患一种无法治愈的疾病，这种疾病让她无法应对。

也许这个老妇人在一定程度上也是蒙克自己的化身，因为她姐姐小时候就患上了肺结核，而他却没有，所以他心存愧疚。为什么拉着姐姐手的人是姑妈而不是母亲，了解蒙克的人对此再清楚不过了，因为母亲在蒙克 6 岁时就去世了，同样是死于肺结核。

《病孩》是蒙克最著名的画作之一，他在画布上用厚重的笔触表现出强烈的情感——绿色和蓝色代表疾病和悲伤，还有红色的斑点代表这种疾病的致命性，以及让人咳血痰的特点。

蒙克完成这幅画用了一年，而且在此后的 40 年里，他多次重新绘制和想象这幅画。1896 年搬到巴黎时，蒙克多次用不同的颜色重新画了《病孩》，他后来又画了四个版本，1907 年两幅，1925 年一幅，最后一幅画于 1927 年，当时蒙克已经 62 岁了。疾病给他的家庭和他个人造成的创伤，他花费一生都无法愈合，画布成了他疗伤的媒介。

关于肺结核的成因，科学家们争论了上千年。希波克拉底认为，这种疾病是遗传的，因为似乎有很多家庭的成员都感染了这种疾病。几百年后，盖伦认为该疾病是可传染的，而且无法治愈。

后来，在 1546 年，意大利文艺复兴时期的医生吉罗拉莫·弗拉卡斯托罗（Girolamo Fracastoro）深刻地写道，肺结核是由"小生物传染病"（Seminaria Contagiosum）或称传染性种子引起的，而且肺结核患者的床单和衣服可能具有高度传染性。盖伦认为，疾病起源于有机物腐烂所产生的气体，这种瘴气理论在当时还是一种流行的解释。[17]

直到 19 世纪中叶，肺结核才作为病原体被科学界所确定。法国军医让-安托万·维尔曼（Jean-Antoine Villemin）首次证实了肺结核的传染性。他注意到，相比于居住在野外的士兵，肺结核在长期居住在军营中的士兵中间更为流行。为了验证自己的假设，维尔曼从一位死于肺结核的患者身上切下了一块充满脓液的炎症病灶组织，并成功证明了接触了这块组织的兔子会患上这种疾病。1865 年，维尔曼在题为《肺结核的成因及其本质：从人类身上接种到兔子身上》（*Cause and Nature of Tuberculosis: Its Inoculation from A Human to A Rabbit*）的论文中发表了他的发现。[18]

维尔曼的发现被大多数人忽视，部分原因是他只描述了这种疾病的肺病理，并证明了它可以在人与人之间传播。维尔曼怀疑导致肺结核的是一种细菌，但他没能分离出这种细菌。

人们需要看到证据，直到 17 年后，罗伯特·科赫（Robert Koch）才最终分离出这种细菌。凭借一系列新的发现和研究方法，科赫为现代细菌研究和疾病微生物理论的普及奠定了基础。当时，肺结核在社会意识中占据重要的地位，因此科赫的发现受到了广泛的关注。它对我们如何看待疾病，以及我们如何作为一个社会发挥作用，都产生了深刻的影响。

1843 年，科赫出生于德国汉诺威（Hanover）。他学业优异，1866 年以最高成绩从哥廷根（Gottingen）的医学院毕业。他结了婚，有一个女儿，之后在 1872 年普法战争（The Franco-Prussian War）期间成为一名军医。战争结束后，他定居在如今在波兰境内的沃尔什滕（Wolsztyn），并开了一家诊所。

30 岁生日那天，妻子送给他一个显微镜作为礼物，科赫立即开始用它研究炭疽杆菌。实验要求很高，于是科赫在家里建了一个实验室，开始着手证明炭疽杆菌就是当地农场的动物患上炭疽病的罪魁祸首。科赫让老鼠接触受感染绵羊的血，然后记录老鼠的发病和死亡情况。随后，在用显微镜检查老鼠尸体时，他记录下了老鼠的血液、脾脏和淋巴结中存在杆状小细菌的证据。

尽管如今想来这个实验似乎非常简单，但这实际上是人类第一次证明传染性微生物会引起疾病。该发现无疑是对盖伦的瘴气疾病理论的致命一击，此后，关于许多疾病起因的争论都转移到了传染病学方面。

完成炭疽热的研究工作后，科赫博士接受了在柏林帝国卫生局（The Imperial Health Bureau）的职位任命，平生第一次拥有了设备精良的实验室和研究助理。

1880—1881 年，科赫继续为传染病的现代研究奠定基础。他开发了培养细菌的新方法，用不同的培养基进行实验，比如土豆和一种叫作琼脂的浓缩海藻蛋白。科赫在他的新系统中使用蒸发和化学物质促进或抑制细菌的生长。在提高显微镜使用效率方面，科赫也想出了很多办法。他使用油浸的方法来提高显微镜的放大倍率，使用聚光镜和不同的照明条件来提高分辨率。

科赫博士是第一个拍摄细菌照片的人，他向世界展示了隐藏在可见物质表面之下的另一个"生物圈"。他在实验室中开启了细菌学的黄金时代。他的诸多发现都推进了人们对许多疾病的传染基础的理解。

1881 年 8 月，科赫博士前往伦敦，与当时许多顶尖科学家一起参加国际医学大会（The International Medical Congress）。在大会上，科赫展示了他在细菌学技术方面取得的最新进展，甚至赢得了他的竞争对手——传染病学家路易·巴斯德（Louis Pasteur）的称赞。巴斯德宣称："这是伟大的进步，先生！"[19] 发言结束后，科赫博士还去听了各种疾病的讲座，其中就包括肺结核。由于肺结核无处不在，因此是很热门的话题。科赫博士在离开伦敦时下定决心，要运用所学知识找出肺结核的病因。

1882 年 3 月 24 日（离开伦敦仅仅 8 个月后），在柏林生理学会（The Berlin Physiological Society）的演讲中，科赫博士展示了他在过去几个月的研究成果，彻底改变了肺结核研究领域。在出席会议的 36 位科学家中，许多人事业有成、备受尊敬。但这场演讲在令人震惊的沉默中结束，甚至没有人低声提问，也没有一丝掌声。

他们因为目睹了肺结核医学史的突破性时刻而深感震惊，直到此刻他们才开始了解肺结核的真正成因。出席会议的人中，有一位就是未来的诺贝尔奖得主保罗·埃尔利希（Paul Ehrlich）。他后来说："那个夜晚是我记忆中最重大的科学经历"。[20]

科赫博士的演讲在历史上备受推崇，不仅因为他发现了人类历史上最致命的传染病的成因，还因为他演讲的方式。演讲开始时，科赫博士并未直奔主题，而是先详细解释了他用来培养这种难以捉摸的细菌的染色技术，然后分享了他的观察结果，即过去 10 年的旧染料比新染料的效果更好，因为旧染料含有氨，所以肺结核细胞非常喜欢用氨作为构建细胞壁的基础材料。

但是真正让科赫博士的演讲具有传奇色彩的，是他带来的东西。他把整个实验室都搬到了讲台上，包括显微镜、试管和装有细菌的载玻片。科赫向观众展示了从豚鼠身上取出的解剖标本。他让这些豚鼠感染了来自猿猴、人类和牛的肺结核病菌。不同豚鼠肺上的病理是相同的，培养物也是一样的。

他宣布，在场的每个人都可以随意观察了解他的实验过程，以便回到他们自己的实验室后亲手重现这些实验。虽然感到吃惊，但科学家们还是慢慢地走到科赫的跟前，用显微镜查看他解剖的豚鼠组织。

科赫博士的这种毫无保留的做法，给在场的人留下了深刻的印象。人们第一次看到了细菌引起肺结核的证据，而且是可以在显微镜下直接看到的证据——那是一种长度为 2 微米到 4 微米的杆状细菌。

科赫博士破解肺结核成因的消息，很快传遍了欧洲和北美。1882 年 4 月 10 日，科赫的演讲发表在《柏林医学周刊》(Berlin Medical Weekly)上，一些主流媒体闻讯后，也相继进行了报道，首先发表消息的是 4 月 23 日的《伦敦时报》(London Times)，然后是 4 月 24 日的《费城公众纪录报》(Public Ledger)和 5 月 7 日的《纽约时报》(New York Times)周日版。困扰人类数千年的幽灵杀手终于找到了。

耐药性是乱用、滥用抗生素的结果

从历史上看，纽约市不仅人口稠密，而且历来都是数百万移民的首选目的地，所以纽约市一直是美国肺结核流行的前线。这一点实实在在地体现在 19 世纪后期，当时肺结核在该市大行肆虐，成为头号杀手，每年夺去 1 万人的生命，平均每天有 27 人因此而死亡。

到了 19 世纪末，赫尔曼·比格斯（Herman Biggs）博士改变了肺结核疫情的发展进程，改变了纽约这座城市的命运，这在历史上是罕见的。比格斯在贝尔维尤医院（Bellevue Hospital）工作，也承担着市卫生局的工作。比格斯提出的控制猖獗的肺结核流行的措施，其中许多至今仍在实施。

然而，他的建议却遭到了纽约医学会（New York Academy of Medicine）的百般阻挠，这家机构不喜欢被人指点，这一点直到现在也是如此。

比格斯博士坚信科赫博士的细菌理论。正是基于这一理论，比格斯提出了他最具争议的建议。那就是将所有的肺结核病例都上报给市公共卫生部门。他给出的理由是，这么做有利于监控这种疾病，并确保患者得到及时妥善的治疗。然而纽约医学会认为，将患者的个人信息泄露给政府的想法过于偏激，可能会将医疗机构推向失信于大众的危险境地。似乎这还不够，比格斯还要求公共卫生部门追踪所有与患者有过接触的人，这进一步激怒了纽约医学会。

纽约医学会的医生们迅速组织起来反对比格斯博士，称他的建议为"是错误的、不合时宜的、不理性的、不明智的"，并给他的措施贴上了"令人发指的专制"的标签。他们援引医患保密的重要性，联合反对"卫生委员会咄咄逼人的专制"。他们一路争论到纽约州参议院，最终比格斯博士说服议员们，要成功控制肺结核，必须采取这样的措施。在随后的几年里，纽约市只有大约一半的医生遵循了这些建议，比格斯博士也没有进一步推行，但他通过妥协，为控制感染开创了重要先例。[21]

比格斯计划的其他部分争议较小，他建立了一个系统，公立和私立医院的所有患者都可以免费获得卫生部门实验室的痰液分析，以确定自己是否患有肺结核。他提倡患者要增加营养和休息，教患者和家属咳嗽时如何掩住口鼻，并嘱咐患者要对痰液做无菌处理。他还帮助全城的医院设立肺结核病房，将受感染的患者与公众隔离开。

除了医疗措施，比格斯还提出了其他开创性的公共卫生措施。卫生部门发布了通告，向民众宣传肺结核的预防知识。这些通告被翻译成德语、希伯来语和意大利语，以适应不断增长的移民人口。1902 年，预防肺结核委员会成立。该委员会通过公开展览和游行等方式，向民众阐述了卫生的重要性。这些努力构成了第一次针对单一疾病的大众教育运动，就像我们如今耳熟能详的针对艾滋病毒、埃博拉病毒和新型冠状病毒的运动一样。

赫尔曼·比格斯和卫生部门其他人员的努力，对降低纽约市的肺结核感染率和死亡率起到了积极作用。1900 年，每年每 10 万人中有 280 人死于肺结核。到 1920 年，死亡率下降到每 10 万人中有 126 人死亡，到 1940 年，这个数字是 49 人，不到 1900 年的 25%。[22] 这一切都是在没有使用任何抗生素的情况下发生的。除此之外，比格斯博士已经证明，在控制疾病传播方面，知识和预防比药物更有效，尤其是针对传染病的传播。

比格斯博士不仅是医生和流行病学家，他还知道如何与掌权的政治力量斡旋，即使在经济不景气的时候，也能让政府官员从国家预算中挤出资金来。他与腐败的坦慕尼派（Tammany Hall）和改革派的市长都有过合作。比格斯让所有人相信，社会的进步会为自己带来好处，公众最终会得到健康。比格斯说："公共健康是可以买到的。在自然的限制范围内，社区可以决定自己的死亡率。"[23]

然而，随着时间的流逝，赫尔曼·比格斯的教训被遗忘了，肺结核这个顽固的宿敌再次在美国人口最密集的大都市站稳了脚跟。

肺结核菌生长缓慢。与典型的细菌，如每30分钟分裂1次的链球菌相比，肺结核菌的倍增时间是16到20小时。培养正常细菌通常几天就会有结果，但培养肺结核菌必须等待8周才有确切的结果。

如果说在实验室里培养细菌需要耐心，那么杀死体内的细菌则更需要耐心。如今，链球菌引起的细菌性肺炎的典型治疗疗程是5到7天，通常只需要一种药物。但是肺结核的典型疗程则长达6到9个月，而且需要多种药物并用。最近曾有人试图将这一时间缩短到4个月，但最终宣告失败。[24] 治疗时间拖得那么久就容易出问题，比如患者过早停用药物，或者产生耐药性。

肺结核杆菌在肺部有着自己特有的生命周期，与人体免疫系统的关系也很特殊。当这种细菌被吸入时，通常会沉积在肺的底部。最初吞噬肺结核的主要是炎性白细胞，又称巨噬细胞，在免疫学领域被称为"大食细胞"。它是一种大型的球形细胞，能清除肺结核等病原体，

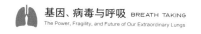

以及无机化学碎片，甚至癌细胞。

不幸的是，巨噬细胞并不是最有效的杀手，特别是对于那些免疫系统较弱的人，如艾滋病毒感染者。对少数人来说，这种早期的感染可能会严重恶化并失控。如果没有适当的抗生素，它最终会导致呼吸衰竭和死亡。

幸运的是，这种病情快速发展甚至致死的事件，只发生在少数患者身上。但是奇怪之处在于，肺结核杆菌引起的轻微的早期感染，可以被巨噬细胞控制，但不能被完全清除。之后残余的结核菌能够潜伏数年甚至几十年。潜伏下来的结核菌很可能躲藏在胸腔的淋巴结深处。这些细菌很有可能是由巨噬细胞运送到淋巴结的。

虽然巨噬细胞吞噬了结核杆菌，但并不能将其完全杀死。当人变老，或者免疫系统由于其他原因变弱时，肺结核菌就会复活，冲破巨噬细胞，引起新的致命感染。这就是为什么医生会给一些患者提供预防药物，主要是想杀死残留在肺部或淋巴结中的细菌。再重申一遍，要想消灭任何休眠的残余细菌，传统的标准治疗时间 9 个月是必需的，一定要有耐心。

肺结核的治疗方案通常先以 4 种药物开始。如果细菌没有耐药性，几个月后药物的种类可以减少两种。有数据显示，结核病可以通过产生耐药性来逃脱单一药物的影响。本治疗方案正是根据这样的数据而制订的。第一种治疗肺结核的药物链霉素，就在 1945 年出现了耐药性反应。

医生观察到，有些肺结核患者用药后，最初效果还不错，但后来病情会变得更糟——耐药肺结核菌出现了。更为不祥的是，20 世纪 50 年代出现了耐受多种药物的多重耐药肺结核菌，2006 年更是出现了广泛耐药的肺结核菌。最近，完全抗药的肺结核菌也浮出了水面，这意味着测试中的 6 种、7 种或 8 种药物中没有一种能杀死这种细菌。

肺结核菌产生耐药性的方式很独特。典型的细菌（如链球菌或葡萄球菌）会与抗生素和人体的免疫系统进行复杂的战争。这些细菌对抗生素会做出不同的反应，可能会发展出某种"泵"，主动将药物排出体外；或者改变细胞壁的组成，使抗生素不能再附着在自己身上；一旦抗生素进入细胞，一些细菌甚至会制造陷阱将其诱捕。令人惊讶的是，这些细菌甚至可以相互"交谈"，交换含有制造泵、陷阱和新细胞壁成分编码的 DNA 片段。

这些情况在肺结核菌中都没有发生，没有肺结核菌主动尝试排出药物、交换遗传物质或构建新的细胞壁成分。肺结核菌通过 DNA 的自发突变产生耐药性，所有 DNA 都会发生这种情况，但发生的频率非常低。[25] 如果结核菌 DNA 中的一个突变碰巧起到了对抗抗生素的作用，那么带有这种突变的个体就会幸存下来并茁壮成长。最终，DNA 随机突变的结果成为肺结核菌耐药的原因。

据估计，如果用两种药物对敏感结核标本进行初步治疗，并且保证药物被适当服用，那么这种细菌几乎不可能产生耐药性。结核菌根本没有能力对抗生素进行复杂的防御，也没有能力迅速对自身的结构做出重大改变。但如果滥用抗生素的话，结核菌就有机可乘。不按时按量使用抗生素，或者抗生素使用时间太短，自发突变的细菌就有机会成为优势菌并大量繁殖，从而产生耐药性。显而易见，所谓的肺结

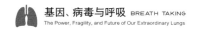

核耐药性，其实是我们的粗心大意创造出来的东西。

20 世纪 50 年代和 60 年代，在比格斯博士和其他公共卫生人员的共同努力下，加上有效抗生素的使用，美国肺结核的发病率稳步下降。此时人们认为肺结核已基本被战胜，不再构成威胁了。但纽约市后来的状况证明，宣布胜利为时过早。1980 年，肺结核的发病率约为每 10 万人中 21 例。到 1990 年，纽约市的病例数增加了 1 倍多，几乎达到每 10 万人中 50 例，呈陡峭的上升曲线。[26]

在数据公布之前的好几年里，纽约市的医生们就已经认识到这是一种流行病了。患者们被源源不断地送进医院，死于肺结核的比率之高，是几十年来从未有过的。

肺结核数据的披露，引来国内舆论一片哗然。各种议论纷至沓来，对患病人数上升的原因有各种错误的猜测。早期简单的解释是艾滋病毒流行导致患者的免疫系统变弱，从而使肺结核菌得以肆无忌惮地繁殖。卡伦·布鲁德尼（Karen Brudney）和杰伊·多布金（Jay Dobkin）拒绝接受这种欠考虑的说法。作为哥伦比亚长老教会医疗中心（Columbia-Presbyterian Medical Center）的医生，他们身处肺结核危机的风暴眼，可以通过独特的视角得出自己的结论。

他们开始行动，缓慢且深思熟虑，就像他们追踪的结核菌一样。他们首先确认了问题是真实存在的，他们回顾了 1969 年的数据，然后观察了接下来 20 年的肺结核发病率。这一时期的发病率出现了急剧增长，特别是哈莱姆中心区，它成为集中爆发点，其增长速度是全国平均水平的 20 倍。

这两位传染病医生对哈莱姆区当时发生的情况做了广泛的调查，

而不仅仅是调查了 20 世纪 80 年代初开始流行的艾滋病毒。很快他们注意到，在过去的 10 年中，哈莱姆区无家可归的人数特别多，其中许多人被安置在人满为患的收容所中。在医院里，这些无家可归的患者告诉医生，收容所是肺结核的滋生地。

因为有迹象表明，艾滋病毒之外的某些社会因素正在导致肺结核患病率上升。于是，布鲁德尼和多布金展开了对这些因素的研究。他们使用的方法极其普通。

1988 年 1 月 1 日至 9 月 30 日，他们采访了在哈莱姆医院确诊的所有肺结核患者，了解他们的生活状况。他们询问了这些患者的住房情况，问他们现在住在何处、谁付房租、是否有暖气或热水。他们还询问患者是否有工作、是否酗酒、是否吸毒、有多少性伴侣、是否有输血史或肺结核史等问题。两位医生就像超级侦探一样，试图根据患者身上的蛛丝马迹来破案。

所有肺结核患者都接受了艾滋病毒检测，出院时在哈莱姆医院胸科诊所接受检查，该诊所遵循比格斯医生大约 100 年前在贝尔维尤胸科诊所开创的模式。如果患者 HIV 呈阳性，两位医生还会为患者预约传染病医生。然后，他们跟踪调查了有哪些人定期去做检查了，或者是否因为住院而出现了问题。在对研究对象进行了 9 个月的调查后，两位医生统计了数据。

在调查期间，哈莱姆医院总共诊断出了 224 例肺结核，以今天的标准来看，这个数字相当惊人。（我在费城工作的这家医院的患者数和医院规模与哈莱姆医院很接近，而我们平均每年只检出一到两个肺结核病例。）两位医生最终对他们在这些人身上看到的结果并不感到

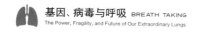

奇怪，这也使我们更深刻地理解了比格斯所说的话：城市居民的健康是可以买来的。

在这 224 个病例中，几乎 80% 的肺结核患者是男性，大约一半是酗酒者。大约 70% 的人要么无家可归，要么居无定所。1/4 的人以前就被诊断出患有肺结核，而且几乎都没有完成治疗。最初确诊的 224 人中，178 人得以出院，其余的在医院死亡。在那些出院的患者中，89% 的人没有完成治疗，大多数人此后从未去过门诊。尽管大多数患者的 HIV 检测结果呈阳性，但这显然不是他们的肺结核治疗失败的直接原因。造成最大伤害的是社会基础设施的匮乏，以及缺乏对这种可治疗疾病适当的后续诊疗。

布鲁德尼和多布金深入挖掘了造成肺结核控制失败的原因。正如结核病不会一夜暴涨一样，使其再次肆虐的政策和防治经费被削减也不是一两天的事情。

1968 年，由纽约市长约翰·林赛（John Lindsay）任命的一个工作组报告了肺结核的现状和未来发展趋势。当时，纽约市每年在肺结核防治上的花费为 4 000 万美元，包括诊所和 1 000 张住院病床的费用。1968 年成立的这个特别工作组建议取消一些住院病床，但要继续对门诊和诊所提供强有力的财政支持，并增加护士和家庭保健助理的家访次数。

然而，随着 20 世纪 70 年代纽约市财政危机的爆发，那 1 000 个肺结核住院床位几乎都被取消了，在接下来的 10 年时间里，用于防治肺结核的预算被缩减到不足 2 500 万美元。

联邦政府的财政支持也有所减少，从 1974 年每年 140 万美元的最高数额减少到 1980 年的 28.3 万美元。

工作组建议增加的家访从未实现，而且患者错过了在药物维持治疗诊所（Drug Clinics）筛查肺结核的机会。甚至在艾滋病毒出现的 1979 年之前，纽约市的肺结核病例就已经开始增加了。

1991 年，布鲁德尼和多布金最终在《美国呼吸系统疾病评论》（*American Review of Respiratory Disease*）上发表了他们的研究成果。在这一篇题目名为《纽约市肺结核的死灰复燃：艾滋病毒、无家可归和肺结核控制项目的衰落》（*Resurgent Tuberculosis in New York City：HIV，Homelessness，and the Decline of Tuberculosis Control Programs*）的论文中，他们简明扼要地描述了无家可归、吸毒、酗酒以及资金削减是如何妨碍患者得到适当治疗的。[27]

他们说，肺结核向来是个机会主义者，现在乘机而上、卷土重来了。虽然纽约如今拥有最强大的抗生素，但疫情还没有比格斯医生 90 年前控制得好。那时根本没有抗生素，有的只是教育。

论文在许多方面都很尖刻，但也充满了对变革机会的希冀。肺结核的死灰复燃，显然不仅仅是艾滋病毒的产物，也不是其他神秘事物造成的，比如盖伦所说的因卫生条件差引起的瘴气。肺结核死灰复燃的真相，是由于各种个人和社会原因，人们无法按时按量服药。

从个人角度讲，患者有比恢复健康更重要的事情要去做，比如付房租、找住处、获得食物或毒品。在论文的最后，布鲁德尼和多布金提出了一套相对简单且经过时间检验的控制肺结核的方法：延长住院时间，建立住院治疗设施，增加以社区为单位的药物管理监测。

回顾过去，我们知道这篇论文代表了对抗肺结核这种旧疾病的新冲击的转折点。人们显然听取了布鲁德尼、多布金以及其他身处流行病前线的人的建议。增加了资金，也增加了直接观察疗法[①]的使用，以确保人们按时服药。社会工作者的创造力和坚持不懈的故事在不断激励着人们发扬奉献精神。社会工作者在诊所、在患者家里，也在更不寻常的地方，比如麦当劳店里甚至无家可归者聚集的桥下开展直接观察疗法工作。[28]

随着资金的注入以及人们的积极投入，肺结核的发病率开始下降了，虽然比较缓慢。截至 2016 年，纽约市的肺结核发病率降到了历史最低水平，每 10 万人中只有 6.9 例，远低于 1992 年的 52 例。少量的病例增长仍然存在，但不会像 20 世纪 80 年代后期那么高了。

纽约市仍然保持高度警惕，特别是 2017 年报告的病例数（每 10 万人中 7.5 例）略有上升，病例总量从 2016 年的 565 例增至 613 例。幸运的是，2018 年这一数字回落至 559 例。[29] 使用独特技术的新监测方法正在发挥作用。监测人员现在能够进行远程观察疗法，患者只需每天登录计算机并在摄像头前服药就可以了。

肺结核在美国的传播强度和影响已大大减弱。自 20 世纪 90 年代初以来，病例数量每年都在下降，截至 2017 年，该疾病的总发病率为每 10 万人中 2.8 例。2016 年，死于肺结核的总人数为 528 人，低于 1992 年的 1 705 人。尤为重要的是，患者的治疗意识没有像 20 世纪 70 年代时那样下降，治疗完成率保持在较高水平。

虽说肺结核在美国已经偃旗息鼓了，但在国外却仍在肆虐。这种疾病在许多国家已失去控制。有些国家病例的绝对数量是惊人的，

---

① 直接观察疗法（DOT），即对治疗过程实施监督。

2019 年, 南非的发病率是每 10 万人中 520 例, 而在菲律宾是 554 例。[30,31] 耐药性也成了更大的问题。多重耐药性菌株在哈萨克斯坦、乌克兰和俄罗斯等国泛滥。伊朗、印度和意大利等国报告了第一批广泛耐药结核菌株的病例, 而此后美国也有了报告。[32]

如今的空气就像经济一样, 正变得更加公共化和全球化, 耐药感染因此成为一个社会问题。2018 年, 在美国的所有肺结核病例中, 70% 发生在非美国出生的人身上, 这个数字每年都在增加。简单地对所有移民关闭边境并不是一种现实的解决办法, 但为了移民和难民的健康, 也为了全体美国国民的安康, 我们确实对外来人群进行了肺结核筛查。我们还应在控制全球肺结核流行方面发挥更大作用。

从布鲁德尼、多布金和比格斯医生的研究结果可知, 结核病是一种可控疾病。但自人类作为一个物种在东非平原上出现开始, 结核病就一直困扰着我们, 在采取一切可行措施之前, 它还将继续困扰我们。这种疾病没有我们人类聪明, 但它有一个特质是我们通常缺乏的, 那就是耐心。

严肃面对全球健康威胁的警示信号

赫尔曼·比格斯对公共卫生成本和收益的论断, 从未像 2020 年时那样让人觉得意义重大, 一种呼吸道病毒让整个世界陷入了瘫痪, 每个人都害怕肺部感染, 感染后的恶化速度如图 6-1 所示。

2020 年 1 月, 美国人开始听到有关新型冠状病毒的传言。和 SARS 病毒一样, 新型冠状病毒最喜欢的新栖息地是人类的呼吸系统,

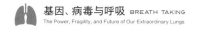

当有人咳嗽并把病毒散布到空气中，或者有飞沫附着在物体表面并被另一个人接触时，病毒就会传播。

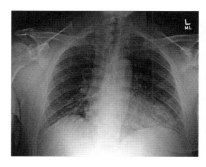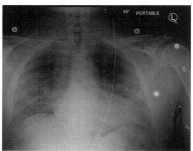

图 6-1　左图：底部有轻微新型冠状病毒的 X 光片；
右图：一天后病情急剧恶化的 X 光片

图片来源：Courtesy of the author

2020 年 1 月和 2 月，美国和疾病控制与预防中心（CDC）的领导层淡化了新型冠状病毒的威胁，因而未能做出有效的准备工作或采取预防措施（如改善检测设施或限制旅行）。这种粗心大意和反应迟钝导致了疫情失控。

华盛顿大学（University of Washington）的朱海伦博士（Helen Chu）是早在 2020 年 1 月就想要调查新型冠状病毒传播可能性的人之一。她此前一直在西雅图（Seattle）当地收集鼻拭子样本（nasal swabs），用于另一个病毒研究项目。

她请求州政府和联邦政府，允许她检测鼻拭子样本中的冠状病毒，州政府和联邦政府都没有同意。朱博士和她的团队对疫情暴发的可能性感到越来越紧张，于是不顾反对，还是对样本进行了检测，结果发现，一个没有出过国的人的检测结果呈阳性。这种病的确会在没有任何人察觉到的情况下传播。[32] 如图 6-2 所示，电子显微镜下冠状病毒颗粒试图感染一个细胞。

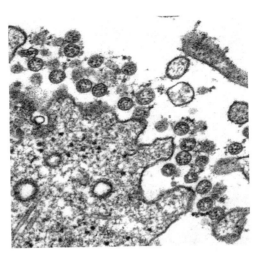

图 6-2 冠状病毒颗粒试图感染一个细胞
电子显微镜下的景象

图片来源：Courtesy of the CDC / Cynthia S. Goldsmith and A. Tamin

尽管并非所有数据都可用，但是对于想要控制该疾病的国家或地区来说，最关键的似乎是进行快速简便的检测。这有助于感染者进行自我隔离，也有助于对那些与他们密切接触的人进行筛查。如果检测结果呈阳性，这些人就可以自我隔离，从而显著减缓疾病的传播。

美国人可以在州立实验室进行检测，但是检测技术通常都很落后，直到 2020 年 3 月中旬，宾夕法尼亚州州立实验室的检测结果还需要 4 到 5 天才能取回。

更令人担忧的是，直到 3 月的第二周，由于设备有限，宾夕法尼亚州每天只能进行 5 到 6 次检测。美国实验室控股公司（LabCorp）和奎斯特诊断公司（Quest）等独立医学实验室，也开始加入核酸检测的队伍中，而且仅仅 1 个月后就成了主力军。即便如此，独立医学实验室也不希望患者直接来取样，这让那些可能已被感染的人别无选择，只能戴上口罩在急诊室等候。幸运的是，快速免下车检测站终于建成了。

不幸的是，新型冠状病毒的故事表明，空气是人类共有的，全世界已经前所未有地联系在一起，我们需要非常严肃地对待严肃面对全球健康威胁的警示信号。

第 7 章

烟草、成瘾与细胞再生

作为整个身体的气体交换中心，肺必须使空气流通量最大化。然而，当我们把这个有效的系统用于其他目的时（比如吸入带来快乐的物质），不好的事情就会发生。几千年来，我们一直在使用身体的气体交换系统，但直到最近几百年，才将这种使用推向了伤害自身的极端。具体来说，由于烟草的广泛使用，一些人学会了用一种特别的方式刺激大脑，从而给整个肺医学领域带来了灾难。

近千年来，人们吸烟时利用肺来输送物质。这并不奇怪，因为肺是向大脑输送药物的最便捷的通道之一。烟草有镇定和放松的作用，既可被用于香薰疗法，又是一种镇静药物，在人类文化历史中扮演着重要的角色。

纵观历史，几乎每种文化、每种宗教都有使用烟草的惯例。埃及人、巴比伦人和印度人都通过焚香来祭祀他们的神。有关人类直接吸入烟雾的证据也很充分。公元前 5 世纪，古希腊历史学家希罗多德（Herodotus）记载了游牧民族斯基泰人（Scythians）是如何在现今的南西伯利亚（Siberia）灼热的石头上放置大麻籽的，"这些燃烧物

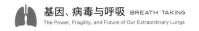
质立即释放出一种比在希腊燃烧的香更令人愉悦的蒸汽。这群闻到香味的人极度兴奋，大声嚎叫起来。"[1]

就像几千年前的斯基泰人所做的那样，美国人也在利用肺来输送药物。不幸的是，我们已经完全扭曲了吸烟的效用。在美国，呼吸系统疾病在过去的 50 年里呈爆炸式增长，从 1965 年到 1998 年增长了163%。

近期，虽然增长速度有所放缓，但仍在持续，1980 年至 2014 年间，呼吸道疾病导致的死亡率上升了 30%。[2] 自 2014 年以来，与肺部疾病相关的死亡率已经稳定下来，但持续不断的呼吸系统疾病记录，仍在否定这个国家所宣称的"我们正在不断变得比上一代人更健康、更长寿。"烟草的广泛使用是造成这个问题的元凶。

呼吸科医生非常了解这些疾病，他们每天都能目睹吸烟对人们生活的影响。为了对抗烟草带来祸患，大多数呼吸科医生坐诊时，都会抽出时间跟患者聊聊戒烟的事儿。一些医生把他们行医的重点聚焦在了戒烟上，如果患者能接受他们的训诫，他们也许就可以帮助患者控制住吸烟的隐患。

50 岁的烟民，80 岁的肺功能

我第一次在医院的呼吸科诊室见到约翰逊先生时，他很沮丧。他不运动时还好，但每当他想做点儿稍微提高新陈代谢率的事情时，就会感到呼吸短促，不得不停下来。简言之，约翰逊先生无法吸入足够的空气去做他想做的事。

约翰逊先生还不到 50 岁，但他告诉我，他已经抽了 30 多年的烟了，通常每天都要抽 1 包以上。这么长的烟龄，足以让他成为吸烟人群中那 5% 的不幸者，这些人因吸烟而患上了严重的肺病。我让他去做了呼吸检测。15 分钟后，我们就知道是什么造成了他的呼吸问题了。由于长年吸烟，他的气道失去了弹性，并且变得松软下垂，导致他呼气时无法将空气排出胸腔。

"你有慢阻肺，"我告诉他。"就是慢性阻塞性肺病。"

"那是肺气肿吗？"他问道。我说是的，是同一种病。

他看着我，恳切地问该如何解决，并称他已经做好了心理准备，他信任我。我没有马上说什么，不想让他抱有过度的期望。然后我问他是否有其他健康问题。他告诉我，他十几岁时患过严重的肺炎，但用抗生素完全治愈了。

我在想，他现在是否希望我拿出处方笺，像那位给他治疗肺炎的医生那样，给他开几服药，而他的慢阻肺病同样几周后就能被治愈。我只给他开了气雾剂，没开药片，也没有提出其他治疗方案，而气雾剂也只是能让他感觉好一点。

我问他是否还在抽烟，他回答是的，而且还是一天一包。过了一会儿，他继续说，呼吸和生活让他感到沮丧，他来这里是为了让自己好起来。我保持沉默，试图想出最好的解决办法。约翰逊先生讲完后，我又沉默了一会儿，然后缓慢地、小心翼翼地开口。"你很沮丧，因为现在你的世界很小，"我边对他说边用手比了一个小盒子。我在情感上逼迫他承认发生了什么。"因为呼吸困难，你不能做你想做的事情，你对自己感到生气，为你的世界太小而生气。"

他沉默了很长时间后回答道："是的，是的。"他摇了摇头。"我感到沮丧和生气。我不能做我想做的事。"

我毫无隐瞒地对他讲了呼吸检测的结果。尽管他还不到50岁，但他的肺功能很糟糕。许多终生吸烟的80岁老人的肺功能都比他好。我给他开了气雾剂，一来可以缓解他的呼吸压力，二来希望能减轻他的沮丧情绪。最后，我跟他讲了他已知要做的事情。"你得戒烟了。"

他回答说："我知道。"说完，他就走了。

像约翰逊先生这样的吸烟者点燃香烟并吸入时，烟雾会穿过声带，通过气管，进入支气管和细支气管，最后进入肺泡。这时，吸烟者会停顿一下，让尼古丁有片刻时间穿过肺组织的屏障进入毛细血管，然后被带到大脑。剩下的烟被呼出，排到大气中。

多年吸烟，吸入的有毒物质对肺的不同部位会有不同的影响。首先产生的变化是支气管和细支气管发炎，正常的分泌黏液细胞（称为杯状细胞），开始产生大量的黏液，以应对发炎。这就是为什么许多吸烟者会被诊断为慢性支气管炎（支气管炎症），并经常咳嗽，咳出黄色和绿色的痰。

随着持续的吸烟，下一个开始发生的变化是细胞死亡。细胞死亡是人体所有器官的正常现象，肺也不例外：每天都有数百个肺细胞凋亡，并有更新。吸烟的问题是，细胞的死亡会加速，而细胞的更新会减慢。在支气管和细支气管中，气道基底细胞的无限制凋亡，问题尤为严重。

气道基底细胞是位于气道组织深处的、窄小、短粗的立方形细胞。尽管数量并不多，但作用至关重要，因为基底细胞是其他气道细胞的干细胞，先是分化，然后繁殖成气道的其他主力细胞，比如鳞状细胞。

随着鳞状细胞和其他细胞的凋亡，不能得到更新补充时，气道失去了张力，变得松弛。吸气时，这不是一个大问题，但当我们呼气时，这些松弛的气管会变瘪，空气和二氧化碳一起被困在肺里。这就是为什么有些慢性阻塞性肺病患者会由于吸入空气而形成桶状的胸部。另一些人则慢慢长出了薄嘴唇，因为他们不断地试图减缓气流，以避免细支气管和支气管变瘪。通气成为一种挑战，先是二氧化碳，随后是酸，逐渐在血液中积累。

呼吸道因存在炎症而遭到破坏时，更深处的肺泡通常不可避免地出现损坏。构成肺的气体交换单位的 I 型肺泡细胞开始凋亡。这些细胞的补给来源——II 型肺泡细胞，也开始相继死去。肺泡变大，体积变薄，产生空腔。空腔逐渐向周围扩大，最终扩张成为无法进行气体交换的肺部空洞，就像海绵。这些空洞比肺泡大三倍（见图 7-1）。至此，让氧气进入血液也成了问题。

几个月后，约翰逊先生再次回到我办公室时，我立即注意到他与先前有些不同了。他的眼睛看起来更清澈，皮肤更有光泽，头发也更柔软、更整洁了。他显得更机警、更有活力，身上的臭味也消失了。以前我看到过好几个人身上也发生了这种逆转，于是马上问了他一个我自以为知道答案的问题："你戒烟了吗？"他毫不犹豫地回答道："是的，医生，我戒掉了。我已经一个多月没抽烟了。"

我们又检查了一下他的肺功能。像他这种体型的人，典型的胸腔空气总量是 4 升多一点。多年的吸烟，造成气道受损，约翰逊先生的肺里有超过 5 升的空气。缺少组织意味着胸腔里充满了更多的空气，而且由于气道松软，他不能以正常的速度吸气和呼气。对于健康的肺来说，2 秒钟就能呼出所有的空气，而他需要 8 秒。鉴于运动能力依赖于通过肺部的空气流动所产生的能量，这种空气流动的减少使约翰逊的运动能力降低了 1/4。

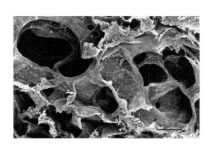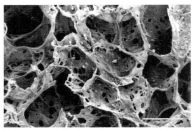

图 7-1　左图：正常的肺部横切面；
　　　　右图：一个有突出空洞的慢性阻塞性肺病患者的横切面

图片来源: Reprinted from CHEST, Volume 117 Edition 5 Supplement 1, PK Jeffery, Comparison of the structural and inflammatory features of COPD and asthma. Giles F. Filley Lecture. Figure 8, page 256S, 2000, with permission from Elsevier

我们竭尽所能，通过月复一月、年复一年的努力，改善他的肺功能，使大多数的空气都能排出体外。我向约翰逊强调（就像我向所有慢性阻塞性肺病患者强调的那样），他不会在一天内生病，也不会在一天内就好起来。他过去把时间、精力和金钱花在抽烟上，现在需要把同样多的钱花在恢复身体健康上。

约翰逊保证会这么做的，并且信守了诺言，戒了烟、使用了气雾剂，还通过理疗使身体变得更强壮。加上一些其他小措施的附加效应，约翰逊的生活有了极大的改善。即使肺部有严重病变，但他目前的生活也比第一次就医时要好多了。

谁因香烟富有？谁因香烟消亡？

烟草原产于美洲，直到在 16 世纪探险家们带回烟草之前，欧洲、非洲和亚洲都还不知道烟草是什么。在此之前，美洲土著在以物易物的交易结束时，隆重地使用烟草表达善意，宣告达成交易。

西方文献中对烟草较早的描述之一，来自西班牙历史学家巴托洛梅·德拉斯·卡萨斯（Bartolomé de las Casas）。1527 年，卡萨斯指出，古巴的土著人用"某种香草吸烟，也就是把一些干香草卷进叶子里吸。将烟雾随呼吸一起吸入身体时，吸烟者会变得麻木，有点像喝醉了一样，据说这样就不会感到疲劳。"

卡萨斯也意识到烟草的成瘾性，他记述道："我认识埃斯帕诺拉（Espanola）岛上一些经常吸烟的西班牙人。这些人因为这件事而受到谴责，被告知这是一种恶习，但他们回答说无法停止吸烟。我不知道他们从中品尝到了什么味道或乐趣。"[3]

几十年后，随着弗吉尼亚殖民地的建立，烟草作为一种经济作物迅速发展起来，英国殖民者在那里大量生产并出口烟草。1578 年，沃尔特·罗利爵士（Sir Walter Raleigh）率先将弗吉尼亚烟草带到欧洲，并吹捧其健康功效。

1595 年，英国人安东尼·舒特（Anthony Chute）出版了一本小册子《烟草》（*Tabaco*），概述了这种植物涂抹在皮肤上或吸入时如何具有治疗功效，以及如何缓解一天结束时的疲劳感。

舒特的印刷工亚当·艾斯利普（Adam Islip）补充说，烟草"治愈了一位长期饱受肺病折磨的绅士"，他还不无讽刺地写道，烟草"具

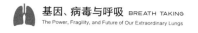

有许多未知的奇特优点”。[4]

当然，并不是每个人都喜欢烟草。1607 年，英国国王詹姆士一世（James I）撰写了最早的一部反烟草专著，他将吸烟描述为“这种习惯对身体并没有什么好处，不仅熏眼睛、呛鼻子，还对大脑有害，对肺部造成损伤，黑烟中散发出的臭味，像幽深的矿井中冒出的地狱般可怕的烟雾”。[5]

不管这位国王怎么想，现实是烟草推动了弗吉尼亚和卡罗来纳殖民地的早期经济。英国殖民者约翰·罗尔夫（John Rolfe）是首批从大规模生产中获得经济利益的人之一，他将原产于百慕大（Bermuda）的一种烟草（Nicotiana tabacum）引入了弗吉尼亚州。

1620 年，四万磅烟草出口到英国。烟草的使用量和经济重要性与日俱增，在美洲殖民的头一百年里，烟草消费税占英国政府税收的三分之一。

早期的烟草使用方式主要以烟斗、咀嚼、鼻烟和雪茄为主。在美国南部，烟草是一种无处不在的毒品。正如记者西德尼·安德鲁斯（Sidney Andrews）在 1866 年访问北卡罗来纳州时所观察到的那样：“人们消费的烟草数量无法计算。

在所有 12 岁以上的人中，至少有 7/10 的人都在以某种方式吸烟。几乎每个成年男子和男孩子都吸烟或咀嚼烟草，其中很多人两种方式兼而有之，而乡村妇女或多或少都在吸烟，大多数阶层中都有妇女与烟有‘染’。”[6]但即使有这样的消费水平，内战后烟草的利润也已停滞不前。烟草业一直在寻找新的方法来增加收入，最终有个人通过大量生产卷烟而发财致富。

詹姆斯·布坎南·杜克（James Buchanan Duke），也被称为巴克·杜克（Buck Duke），1856 年出生于北卡罗来纳州达勒姆（Durham）小镇。24 岁时，他经营着一家生产手工卷烟的工厂。当时，卷烟是一种小众产品，因为大多数美国人更喜欢抽烟斗、咀嚼烟草或抽雪茄。

杜克的工厂规模不大，每个工人每天只能生产大约 200 支卷烟。对这个产量毫不满意的巴克·杜克认为，詹姆斯·邦萨克（James Bonsack）的一项新发明，或许可以提高卷烟的产量。[7]

其他人也试图提高卷烟生产的效率。1875 年，弗吉尼亚州里士满（Richmond）的艾伦与金特尔烟草公司（Allen & Ginter）悬赏 7.5 万美元，奖励能发明卷烟机器的人。

18 岁的大学生詹姆斯·邦萨克决定辍学，刻苦钻研，一心想赢得这个奖项。经过几年努力，到 1880 年，终于完成了发明并获专利，赢得了奖金。邦萨克的机器是对手工卷烟方法的重大升级，每天能生产高达 12 万支香烟。

尽管其批量生产香烟的成功令人印象深刻，但这台机器经常发生机械故障。另外，机器生产的香烟开口的一端容易变得干燥，而传统的手工卷烟两端都有纸封。因而所有大烟草公司都拒绝投资这种新机器，但巴克·杜克与邦萨克达成协议，一起改进这台设备。杜克和他的工程师一起努力解决机械问题，他们在香烟末端加入了添加剂——甘油、糖、蜜糖和一些化学物质，以防止其变干。

他们的努力得到了回报，巴克·杜克的机器开始顺利地每天卷出十几万支香烟。由于这些香烟没有销路，杜克就想办法开发市场：在选美比赛和其他活动上赠送香烟；在美国第一批"精美杂志"上刊登广告；把棒球卡放进卷烟的包装盒里，以利用这项日益普及的运动，广而告之。

仅在1889年，杜克就在广告上花费了相当于2 500万美元的资金。他的新式香烟也迎合了美国人快节奏的生活方式：不需要随地乱吐烟叶，也不需要随身携带臭烘烘的烟斗。这种卷烟越来越适合日益增多的城市人群。因为便于携带、美观时尚，而且容易点燃，这种卷烟更方便在工间喝咖啡休息时间和在餐馆中就餐期间使用。

巴克·杜克积极凌厉的广告攻势有了回报。收获了金钱和市场份额，杜克收购了四个竞争对手公司，并在1890年将它们并入美国烟草公司（The American Tobacco Company）。杜克还看到了海外市场的巨大潜力，于是，利用他的"通用"产品（即冠以"杜克香烟"品牌名，容易识别），成立了英美烟草公司（British American Tobacco Company），以进军欧洲市场。

杜克变得异常富有。1924年，他把一部分钱捐给了当时规模不大、位于他出生地的三一学院（Trinity College）。作为对他捐赠的1亿美元的回报，该学院的领导们以杜克的名字为学校重新命名。颇具讽刺意味的是，他为20世纪因吸烟而死亡的1亿人每人贡献了1美元。[8]

虽然巴克·杜克无疑是一位商业大师、广告大师和人类心理学家，但还有其他因素使他大获成功。烟草是一种人类已知的最容易让人上瘾的药物。杜克让人们吸上了烟，就等于给吸烟者安装了上瘾传输系统，能在几秒钟内就让他们的大脑俯首称臣。剩下的那些营销手段都不过是锦上添花罢了。

烟草的成瘾性是从哪里来的?

20世纪初,巴克·杜克想方设法让人们开始吸烟。差不多一百年后,弗兰克·利昂(Frank Leone)却在想方设法让人们戒烟。由于吸烟对人们的生活有如此有害的影响——影响肺部、心脏和大脑的健康,增加许多致命癌症的风险,引起负面情绪、加剧抑郁、损害睡眠质量,并置儿童的生命于危险之中,利昂实际上做的比帮助人们戒烟要多得多。通过对神经生物学的深刻领悟,利昂把自由意志、选择的能力,乃至整个人生都还给了吸烟者。

在与想要戒烟的吸烟者进行交谈时,利昂往往带着百倍的虔诚,全身心地投入。他在纽约市长大,后来进入匹兹堡大学(University of Pittsburgh)的医学院学习。1990年,利昂搬到费城,在托马斯杰斐逊大学(Thomas Jefferson University)医院做住院医师。他发现费城吸烟致病问题严重,吸烟率为28%,比全国平均水平高出10个百分点。

但是,真正促使弗兰克·利昂将他的一生奉献给戒烟事业的不是这些统计数据。肺病医生很清楚,他们看到的大多数疾病都与香烟有关。作为一名年轻的肺病医生,利昂经常试图劝患者戒烟,但像大多数医生一样运气不佳,往往无法取得良好的效果。尽管如此,利昂认为他的患者无法戒烟,全都是患者自己的问题,他们意志薄弱,缺乏信心。然而,利昂最终意识到,就像治疗其他肺部疾病一样,他必须了解患者的病情和上瘾程度,并想出改进措施。

利昂还清楚地认识到,要想解开烟瘾之谜,需要更深入地学习与烟瘾有关的神经科学和心理学。他需要这些知识，因为这项工作是世界上最困难的工作之一。当时，戒烟率极低，如果有哪种戒烟产品的戒烟率能够达到 20%，那都是巨大的成功了。

利昂在戒烟课上经常问的一个问题是，"为什么思想开明、聪明、有上进心的成年人，有无数个戒烟的理由，也尝试了无数次，但到头来仍然无法戒掉呢？"似乎与吸烟的人感同身受，他继续说道："谁没有朋友看着你说，'为什么你就不能不抽呢？'对你来说，这听起来就像是那个朋友让你再长出一只眼睛一样难。"

这就是香烟的力量，尼古丁的控制力。然而，吸烟的成瘾性却很难解释。烟草不同于其他药物。我们知道，人们吸食可卡因、注射海洛因、喝一小杯威士忌或吸食冰毒时，快感会随之而来。尼古丁没有那么高的快感，没有"飘飘欲仙"的感觉，感官上的体验也没有显著的变化。从任何方面来说，尼古丁都不能给人们带来狂喜或暂时脱离现实，进入虚幻状态。既然香烟不能让人们逃离这个世界，也不能淹没人们的悲伤，这就引出了一个问题：烟草的成瘾性是从哪里来的？

答案就在脑干深处，那个大脑中靠近颅底的最古老的部分。可以将其中的中脑腹侧被盖区（The Ventral Tegmental Area，简称 VTA）视为传递到我们头部的所有危险和生存信号的中继站。[9]大脑会对进入腹侧被盖区的信号进行处理，并根据威胁级别进行筛选。如果一条狗龇着牙吠叫着，向我们冲过来，这个信号就会被发送到腹侧被盖区，并被当成是重要的事情。然后，腹侧被盖区向中脑的另一个部分——伏隔核（Nucleus Accumbens）发出信号。伏隔核会放大信号并发出做某事的指令，在这种情况下，可能是让我们快速地从狗身边跑开。

如果我们已经从狗身边逃到了安全的地方，那么大脑就需要一个信号来关闭腹侧被盖区，使其平静下来，这样它就不再向伏隔核发出危险信号。这种功能是由附着在腹侧被盖区上的神经递质乙酰胆碱完成的。毫不奇怪，很多腹侧被盖区受体就是乙酰胆碱受体，这些受体有几种不同的类型，一些被称为尼古丁乙酰胆碱受体，因为尼古丁也可以在那里与乙酰胆碱结合，产生虚假的安全信号。

因此，尼古丁带来的不是兴奋，而是一种幸福感，让人觉得世界上一切都是美好、安全的。幸福感过于强大，很容易让人失去对香烟不健康的理性认识。尼古丁是一只"看不见的手"，引导吸烟者感到平静和幸福。香烟在神经生物深层次上操控着我们的思想，不仅剥夺了我们的健康，还剥夺了我们的选择能力。这一切都是从肺开始的，肺就是引狼入室的通道门户。

点燃香烟时，燃着的纸和烟草会迸发出鲜橙色的光和热。烟头阴燃时的温度达 900 华氏度（约合 482 摄氏度），如果用力一吸，氧气会加快烟头的燃烧使之变成橙色，此时的温度更是高达 1 200 华氏度（约合 649 摄氏度）。[10] 吸烟者吸入的空气是含有氮、氧、二氧化碳，以及有毒纳米颗粒混合物，还有致命的一氧化碳和氰化氢气体。

烟雾中的微粒本身含有尼古丁（曾被用作杀虫剂），但也含有大约 7 000 种其他成分。烟草烟雾中的气体还含有苯（常用于橡胶黏剂中）、镉（电池酸的一种成分）和砷（常用于老鼠药中）。已知的毒素和致癌物包括丙酮、甲苯、滴滴涕、丁烷和萘。[11] 所谓的不含添加剂的天然香烟，并不被认为是更安全的，因为干烟叶本身就是有毒物质。

这些有毒气体和有毒纳米颗粒的混合物进入肺的最深处，并迅速扩散到庞大的肺泡网络中。在肺泡网络，混合物很容易进入血液，流到心脏，在吸入后十秒钟内就会附着在中脑腹侧被盖区的乙酰胆碱受体上。没有比通过肺部的香烟烟雾更有效的药物传递系统了。点燃，吸进烟雾，等待几秒钟，然后感觉平静下来。

尼古丁与腹侧被盖区有较强的结合力，一旦适应了尼古丁，大脑喜欢保持其水平不变。尼古丁的半衰期约为两小时，因此在一天的时间里，吸烟者要想保持其半期的稳定水平，必须不断地吸烟。早晨，大脑会更加绝望，因为有八个小时没有补充尼古丁了。烟瘾很大的人通常醒来，在做其他事情之前，会抓起刻意放在床边的香烟，快速吸上一口。

除了能产生一种短期的幸福感，吸烟还会导致大脑中其他更持久的变化，包括关闭某些基因。其中一些基因在吸烟者戒烟多年后也不会恢复。因此，吸烟者试图戒烟时，要与受体敏感度的短期变化和维持尼古丁水平的持续需求作斗争，同时还要与长期的基因重组和基因变化作斗争。我们倾向认为，戒烟是一次性的事情，一旦戒烟，就被治愈了。但有了这些长期的改变，戒烟更像是在与一种慢性病作斗争，一种在余生中都需要持续关注的疾病。

从神经生物学的角度来看，尼古丁能让人上瘾，如果有人能戒烟，那真是个奇迹。但弗兰克·利昂相信这种治疗可以有效且无痛地进行，他帮助人们用一种与大多数医生建议完全相反的方式来进行治疗。利昂故意不把注意力放在吸烟上，而是放在依赖上，这是人们觉得需要使用尼古丁来创造持续的安乐感的原因。

他还知道，所有来找他的吸烟者都有内在冲突的问题：他们大脑的理性思考想戒烟，而大脑的本能却不让他们戒烟。正如利昂所描述的，他们有着极端深层次的心理和生理之间的矛盾。

里昂知道，必须小心对待这些矛盾。如果他想要戒烟的理性方面用力过猛，中脑（腹侧被盖区）的回旋镖效应就会起作用。利昂对抗这种矛盾的主要武器是采用积极的尼古丁替代品，因为对他来说，没有什么事情能让大脑顽固到底。吸烟者的大脑化学物质每次都会获胜。

控制这些物质的系统（其中心部分是腹侧被盖区），已经进化了数百万年，聚集了许多多巴胺神经元，通向能调节高级运动的伏隔核，也进而和愉悦回路紧密相关。戒烟课上，戒烟者之间常见的调侃表明了这一挑战的难度："戒烟很容易啊。我已经戒了上百次了。"

在美国的全部烟民中，大约 70% 的人说他们想完全戒烟。在这些人中，大约有一半的人在过去的 1 年中尝试过戒烟，但成功率非常低。那些不使用尼古丁替代品的人，只有大约 7% 的人能在 6 个月内保持不吸烟，而那些使用各种尼古丁替代品的人平均戒烟成功率为 15% 到 20%。[12]

伐尼克兰（Varenicline）是一种较新的戒烟药，在大脑中模仿尼古丁的作用，帮助减少吸烟的快感。该药全球年销售额为七亿五千五百万美元，是一种畅销药物，但其戒烟率也不是很高，大约在 15% 到 20% 之间。

弗兰克·利昂对这些数据了如指掌。他建议患者多种药物并用，如果有必要且可以忍受的话，可以一次性全部使用。利昂认为，对于替代产品中的尼古丁毒性的担忧有些言过其实，因为许多人几十年来每天抽两包烟都没问题，因此为了戒烟，额外的短期尼古丁是值得的。

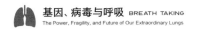
关键是要欺骗大脑，让它认为自己还在补充尼古丁，然后慢慢戒断对替代药物的需求。

干细胞疗法能否令肺部再生？

肺部具有非凡的自我修复能力，但在持续吸烟数年后，慢性阻塞性肺病变得严重了，肺的大部分组织被破坏，就无法再生。干细胞疗法有望填补已经形成的空洞，使肺部恢复健康状态。干细胞只是器官再生的更大计划的一部分，这个计划有一天可能会改变医学领域，改变人类治疗肺损伤的方式，以及修复不仅仅是肺部的损伤，而且是身体各处的损伤。

波士顿大学医学院再生医学中心（Center for Regenerative Medicine at Boston University School of Medicine）的主任达雷尔·科顿（Darrell Kotton），是研究肺再生的最前沿的科学家之一。自 1997 年完成学业以来，科顿一直致力于肺受损后如何修复的问题研究。

开始时，科顿注意到，几乎所有可用来治疗肺部疾病（包括慢性阻塞性肺病）的疗法，最多可以说都遵循了历史悠久的拉丁语格言：首先，不要造成伤害（Primum Non Noere）。通过从事再生医学方面的工作，科顿希望将治疗范式转变为：首先，提供帮助（Primum Yuccurrere）。这是人们期望的简单却深刻的变化。

卵子和精子结合后，会以单细胞的形式存在一会儿。然后，这个细胞迅速开始分裂、再分裂，直到大约第五天，形成了所谓的囊胚。这是一个很小的环状结构（不到 1 毫米），由大约 200 个细胞组成。

囊胚由一圈外层细胞（称为滋养层细胞）和一团位于内部的细胞（恰如其分地称为内细胞团）组成。

这个内细胞团非常重要，是由功能上多能的干细胞组成的。这些细胞中的任何一个，都有可能发展成身体器官中的任何其他细胞，无论是肺、大脑、心脏还是皮肤的细胞。因为分化尚未开始，目前仍不确定这些细胞都将各自分化成哪种类型的细胞。

在发育过程中，这个由未分化细胞组成的内细胞团只持续短暂的几个小时。干细胞很快开始分化成注定要成为不同器官的细胞系，在这种状态下，几乎不可能对它们进行研究。但是，在 1981 年取得了突破性进展。

旧金山加利福尼亚大学的盖尔·马丁（Gail Martin）医生以及伦敦大学学院（University College London）的马丁·埃文斯（Martin Evans）和马修·考夫曼（Matthew Kaufman）医生能够分离出这些细胞，并使细胞保持未分化状态，可用于研究。[13, 14] 这一突破性进展提供了一种前景，能够再生人体自然形成的器官，也就是说选择一个多能细胞，让它分化成指定器官的细胞。

再生医学成功的关键在于该领域科学家所称的定向诱导分化（Directed Differentiation）。研究人员必须破译内细胞团产生的不同而复杂的化学信号。这些信号能够引导每个细胞到达其最终目的地。2006 年，日本京都大学（Kyoto University）的山中伸弥（Shinya Yamanaka）医生成功地对一位成年人的皮肤细胞进行了重新编程，将它们转变为了与囊胚中多能细胞类似的干细胞。此举让这项艰巨的任务变得容易起来。[15]

　　为山中伸弥医生赢得诺贝尔医学奖的同时，也消除了研究中使用胚胎的伦理顾虑，因为囊胚正是研究用干细胞的唯一来源。同样重要的是，这种新方法可以让科学家们利用患者自己的细胞，使以后的细胞再移植回身体变得更加容易，而不用担心排斥问题。自 2006 年以来，各种其他细胞也被带回到多能状态。

　　我们再回到波士顿大学，看看科顿医生的研究进展。他已经开始引导这些多能细胞最终分化成肺细胞了。2017 年，科顿发表了一篇论文，其中详细说明了如何获取人体自身血细胞，将其改回到多能状态，然后将其带入最常见的肺细胞之一——II 型肺泡上皮细胞（分泌表面活性剂的细胞，也是其余肺泡细胞的干细胞）。[16]

　　科顿医生还描述了从患有遗传性疾病的患者血液中成功重组细胞的过程。这种疾病会导致 II 型肺泡上皮细胞产生有缺陷的表面活性剂。他首先从患者自身的血细胞中提取了多能细胞。然后，利用一种被称为 CRISPR① 的尖端基因编辑技术，从基因上纠正表面活性剂的缺陷。最后，他将这些经过改造的血细胞转化为成熟的 II 型细胞，去除了其中的基因缺陷——这位患者一生都存在的遗传缺陷，取得了惊人的成就。

　　再生医学之旅的下一大步将是设计出一种程序，将这些细胞送回患者体内，这个过程被称为移植（Engraftment）。肺细胞移植可能非常困难，因为肺在进化过程中，已经建立了巨大的免疫防御工事。如果成功，将完成细胞再生的一次全过程：先从血细胞中提取细胞，使

---

① CRISPR，全称为 Clustered Regularly Interspersed Short Palindromic Repeats，中文名为"成簇的规律性间隔的短回文重复序列"。

该细胞转化为多能状态，修改缺陷，将它移到一个肺细胞中，然后再放回患者体内。可以改善甚至治愈肺病和其他疾病的范围很广。

达雷尔·科顿警告说，有效的肺再生还需要很多年。其他器官，比如眼睛，可能会比肺更快看到结果，因为眼睛的移植更容易完成。科顿医生还坚定地认为，他的研究应该对所有人开放。他已经让世界上任何一位研究人员都可以利用他从不同肺部疾病中提取并改造出来的多功能细胞系。

发表研究成果时，科顿几乎总是刊登在开放性的研究期刊上，所有人都可以免费获得。科顿主张，研究人员之间的互惠互利和思想交流是能够从不要造成伤害转变为提供帮助的最佳途径。

我们从一个世纪的烟草泛滥中吸取了很多教训，今天也有很多积极向好的迹象，尤其是在美国，吸烟率在 2018 年降到了 13.7%。[17]与 20 世纪 60 年代超过 40% 的吸烟率相比，这是巨大的进步。

然而，弗兰克·利昂对此持谨慎的乐观态度。20 世纪 50 年代，吸毒和酗酒被认为主要是道德品质问题，而后，又被认为是生物依赖性驱动的行为。20 世纪七八十年代，成瘾被认为是涉及神经递质和受体的问题，对于鸦片制剂或尼古丁替代品成瘾，解决方法是用美沙酮等药物来阻断这些受体。

如今，利昂医生确实运用了受体生物学，用尼古丁替代品帮助人们戒烟。但随着他对人们为什么会对烟草产生依赖的关注，利昂越来越在内心深处坚信烟草成瘾，以及所有的成瘾，都是无序学习（Disordered Learning）所造成的。他还认为，在我们的社会中存在太多的无序学习，我们无法对多种成瘾行为做出重大影响。

利昂医生认为，成瘾行为屡禁不绝，防控永无止境。有大量证据支持他的这一观点。最明显的迹象之一就是电子烟的流行，尤其是在青少年中。

美国疾控中心 2019 年发布的一项调查显示，31.2% 的高中生（470 万）和 12.5% 的中学生（120 万）目前吸烟，其中绝大多数都是吸电子烟。[18]

这些青少年中有很多人曾尝试戒烟，但也有很多人表示，偶尔吸点烟没有害处。18 岁至 24 岁年轻人的吸烟率也在上升，从 2014 年的 5.1% 上升到 2018 年的 7.6%。[19] 这些数据表明，在降低青少年吸烟率方面所取得的战果已经消失殆尽。

果然不出所料，电子烟这一完全不受监管的新行业引发了一场肺病危机。从 2019 年 3 月开始，美国疾控中心收到了一些需要住院治疗的肺损伤病例报告，损伤疑似由电子烟或电子烟产品使用所致。

2019 年 7 月，病例数量激增，每个州都报告了病例，总共有数百例。这种新疾病被称为 EVALI（E-cigarette or Vaping Associated Lung Injury，电子烟或电子烟产品使用引起的肺部损伤），报告的病例中 77% 是 35 岁以下的人。截至 2019 年 12 月，已有 48 例死亡记录，可能还低估了这一数字。[20] 维生素 E 添加剂可能是罪魁祸首，但确保安全的唯一方法是完全避免使用这些产品。

除了尼古丁，我们都知道美国爆发的药物过量死亡。这场危机是由于可获得阿片类药物，尤其是芬太尼的效力增加而加剧的，但这些新药只是问题的一部分。总体而言，美国滥用毒品的成年人比例从 2002 年的 8.3% 上升到 2017 年的 11.2%。[21, 22]

如今，各种类型的毒品，无论是合法的还是非法的，都很容易获得，弗兰克·利昂对我们社会终结毒瘾，并不抱太大希望。将娱乐性大麻大规模合法化当然无济于事，因为这种毒品也可以像其他任何毒品一样，教会我们的大脑渴望获得不适当的安乐奖励。

解决方法可能是显而易见的，但最为重要的是关注造成上瘾的个人和社会原因。只要这些问题还未解决，阿片危机、烟草危机和电子烟危机，都将会以这种或那种形式，始终与我们相伴，这些成瘾将继续成为对肺部健康的最大威胁之一。

第 8 章
气候变化与肺部健康

几十万年前，人类社会开始使用火，这对于人类的形成和发展，具有划时代的重大意义。人类不仅用火取暖、照明、烹饪食物，还用火驱逐野兽。用火的直接结果是饮食的改善，细菌也大大减少，营养得到了极大的加强，我们的大脑得以更好地发育，随之而来的是在地球上拓展生存空间的能力。这种随时随地就能获取的能量对人类的益处是不可估量的。[1]

但因此对人类健康造成不利的方面是，肺部承受了巨大的压力。肺部所面临的问题有目共睹：烟囱里飘出滚滚烟雾，有毒空气笼罩城市，人们出门办事都不得不戴着口罩。伦敦一名骑自行车的人在网上发布了一些口罩照片，那是他在市中心骑车时戴了几天的口罩，照片上的口罩滤芯都被脏空气染黑了。

死于肺部疾病的人群主要集中在 5 岁以下和 60 岁以上

事实证明，我们都能感觉到的事情正在发生。世界卫生组织和受人尊敬的污染与健康委员会（Commission on Pollution and Health）对这一问题作了详尽的描述。平均每年，空气污染导致 650 万人过早死亡，其中 90% 以上发生在发展中国家。[2、3] 在世界范围内，1/6 的死亡是由各种形式的污染导致的，在受影响最严重的国家，这一数字上升到了 1/4。如前所述，在决定健康和预期寿命方面，邮政编码往往比遗传编码更重要。

贫穷国家令人担忧的统计数据，往往会使富裕国家的人产生一种虚假的安全感。事实上，没有哪个国家不受影响，世界上 91% 的人口暴露在质量不达标的空气中，包括富裕国家的许多城市居民。在所有社区中，最弱势和最脆弱的人群遭受的危害最大：死于肺部疾病的人群主要集中在 5 岁以下的和 60 岁以上的。

根据污染与健康委员会 2018 年发表在《柳叶刀》杂志上的报告，这些死亡率有可能被严重低估了。我们根本没有弄清楚空气污染对健康的所有负面影响。

事实上，世界范围内的有害空气问题正在恶化，而不是有所改善。该委员会在《柳叶刀》杂志上的一篇文章以令人触目惊心的方式总结了这一严峻现实："污染是人类世纪元[①] 面临的重大生存挑战之一，（它）危及地球支持系统的稳定，威胁人类社会的持续生存。"[4]

我第一次接触到空气污染的影响是在 2009 年，当时我在南非开普敦的红十字儿童医院（Red Cross Children's Hospital）的儿科呼吸科工作。每天早上，我和同事们都会到儿科重症监护室查房。

---

①人类世纪元，指地球最近代历史，可能是由 18 世纪末人类活动对气候及生态系统造成全球性影响开始。

一天早上，我们停下来查看一个 18 个月大的女孩。她住在当地的一个小镇上，因为肺炎住院一晚。小女孩名叫莉塞迪（Lisedi），躺在一张开间里的小床上，鼻子上绑着氧气面罩，一双大眼睛惊恐地看着我们。莉塞迪的母亲坐在旁边，面露焦虑却很安静，主治医生解释说，莉塞迪正在接受强力抗生素治疗，对抗感染。

"那个小女孩真让我担心，"主治医生马克斯·克莱因（Max Klein）在去医院的另一个地方看其他患者之前说道。"她已经服用了几剂抗生素，但呼吸还是不够正常。"

我点了点头，当时认为莉塞迪的问题只是最近才发生的肺部细菌感染。事实上，造成她感染的原因可能在多年前就已经存在了。正如我们现在知道的，儿童接触有毒空气是呼吸道感染的一个重要因素，特别是像莉塞迪这样生活在低收入地区的儿童。

由于许多原因，儿童更容易受到室内和室外污染的影响，包括他们处于发育期的呼吸道更容易被颗粒物渗透，而且儿童不能像成年人那样代谢这些颗粒物来解毒。

最终结果是，下呼吸道感染是 5 岁以下儿童死亡的第一大原因，每年约有 57 万名儿童死亡。虽然莉塞迪生病的直接原因是细菌感染，但是被污染了的空气正是细菌进入她肺部的原因。

在儿科重症监护室见到莉塞迪的第二天早上，麦克斯·克莱因和我参加了红十字儿童医院放射科每周一次的交流会。房间的光线被调暗之后，放射科医生开始有条不紊地把早上拍摄的 X 光片拿来审议。除一个非常年幼的小孩的胸部 X 光片非同寻常外，所有其他的都很正常。

没人提及胸片主人的名字，但根据患者的年龄和病史，我们知道那是莉塞迪的。胸片上展现的不是正常的肺组织，而是有着巨大的泡状结构组织。

麦克斯很快就让放射科医生把 X 光片和前一天的片子做了比较，结果显示后者没有气泡。关于到底发生了什么，大家一直争论个不休，直到麦克斯开口说道："很明显的是，她的胸膜腔受到了感染。这是唯一能在这么短的时间内带来这么大变化的原因，感染不可能发生在肺里。"

胸膜腔是胸壁和肺之间的区域，通常有少量的润滑液体。在这位患者的胸膜腔内，现在充满了细菌，引起严重炎症，并产生气体，形成气泡，压迫了肺部。只能采取一种正如麦克斯接下来所说的干预措施："需要两根胸管进行引流。现在就需要。"治疗微生物疾病的一个原则是，感染需要有排脓的通道。胸腔是封闭的，需要插入一根管子来做胸腔引流。

一位主任医师急忙赶到重症监护室。我和一位初级医师也跟了过去。我们在楼上看到了呼吸急促的小莉塞迪。监控器上时不时地响起警报，因为她现在无法给身体输入足够的氧气。两名医生插入了胸管，每插入一根管子都会有大量的气体涌出来。这些气体是由细菌产生的。

然而，放置第二根管子后，情况恶化了。尽管是必要的，但这些管子打乱了莉塞迪体内本来就存在的微妙平衡。不久之后，她就死于不可逆转的心脏骤停。如果考虑到她来自何处的话，可能并不能说细菌性肺炎就是死因。

从燃烧木材到 PM2.5 危机

空气污染及其伴随的肺部疾病的历史，也许可以追溯到大约 4 万年前形成的有组织的人类社会之中。这些早期空气污染的影响仅限于燃烧木材取火，虽然这种做法对环境在气候变化方面没有什么影响，但与燃烧木材相关的短期以及长期问题在当时就已经存在了，今天也一直存在。

燃烧木材不仅有可能释放有害气体，如一氧化碳（CO）、氰化氢和氨，还可能释放颗粒物（PM）。在所有类型的空气污染中，颗粒物被认为对呼吸系统尤其有害。颗粒物按照粒径大小可分为 3 种，以微米（百万分之一米，缩写为 pm）为测量单位：小于 10pm（PM10）的粗颗粒物，小于 2.5pm（PM2.5）的细颗粒物，以及小于 0.1pm 的超细颗粒物。相比之下，沙滩上的细沙粒径约为 90pm，而人类头发的直径约为 70pm。[5]

所有的颗粒物都有潜在的危害，但细颗粒物和超细颗粒物被认为会导致最严重的健康问题。PM10 颗粒物大多来源于自然界，如土壤和海盐，颗粒虽小，但一般仍大到足以被鼻子和肺上部的防御系统拦截，在到达深层肺泡之前就会通过咳嗽或打喷嚏排出去。另一方面，PM2.5 和更小的颗粒会穿过防御系统进入体内，滞留在肺部深处，引起有害的炎症反应。

木材燃烧释放 PM2.5，最显著的形式是未完全燃烧的碳。有证据表明，古埃及、英国和秘鲁的木乃伊的肺组织已经有变黑的区域，可能是由于燃烧木头造成的。在古罗马，空气污染非常严重，以至于作家们创造了"Gravioris Caeli"（重空气）和"Infamis Aer"（臭名昭著的空气）这样的词语来描述笼罩在这座城市上空的污染云。公元61 年，离开罗马后，塞涅卡的健康状况有所好转，他写道："我刚一离开那座令人压抑的城市，离开那座冒着炊烟，飘着烟雾云（以及）有毒烟雾的城市，就注意到我的身体状况发生了变化。"[6]

几个世纪以来，空气污染有增无减。充满戏剧色彩的例子是英国。12 世纪，当这个国家树木耗尽，无柴可用时，人们开始烧起了煤。英国人烧的是海煤，是海底的煤炭被潮汐侵蚀，冲刷到英国海滩上的。英国北部海滩上的海煤最为丰富。在过去，煤被送到伦敦并大量焚烧。伴随这种新能源的使用，烧煤产生的烟和雾混合在一起，覆盖了整个城市。

海煤是一种特别有害的煤，燃烧时释放出大量的硫黄烟雾。尽管数百年来，许多英国国王都试图限制煤炭的燃烧，但收效甚微。1306 年，爱德华一世（Edward I）下令禁止燃烧海煤，并尝试了各种惩罚措施来强制执行这一禁令。对于那些违反禁令的人，他处以巨额罚款，捣毁火炉，甚至还以死刑相威胁。有少数人受到酷刑，其中一人被处决，但英国的老百姓依旧我行我素，继续大量烧煤。

1661 年，查理二世（Charles II）尝试了一种更巧妙的方法。于是，他请作家约翰·伊夫林（John Evelyn）写了一本关于燃烧煤炭和其他物质之影响的书。

伊夫林在其著作《烟尘防控建议书》（*Fumifugium*）中引用了古代智者关于呼吸力量的论述，他写道："哲学家们称，空气带来灵魂，也带来大地之生气，而我们脆弱的血管里就包含着空气，因为我们都

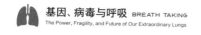

发现了从空气中获得的益处。""伦敦的居民，"他接着写道，"只会吸入一种污浊的浓雾，还有带着一股恶臭的、肮脏的蒸汽。

这种蒸汽给他们带来了上千种不便，腐蚀了他们的肺，扰乱了他们整个身体的习惯，令他们感到厌恶至极。"继第一部分记录了"伦敦是地狱"之后，伊夫林在第二部分和第三部分提出了解决方案，比如把污染源移出城市，在城市范围内建造花园，种植低矮的花草和其他植被。[7]

当然，没有人去理会伊夫林所写的东西。随着 18 世纪后半叶工业革命的到来，煤炭被大量燃烧来为成千上万的工厂和机车提供动力。这些工厂通常位于城区，熔炉喷涌出的排放物将工业城市的空气和水都污染了。

1814 年，欧洲观察员 J. G. 梅（J. G. May）前往英国工厂进行调查，他生动地描述了曼彻斯特（Manchester）的情况："曼彻斯特的数百家工厂，都有五六层楼高。每个工厂的旁边都有一个大烟囱，冒出黑烟，表明工厂里有强大的蒸汽机。从烟囱冒出来的烟形成了一大片蒸汽云，在城镇周围几英里外都能看到。房子都被烟熏黑了。"[8]

尽管偶尔发生抗议活动，空气质量明显下降，但在整个欧洲乃至整个美国，数百年来煤炭燃烧仍在肆无忌惮地进行。在英国，直到 1952 年 12 月发生了伦敦"大烟雾"（The Great Smog）事件，才出现了环境保护的转折点。

连续五天时间，浓重的毒雾笼罩在空气中，这座城市经历了前所未有的污染。"部分的原因是寒冷的天气，人们烧了更多的煤。燃煤发电站、汽车尾气、柴油公交车和蒸汽机车也成了造成此次'杀人雾'的帮凶。"

但真正导致医学悲剧的是一个与天气有关的现象，叫作逆温。通常，最热的空气最接近地面，因为吸收太阳辐射，靠近地面的空气获得加热。暖空气自然上升，导致上面的冷空气冲下来，产生风，稀释了污染。然而，当某些气象条件满足时，一层上升的暖空气层覆盖了下面的冷空气，而冷空气不会自动上升，不能形成风，导致所有的污染和烟雾都被困在地面附近不能扩散。1952 年伦敦大烟雾的发生就属于这种情况，没有风。

所以，那几天里，城市被困在污染的空气中，造成了混乱。能见度极低，以至于无法驾驶车辆，不仅私家车要停开，公共汽车和出租车也要停开。有些人死了，不是因为肺病，而是因为看不见路，掉进泰晤士河（The Thames River）淹死了。

烟雾（烟与雾混合的空气污染物）渗入建筑物。由于能见度和空气质量太差，在普契尼（Puccini）的《茶花女》（La Traviata）的第一幕演出后，沙德勒之井剧院（Sadler's Wells Theatre）不得不关闭。

有新闻报道说有奶牛在球场上窒息而死，因此温布利足球场（Wembley）推迟了一场足球比赛。最糟糕的是，四千人直接因此丧生，在接下来的一月和二月里又有八千人的死亡可能与此有关。殡仪馆里的棺材都卖光了，花店里的花也卖光了。又有成千上万的人因为这场毁灭性的灾难而生了病，英国人陷入了震惊之中。他们的空气被戏剧性地夺走了。[9]

在伦敦事件发生的前几年，美国也曾发生过类似的空气污染灾难。宾夕法尼亚州的多诺拉（Donora）位于莫农加希拉河（the Monongahela River）沿岸的一个山谷中，距匹兹堡（Pittsburgh）以南约 30 英里。

20 世纪 40 年代，这里是两家大型工厂的所在地——多诺拉锌厂（Donora Zinc Works）和美国钢及线材公司（American Steel & Wire），二者均为美国钢铁公司（United States Steel）所有。从 1948 年 10 月 27 日到 10 月 31 日，一场类似于后来发生在伦敦的逆温笼罩了整个城市，造成了浓重的烟雾和污染。

多诺拉的市民开始大批生病，因为肺中积聚了致命的污染物，包括硫酸、二氧化氮和氟，并且随后引发炎症，导致窒息。医生们的电话响个不停，直到在市政厅设立了紧急呼叫中心。

当时，艾琳·洛夫特斯（Eileen Loftus）是钢铁厂的值班护士，接待了来诊治的第一批工人。她描绘了这样一幅悲惨的画面："他在大口地喘气。我让他躺下，给他吸氧。然后又来了一个人，一个又一个。"[10] 由于能见度差，几乎无法开车，医生护士很难及时赶到需要救援的患者身边。万圣节游行真正增添了鬼魅的色彩，足球队也放弃了即将举行的比赛。

总共有 20 人当场死亡，在接下来的 1 个月里又有 50 人死亡。1.4 万名居民中有近一半患病。其中 1 名遇难者是棒球名人堂成员斯坦·穆希尔（Stan Musial）的父亲，时年 58 岁的卢卡斯·穆希尔（Lukasz Musial）。在接下来的 10 年里，多诺拉的死亡率居高不下。

这两场灾难都成了清洁空气运动的转折点。在多诺拉，有人提起了诉讼，提高了人们对此事的认识。这场悲剧引起了哈里·S. 杜鲁门（Harry S. Truman）总统的注意。他在 1950 年召开了美国空气污染技术会议（United States Technical Conference on Air Pollution），呼吁清洁空气环境时提到了多诺拉。

这一事件为 1955 年的《空气污染控制法》（*Air Pollution Control Act*）以及后来 1970 年的《清洁空气法》（*Clean Air Act*）的出台铺平了道路。两个法案在州和联邦两级制定了严格的规定，限制工业和汽车（小汽车和卡车）污染物的排放。英国也采取了类似的措施，1956 年通过了《清洁空气法》，并不再将煤炭作为主要的能源。

这些法律强制规定的改变无疑挽救了成千上万人的生命，但今天，无论是在美国还是在世界的其他地方，人们仍在与史无前例的空气污染作斗争。

自从不再以燃烧煤和木材为主以来，我们已经变得依赖其他燃料能源了，如石油和汽油，这些能源在燃烧过程中也会释放出有毒污染物。美国环境保护署（The United States Environmental Protection Agency）确定了其中对人类健康有严重影响的六种污染物：颗粒物、臭氧（O_3）、硫氧化物（SO_2）、氮氧化物（NO_x）、一氧化碳和铅。

这六种污染物主要是由发电厂和汽车发动机排出的。其他重要的污染来源，如农业，则不常被提及。2015 年发表在《自然》杂志上的一项研究指出，美国平均每年有 16 929 人死于发电厂排出的污染空气，而 16 221 人死于农业排放出的污染物。[11] 现代农业产生了大量的有毒物质，主要来自化肥和动物粪便中的氨。

这种氨与汽车尾气中的氮以及发电厂的硫酸盐结合，因此形成致命的 PM2.5。这就是为什么加利福尼亚州的弗雷斯诺-马德拉市

（Fresno-Madera）经常成为美国污染最严重的五个城市之一。加州各农场的规模和漫长的生长季节使它们在污染单位名单上名列前茅，但仅在夏季，美国中西部农场的排放量就占到该州总排放量的40%。[12]

在炉子里烧木柴取暖的做法通常被认为是无害的，其气味还让令人想起秋高气爽的日子里森林的味道。但这些炉子会向空气中释放大量的可以传播数英里的颗粒物、苯和甲醛。这些吸入的东西并不比香烟烟雾中的好，炉子排出的烟雾甚至不同于香烟烟雾，很大程度上是因为大多数炉子都不能完全燃烧木柴，效率不高所致。

在美国的一些州，木柴燃烧炉的使用非常普遍，这往往是颗粒物污染的主要原因。据估计，在华盛顿州，每年冬天，住宅用木柴燃烧炉产生的小颗粒污染占总污染物的35%，是最大的单一污染物，比农业粉尘多10%，几乎是小汽车和卡车排放的烟雾的两倍。[13]

英国的情况也差不多，木柴燃烧炉产生的PM2.5造成的颗粒物污染是汽车排放的两倍多（汽车的毒性更多地在于其排放的一氧化氮、一氧化碳、二氧化碳和二氧化硫等气体）。[14]

根据2019年美国肺脏协会（American Lung Association）的《空气状况报告》（State of the Air Report），如今我们燃烧和消耗的所有东西都出于能源目的，有1.41亿美国人暴露在不健康的空气污染中，约占美国人口的43%。[15]比前两年报告的数字有所增加，这是在发出警告，表明经过几十年的发展之后，我们正朝着错误的方向前进。

美国西部的城市，尤其是加利福尼亚州，尽管在城市中以户外活动和健康的生活方式著称，却在污染最严重的城市名单中名列前茅。

在美国，洛杉矶的臭氧污染排名第一；贝克尔斯菲尔德

（Bakersfield）的短期颗粒物污染排名第一；弗雷斯诺-马德拉-汉福德的全年颗粒物污染排名第一。西部地区的地理位置是造成污染严重的部分原因，因为山脉会阻挡通常会消散的气体污染物。像盐湖城（Salt Lake City）这样被落基山脉（Salt Lake City）包围的地方，在冬天经常发生逆温，造成颗粒物、臭氧和二氧化氮水平超标。

这一现象引发了"全民行动日"。这一天，要求居民不使用木柴炉和煤炉，不使用燃池、火环和篝火；也要求居民拼车，或乘坐公共交通工具，并在可能的情况下合并行程。

全世界的污染统计数据更加令人担忧。如上所述，世界卫生组织估计，全球 91% 的人口生活的地方空气质量不达标。像美国 1970 年出台的《清洁空气法》这样的法规，东欧部分国家、俄罗斯和所有发展中国家都没有。

在这些国家，没有使用像烟囱顶部的过滤器和洗涤器这样简单的保护性装置，也缺乏管理小汽车和卡车废气的基本法律。因此，人们暴露在由汽车尾气、道路灰尘和烟囱产生的固体和气体毒素的复杂混合物中，这种暴露不仅会导致肺炎、哮喘和癌症等肺部疾病，而且还会导致中风和心脏病。

关于污染对人体各系统的影响，我们已经逐渐了解了一些此前不知道的事情：哥伦比亚大学 2017 年的一项研究表明，空气质量与患骨质疏松症的风险之间存在重要联系；南加州大学（The University of Southern California）2019 年的一项研究指出，暴露于颗粒污染物和患阿尔茨海默氏病之间存在联系。[16, 17]

今天，德里（Delhi）PM2.5 通常达到 300 微克 / 立方米或更高

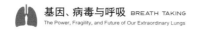
（30 微克 / 立方米是细颗粒物浓度安全范围的最高值）。每年都会发生使人联想起伦敦大烟雾和 1948 年宾夕法尼亚州多诺拉悲剧这样的事件。

2017 年 11 月，德里的 PM2.5 水平超过 900 微克 / 立方米，4000 所学校被迫停课近一周。德里首席部长阿尔温德·凯杰里瓦尔（Arvind Kejriwal）称该市为"毒气室"。一位胸外科医生在《纽约时报》上发表评论说，"即使在不吸烟的健康年轻人中，我也看不到粉红色的肺。"美国联合航空公司（United Airlines）暂停了到该市的航班，施工项目也停止了。[18] 不幸的是，烟雾事件在德里并不罕见，2019 年 11 月，由于有毒空气，学校不得不再次关闭。[19] 对健康造成的长期致命的影响肯定会随之而来。

问题不仅在于室外空气污染，也在于室内空气污染，因为发展中国家的家庭经常燃烧燃料做饭和取暖，所产生的有毒气体和颗粒物，因通风不良而滞留在室内。燃料通常包括木材、粪便、煤或作物秸秆，即生物质燃料。

人类并不是这些有毒空气的唯一受害者，海洋、树木也难逃其魔爪，当然还导致了全球气候变化，这反过来又使解决这些问题变得更是难上加难，因为这两个问题相互影响。

医生们的"呼吸反击战"

作为医生，我们肩负着解决社会危险趋势问题的使命，如烟草的使用增加或空气质量的恶化。开普敦红十字会儿童医院的希瑟·扎尔

（Heather Zar），就是这样一位有责任心的医生，以一己之力对抗现实。通过创新研究，她不仅弥合了公共政策和医生角色之间的巨大差距，而且弥合了贫富之间，以及发达国家和发展中国家之间的差距。[20]

2012 年开始的德拉肯斯坦儿童健康研究是扎尔最新、也是最雄心勃勃的项目，旨在让人们关注空气污染不仅对人类的肺部，还对大脑、免疫系统，甚至对人体内定居的细菌造成影响。[21] 这项研究的主要目的是了解，为什么肺炎是全世界 5 岁以下儿童死亡和患病的主要原因，并找出可以采取的措施。如果扎尔医生成功了，我们就能学会如何预防儿童肺炎的发作（就像杀死小莉塞迪的那次）。

德拉肯斯坦是南非东海岸开普敦的内陆地区，和南非大部分地区一样。德拉肯斯坦的许多居民都很贫穷，生活在半城市化环境中，暴露在大量室内污染物和传染性病原体中。似乎是扎尔医生及其同事们选择了了德拉肯斯坦。

但事实上，这项研究本可以在南非的其他任何地方或任何其他非洲国家进行，只是因为非洲大陆 5 岁以下儿童人口仅占全球的 18%，但这个年龄段的死亡人数却占总死亡人数的 42%。

扎尔医生和同事们甚至决定在这些孩子出生前就对他们展开研究。众所周知，对胎儿肺部的潜在影响始于子宫，因此扎尔医生的研究小组招募了怀孕 20 至 28 周的孕妇，并计划研究这些孩子 5 岁前的生活习惯，以及他们的母亲和整个家庭的生活习惯。

在这些儿童的家中，存在着危害他们健康的常见因素：吸烟和使用生物质燃料做饭造成的室内污染。扎尔医生的研究小组也在研究母亲和婴儿的营养、婴儿和父母的基因以及不同家庭所应对的社会心理问题。最后，研究小组分析了儿童的微生物群系。这是儿童肺炎研究中出现的一个新的研究领域。

微生物群系（Microbiome）这个术语出现于 20 世纪 90 年代末，是指生活在特定环境中的微生物的集合，包括人体内部和人体外部的微生物。我们一直都知道生活在人类肠道和皮肤上的细菌，但最新的分子技术使我们能够记录生活在人体每个器官中的生物的数量和规模。总体来说，每个人体内都有大约一亿亿个生物。对于我们的每一个细胞，都可分到一个生活在人体内外的微生物细胞。[22] 这些微生物绝大多数生活在大肠里，但也有一些栖息在以前被认为是无菌的器官里，如膀胱和肺。

今天，我们知道在肺部定居的细菌有数百种，包括普罗韦氏菌（Provatella）、梭杆菌（Fusobacterium）、链球菌（Streptococcus）等，以及真菌（Fungi），如念珠菌（Candida）和酵母菌（Saccharomyces）等。这些细菌和真菌中有许多显然发挥着重要的功能，主要是通过产生炎症蛋白来阻止其他有害细菌的进入，炎症蛋白既能杀死入侵的细菌，又能诱导肺细胞产生抗细菌蛋白。[23]

对防治微生物感染的生态学方法的了解迫使科学家们重新思考，肺病是如何发生以及如何治疗的。慢性阻塞性肺病、囊性纤维化和哮喘患者的肺部细菌与没有肺部疾病的患者有很大不同，这可能使他们更容易受到其他季节性感染。

我们还知道，暴露在家庭空气污染中会显著改变人类肺部的细菌数量，而吸烟会改变肺部、鼻子和喉咙中的微生物群系。扎尔医生和同事们想弄清楚，暴露在污染物中导致肺部微生物群系的破坏，是否是有害细菌导致儿童肺炎感染的主要机制。为此，他们培养那些年轻实验对象肺部和鼻子中的细菌，结果与环境中的污染物一模一样。

2016 年，完成了 1 140 对母子一整年的研究，德拉肯斯坦儿童健康研究的一些确定性结果已公开发表。他们发现，许多孩子都是在有毒空气环境中长大的——1/3 的女性在怀孕期间吸烟，56% 的新生儿尿液样本中可替宁（一种尼古丁的副产品）含量超标。

也有些孩子在家中暴露于高水平的生物质燃料。尽管所有的婴儿都进行了适当的免疫接种，但肺炎的发病率在整个受试者中还是呈上升趋势。在患肺部感染的婴儿中，其 1 岁时的肺功能要比那些能够保持不受感染的儿童的肺功能低（患有肺炎的成年人除非受到非常严重的感染，否则一般可以恢复所有以前的肺功能）。[24]

众所周知，肺功能下降使儿童再次感染肺炎和发展成哮喘的风险增加。但是除了肺之外，空气污染还对这些孩子有其他方面的影响。有确凿的数据表明，成年人肺功能下降会在晚年生活中导致更多的痴呆和认知障碍。

这种影响在儿童身上也有一些迹象，德拉肯斯坦研究小组计划通过检查部分研究对象的核磁共振脑部扫描来进一步核实，以找出呼吸道感染和污染是否会影响大脑发育。

如果答案是肯定的，要开始净化所有人呼吸的空气，就有了另外一个重要的理由。

向着零污染的"高级生活"迈进

大量人口暴露在有毒空气中，所面临的室内和室外空气污染的危险是令人触目惊心的。好消息是，我们现在就可以采取一些措施，而且我们知道，通过采取这些措施，可以极大地改善这种状况。措施包括制造更环保的汽车、建造更清洁的发电厂，并使碳基燃料（如煤和木材）充分燃烧，以减少阴燃排放物。

在美国已经采取了许多此类举措，而且这些举措一直在发挥效应。尽管过去的几年里空气质量有所下降，人口、经济和能源消耗也有显著的增加，但自 1970 年以来，6 种最常见污染物的排放量下降了 70%。

同样令人瞩目的是，清洁空气对人类肺功能和发育的影响。在 2015 年发表在《新英格兰医学杂志》上的一项研究中，洛杉矶（Los Angeles）的 3 组儿童从 11 岁开始，在 4 年的时间里每年接受肺功能检查。

第一组是 1994 年开始的，随后是 1997 年的第二组，2007 年的第三组。在此期间，洛杉矶的空气质量显著改善。结果显示，对于后来出生的孩子，4 年期间肺活量的平均增长幅度更大。由于有毒化学物质的减少，他们的肺会长得更大，而这无疑会在将来延长其寿命。[25]

其他研究也证明了当地空气污染水平与健康之间的紧密联系。犹他谷（The Utah Valley）是犹他州中部的一个地区，空气质量较好。然而，从 1944 年开业到 2001 年关闭，日内瓦钢铁厂几十年来一直是该地区 PM10 的重要来源。

1986—1987 年冬季，发生了一次罢工，研究人员利用这个机会测量了 PM10 对当地人健康的影响。与其他冬季相比，此期间犹他谷的 PM10 水平要低得多。罢工期间儿童因哮喘、支气管炎和肺炎入院的人数也显著减少：在 1985—1986 年冬季和 1987—1988 年冬季，因哮喘和支气管炎入院的儿童有 78 人，而在罢工期间，总数只有 23 人。[26] 西南地区的新墨西哥州、亚利桑那州、犹他州和内华达州的铜冶炼厂罢工，从 1967 年 7 月一直持续到 1968 年 4 月。一项类似的研究分析了此次罢工对健康的影响。由于罢工，该地区的死亡率下降了 2.5%。[27]

艾萨克·牛顿的第三运动定律指出，对于每个作用力，都有一个大小相等、方向相反的反作用力。如果长期呼吸被污染的空气，会导致肺部健康下降。现在有证据证明，这个等式可以被逆转——净化空气的睿智尝试可以对肺部和整体健康产生广泛积极的影响。

尽管如此，专家警告说，要想有效地长期控制污染，关键在于如何生产能源来为房屋供暖、驾驶汽车，以及生产商品和提供服务。我们需要利用可再生的清洁能源，如太阳能、风能和水力发电，以及清洁化使用生物质和地热资源。反对的人所持的观点，诸如这种方法花费太多，或者会阻碍进步，已经被证明是错误的。美国和其他国家通过共同努力净化被污染的空气，获得了非常积极的经济回报。

最近，世界关注的焦点是气候变化和减少碳排放。1997 年，《京都议定书》(The Kyoto Protocol) 开启了全球应对气候变化的国际间合作，2015 年《巴黎协定》(The Paris Agreement) 取代了《京都议定书》。截至 2019 年，已有 194 个国家签署了该协议。美国最初也加入了，但 2019 年 11 月，情况发生了变化。美国联邦政府表示，将在一年的等待期满后正式退出，这不禁让人们质疑全球合作应对这一迫在眉睫的环境灾难最终能否取得成功。

特别是空气污染，传统上是在国家层面上进行治理的。在美国，由环境保护署（The Environmental Protection Agency）负责维护自然环境和保护人类健康不受环境危害影响，而在欧洲，由欧洲环境署（The European Environment Agency）负责制定标准，检测和分析欧洲环境。

在过去的几十年里，这两个地区的空气质量都有所改善，但正如前面提到的，许多地区的人们仍然暴露在空气质量不达标的环境中。空气污染很难通过一个机构或一份议定书来控制，因为有很多不同的来源，农业、交通运输、能源生产、自然现象、当地企业和家庭等都是向大气输送污染物的污染源。

然而，在环境问题上成功开展国际间合作也并非没有先例，《蒙特利尔议定书》（*The Montreal Protocol*）就取得了巨大成功。该议定书于 1987 年制定了一项限制消耗臭氧的含氯氟烃（CFCs）的计划。[28] 随着全世界的参与，臭氧层每年都在恢复。

在美国和欧洲之外，其他国家也在改善空气质量上取得了不同程度的成功。2013 年，中国发布《大气污染防治行动计划》（*The Air Pollution Prevention and Control Action Plan*），成功在 74 个城市减少 PM2.5、PM10 和有毒气体排放，据估计 2013 年至 2017 年共挽救了 47 240 个人的生命。[29]

中国仍然存在严重的空气质量问题，但已取得的成效令人鼓舞。1981 年，印度通过了《空气（污染防治）法案》[The Air (Prevention and Control of Pollution) Act]。尽管有这项立法，印度的空气质量在过去的几十年里仍在不断恶化，全球 30 个污染最严重的城市中，印度就占了 22 个，估计其中有 1.41 亿人呼吸着比世界卫生组织规定的标准高 10 倍的有毒空气。[30, 31]

美国联邦政府的掌权者最近一直无所作为，但许多州却走在了前头。清洁能源发电方面所取得的成果令人瞩目。堪萨斯州、艾奥瓦州和俄克拉何马州在风能生产方面处于领先地位，2018 年这几个州的风能发电量分别占总发电量的 36%、34% 和 32%。[32]

得克萨斯州发电的总瓦数在全国排名第一，现在该州的风力发电量超过了燃煤发电量。2018 年，加州的可再生能源供应商生产了用电量的 34%，其中太阳能发电量占总量的 10%。[33] 2017 年，密西西比州新增的太阳能每年足以为 2.5 万个家庭供电。[34]

现有的清洁能源可能不足以完全取代化石燃料，因此需要开发新技术。今天，从动物粪便分解中生产沼气和从海洋中获取能源都属于新开发的技术。聚变能源技术正在取得进展。该技术涉及将两个较轻的原子核合并为一个，随后释放出能量（与核裂变能量相反）。

尽管有这些有前途的创新，空气污染仍然是个问题，需要对污染源进行持续监测。美国肺脏协会在 2019 年《空气状况报告》中提出的警告不容忽视。该报告假定，美国的空气质量在过去几年里恶化，并不是因为人为污染源的特定污染物，而是因为日益严重的极端野火。

野火主要集中在加利福尼亚州。2017 年和 2018 年，该州发生了历史上最致命、最具破坏性的火灾，摧毁了数千座房屋，许多人逃离家园。[35] 2019 年和 2020 年，亚马孙雨林和澳大利亚的大火震惊了全世界，这两起事件对健康的影响将持续数年。气候变化正在加剧这些火灾，预计这些事件的发生频率和致死性还会增加。

经历了最近的挫折后，应对气候变化和拥抱清洁能源将是改善空气质量的主要努力方向。面对如此巨大的挑战，清洁能源的目标听起来几乎是不可思议的；但是，如果能够完全致力于清洁能源，我们就可以在几千年的文明生活中首次拥有简而美的高级生活方式，而不会污染呼吸的空气。如果能够达到这个目标，我们将在保持肺和身体健康方面，做出非常大的贡献。

第9章
有害粉尘与群体职业性肺病

肺功能有很多神秘之处，而最神秘的莫过于吸气后的反应。不幸的是，肺的双重使命是相互对立的，那就是既要吸入氧气，同时又要阻止有害物质侵入。实现后一个目标实在是太困难，要知道肺每天必须呼吸一万五千次以上。

肺部拥有一套高级防御系统，既能将有害颗粒物拒之门外，也能在有害颗粒物进入肺部时将其排出体外。这套防御系统始于鼻子，首先利用鼻毛对空气进行过滤，接下来是气管，包括支气管和细支气管。气管里面也有被称为纤毛（Cilia）的细小绒毛。

这些纤毛不断有节奏地蠕动，将吸气时穿过呼吸道前端防御的颗粒物排出体外。肺部的防御措施还包括咳嗽、打喷嚏和清喉咙，这些其实都是肺将有害物质排出体外的方法。

肺部的防御机制并非万无一失，粉尘会时不时地侵入呼吸道。这些粉尘的颗粒大小比较关键，颗粒越小，就能侵入得越深。如果颗粒直径不大于 5 微米，就有可能侵入位于肺部最深处的肺泡。

在普通的房间里，每立方英尺（约 28.32 升）可能包含 2 万到 3

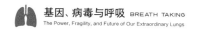

万粒这种大小的可吸入粉尘。建筑工地上每立方英尺则可能含有 80 万个可吸入粉尘颗粒。肺的防御系统不可能把所有这些粉尘颗粒都挡在外面。

典型的室内粉尘是由尘土颗粒、煤烟、灰烬、烹饪中的微粒物质、尘螨碎屑、人体皮肤碎片以及衣物和被褥上的绒毛组成的混合物；室外空气污染物的组成则因地而异，但通常是尘土颗粒、花粉以及废气颗粒的混合物；如果在海边，空气中可能还有盐微粒；如果在沙漠附近，可能还有细沙颗粒。工作场所空气污染物的构成在很大程度上取决于工地的类型及其所在位置。

人类已经进化到了能与粉尘共存，而且，大部分粉尘都是无害的。粉尘在自然界也有很多好处，比如凝结水蒸气，否则生物圈会变得非常闷热潮湿。

真菌孢子以粉尘的形式传播，落地时发挥着分解死亡物质的重要作用。花粉担负着给植物授粉的关键任务。这个任务可由蜜蜂协助完成，但也可以通过自由飘荡的粉尘形式的花粉完成。[1]据信，农牧业粉尘有助于使儿童获得对哮喘和过敏的终生免疫，这是人体免疫系统和粉尘之间的有益互动。

然而，除了这些有益的粉尘之外，还有很多粉尘是有害的。特别是在工地上，常常不可避免地存在大量有害粉尘。而且，在过去的两个世纪，特别是在最近二十年，工地污染物发生了巨大的变化，人体很难适应这种空气中迅速变化的潜在威胁。

在所有器官中，肺是人体与环境互动的最前线，因而在工作场所受到毒素的影响最为严重。

"9·11"事件的遗毒：有害粉尘

塞萨尔·博尔哈（Cesar Borja）警官是 4 万名美国英雄之一。"9·11"事件爆发后，这些人自告奋勇，前往纽约市的世贸中心（The World Trade Center）废墟，无私地协助做清理工作。一天工作 16 个小时，博尔哈回到家时，经常满身是汗、浑身污垢，疲惫不堪。他只在家里待几个小时，吃饭、洗澡、睡觉，然后又回去工作。

"9·11"事件造成的损失是巨大的：4 亿磅（18.14 万吨）钢铁和 60 万平方英尺（约 5.57 万平方米）的碎玻璃散落在 16 英亩（约97.12 亩）还在燃烧的有毒瓦砾堆中。戴不戴口罩，由协助清理工作的人员自己选择。一些人选择了戴口罩，但包括塞萨尔在内的很多人都没戴。他们并不知道呼吸的空气中含有有毒粉尘颗粒，如石棉、汞、铅和镉。现场的大火燃烧了几个月，空气中又增加了二噁英和多环芳烃，这些均属于已知的致癌物质。空气中也有首饰融化过程中产生的黄金微粒。[2]

塞萨尔在世贸中心废墟做了三个月清理工作。五年后，他死于特发性肺纤维化，这是一种会在肺部留下疤痕的致命性疾病。而后，塞萨尔的家人问出了萦绕在每个人脑海中的问题：在世贸中心废墟工作时没戴口罩，就是导致他生病的原因吧？如果塞萨尔·博尔哈不知道吸入了有毒物质，有谁该为此负责呢？

鉴于大规模清理工作的独特性，是否在"9·11"现场使用呼吸面罩是一件复杂的事情，这一点不足为奇。第一批到达清理现场的消防员就使用了消防员配备的过滤式消防面罩和呼吸设备，但这些装备只维持了一天。来自布鲁克林的消防员帕尔默·多伊尔（Palmer Doyle）第一天就在现场。9 月 15 日，他和其他 50 名消防员再次回到现场时，他记得他们只得到了 1 个呼吸器。他们把这唯一的呼吸器交给了最年轻的队员，就开始工作了。9 月 28 日，消防部门向该市以每个大约 50 美元的价格，订购了 5 000 个口罩和 1 万个备用口罩芯。但订单两个月都没有完成。[3]

在清理工作期间，共发放了大约 15 万个口罩，但只有零星的使用，而且有些口罩经常不太合适。那些在世贸中心废墟工作的五角大楼的人，如果不戴口罩，就会被护送离开，而纽约市和纽约州的工作人员，可以不戴口罩。有些人戴着纸口罩或医用口罩，但后来确认这些口罩根本不起作用。P100 口罩配备了几乎可以阻挡所有微粒物质的滤芯，虽然很有效，但戴上之后，温度高得令人不舒服，工人之间的交流也变得困难，所以许多人认为他们可以不戴口罩。

时任美国环境保护署署长的克里斯汀·托德·惠特曼（Christine Todd Whitman）的话，更让人们放松了警惕。恐怖袭击发生三天后，她说："好消息仍然是，采集的空气样本都处于不必担心的水平。"[4]惠特曼确实表示，那些直接在废墟上工作的人应该采取预防措施，但没有进一步发出警报。她的这句话得到了纽约市长鲁道夫·朱利安尼（Rudolph Giuliani）的多次呼应。[5]

当时的情况的确很复杂。世贸中心地区不只是清理现场，最初还是大型的救援现场，有需要控制的大火，也是犯罪现场。许多消防员和急救人员很自然地觉得，如果他们戴上口罩，就是自私地把自己的健康凌驾于需要救援的人之上。工人们不戴口罩，还有另外一个心思，就是想向世界表明，美国不会被恐怖分子吓倒。

但是世贸中心清理的故事现在读起来像是一次未对任何变量加以控制的科学实验。成千上万的人接触了各种各样的有毒粉尘，花费数十亿美元用于诉讼和未来的疾病治疗，更不用说由此引起的疾病和痛苦了。

保罗·J. 廖伊（Paul J. Lioy）博士是一位环境健康专家，在新泽西州环境与职业健康科学研究所（New Jersey's Environmental and Occupational Health Sciences Institute）工作。在家里的电视上看到世贸大楼倒塌时，他立刻意识到这可能是一场健康灾难。西奈山医学院（Mount Sinai School of Medicine）的职业医师是世界上在粉尘引起疾病方面知识最丰富的专家之一，他们也同样立即认识到粉尘对健康的巨大潜在影响。

斯塔滕岛（Staten Island）堆放"9·11"垃圾的弗莱士垃圾填埋场（Fresh Kills）有着严格的口罩政策，遵守率超过90%。相比之下，在世贸中心废墟，每天只有30%的清理工人佩戴口罩。后来，协助救援人员纷纷返回家中，工人们也回到了办公室，但仍无法摆脱毒害，因为大量有毒粉尘残留在当地居民住房和办公大楼里，书架上、咖啡桌上、床下和桌子下，无处不在。正是这些接触，我们今天才会看到毒粉尘所引发的悲惨结局——有不同类型的肺部疾病发生，其病症表现也各不相同。

塞萨尔·博尔哈完成"9·11"现场的清理工作后，回到了纽约警察局，继续工作。起初，一切似乎都很好，2003年他退休了，但好景不长。2005年初，塞萨尔开始出现持续干咳。塞萨尔看了医生，拍了胸部 X 光片，而后进行了 CT 扫描。他被诊断为肺纤维化。这种疾病一般都不可逆转，肺中的成纤维细胞增殖越来越快，通常在几个月至几年的时间内就会将肺从柔软的海绵状变成像致密的岩石一样硬。

塞萨尔坚持了几个月，直到有一天早上他醒来时发现自己无法呼吸。他的妻子叫来了救护车，送他去纽约市的西奈山医院，塞萨尔戴上了呼吸机，并接受了药物治疗，但病情没有好转。在此期间，小塞萨尔·博尔哈写信给当地报纸，将父亲的病情和盘托出，希望能掀起一场肺移植手术的热潮。通常情况下，使用呼吸机的患者是不能接受肺移植的，但小塞萨尔认为他父亲是个特例。

塞萨尔的精彩故事登上了《纽约每日新闻》（*New York Daily News*）的头版。[6] 塞萨尔躺在西奈山医院里昏迷不醒的时候，家里的电话响个不停，当地和全国的多家报纸和电视媒体都打来了电话。当时还是纽约参议员的希拉里·克林顿（Hillary Clinton），对此事非常关注。

小塞萨尔发现自己和克林顿夫人以及其他人一起，在世贸遗址共同发表演讲，探讨影响"第一救援人"的健康问题。随后，小塞萨尔飞到华盛顿特区，作为克林顿的嘉宾出席国情咨文演讲，随后他与乔治·W. 布什（George W.Bush）总统会面，商讨如何解决他父亲和其他受伤工人的问题。遗憾的是，还没有等到肺移植手术，老塞萨尔在他儿子参加国情咨文演讲前两小时就去世了。

塞萨尔·博尔哈只是"9·11"袭击事件后因清理工作而感染疾病的众多患者之一。西奈山医院的罗宾·赫伯特（Robin Herbert）

医生描述了接触粉尘后经常发生的三波不同的疾病特征。第一波是以吸入物的急性发作为特征的，类似于烧伤。第二波发生在接下来的几个月，特征是持续的炎性疾病，如哮喘，或导致瘢痕的肺部疾病。第三波可能发生在接触有毒粉尘后数年甚至数十年，包括癌症和其他危及生命的疾病。[7]

"9·11"事件之后不久，第一批患者就开始出现了，他们的呼吸道被极具腐蚀性的类似于威猛先生的粉尘烧伤，伴有严重的干咳、眼睛发炎和樱桃似红肿的鼻腔通道。烧伤引起的咳嗽非常剧烈，非常特别，以至于赫伯特医生走进诊所的候诊室，立刻就能知道哪些患者来自"9·11"现场。来自布鲁克林的消防员帕尔默·多伊尔早些时候就开始在世贸中心废墟工作，后来患上了严重的支气管炎，病情严重到他的父母在电话里都听不出他的声音。[8]

烧伤引起的咳嗽其实并不容易解决。在大楼倒塌的第一天赶到的消防员患咳嗽综合征的概率最高，为 8%（1 636 人中有 128 人），而在第二天赶到的消防员患咳嗽综合征的概率稍低，为 3%（6958 人中有 187 人）。在有这种咳嗽的患者中，63% 的人有肺功能异常的证据。[9] 这些患者的呼吸短促、胃酸反流性气喘和鼻窦炎问题的症状也更高。

第二波疾病在随后几年中开始上升。在"9·11"事件之前，世贸中心工作人员的哮喘发病率为 2.9%。到 2002 年，发病率是 12.8%，到 2007 年是 19.4%。[10] 2011 年发表的一项研究对 9 年的数据进行了分析，结果显示，哮喘的发病率为 27.6%，鼻窦炎和胃酸反流病的发病率也显著升高。[11]

多年来，像结节性肺炎和嗜酸性粒细胞性肺炎这两种可以引起瘢痕和呼吸衰竭的肺部炎性疾病变得异常普遍。2015 年对这些数据的一项综述指出，鉴于多项研究结果的一致性，可以科学地肯定，世贸中心粉尘与哮喘、慢性阻塞性肺病、胃酸反流和肺部瘢痕等疾病之间存在因果关系。[12] 在第一救援人中，抑郁症和恐慌症的高发率也有明确记载。

2007 年，赫伯特医生接受了《新英格兰医学杂志》的采访，概述了她所看到的疾病，但同时也敲响了第三波更致命疾病——癌症的警钟。[13] 不幸的是，在这次采访之后的十多年里，那些受影响的人中，皮肤癌、甲状腺癌和某些血癌，如多发性骨髓瘤的发病率确实高于正常水平。

2018 年 10 月发表在《美国医学会肿瘤学杂志》（*Journal of American Medical Association Oncology*）上的一篇令人不寒而栗的综述中预测，到 2031 年，参与世贸中心清理工作人员的前列腺、甲状腺和黑色素瘤病例水平将高于正常水平，癌症总发病率将上升。[14] 第三波疾病还包括持续性创伤后应激障碍，以及更高的患心脏病和中风的风险。看来，粉尘不仅进入了肺部，还引发了全身炎症。总体而言，截至 2019 年 9 月，美国疾病预防控制中心估计，有 15 543 例癌症病例与接触"9·11"粉尘有关。[15]

这些因患病死去的人被誉为"9·11"英雄，名字刻在三面花岗岩墙上。但这些墙并不在纽约市中心自由塔 ① 的阴影之下，而在长岛（Long Island）内斯康塞特（Nesconset）以西五十英里的一个公园里。

---

①纽约市中心自由塔，在原世贸中心旧址上建筑，该塔又叫世贸中心一号楼。

在"9·11"紧急救援人员纪念公园里,被分别命名为"勇气""荣誉"和"牺牲"的三面墙静静地伫立着,向那些不是在"9·11"事件中死去的人,而是在此事件之后,也是因为此事件而死去的人致敬。

公园的管理人和规划者约翰·费尔(John Feal)得到了捐赠的土地,筹集了资金,并亲自捐出了13万美元,顺利完成了筹款工作。他每天花10个小时(没有任何报酬),审查哪些人的名字应该刻在墙上,以及哪些人应该从基金会获得救济。

为了决定谁该上墙,谁该得到救济,费尔需要通读讣告,与患者或死者的家人交流,有时还会向他们提出一些尖锐的问题。费尔总是强调,他的目标是不排斥任何一个人,并确保那些因那一天而相继死去的人们被铭记和尊敬。

双子塔倒塌后的几天里,费尔也在世贸中心废墟协助做清理工作,一天要工作很长时间。9月17日,一根8 000磅重的钢梁倒了,砸坏了他的左脚,脊椎和膝盖也受了伤。他现在生活在慢性疼痛中。但费尔倒认为自己很幸运,是因祸得福,因为如果他在废墟工作的时间越长,就越可能成为他帮助建造的那些墙上的名字之一。

费尔慈善基金会倡导为那些因遭受"9·11"有毒粉尘侵害而患病的人们提供所有的需要,包括药费和诊费、化疗和其他治疗的交通费、营养支持以及效用成本等方面的支出。基金会还让患者与专业医生和律师联系,并根据具体情况满足他们的其他要求。

费尔既尊重那些倒下的人,也试图阻止更多人的名字出现在墙上。费尔在州和联邦层面推动立法,确保国家履行其职责,照顾不计其数的、在最紧急的时候冲向现场的人。

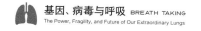
石棉引发的吸入性疾病是持续数千年的灾难

职业病的话题很少引起医学领域或新闻界的注意，除非是在重大灾难或诉讼之后。大多数人想当然地认为，人们工作的环境总是安全、健康的，有干净的空气和水。疾病，或来自病毒，或来自遗传，或来自生活方式，就是不会来自工作场所。

群体职业性肺病比其他类型的职业危害更不为人所认识。因为吸入有毒粉尘不会立即引起咳嗽或其他即时的呼吸道症状，通常不会引起人们的注意。接触有毒粉尘仅仅几个月的工人可能会在三十年后才去看医生，这时候的癌细胞已经扩散到全身了。那时，再将疾病和有毒粉尘联系起来是非常困难的。

吸入有毒粉尘后，不同的人对颗粒物的炎症反应也可能是不可预测的，一些大量接触的工人没得疾病，而另一些接触有限的工人却可能患上致命性的疾病。吸入同样的颗粒也可能在不同的人身上引起完全不同的疾病。一些患者的反应可能会发展成哮喘，而另一些最终会发展成肺纤维化肺癌或其他炎症。为什么同样的颗粒会导致不同的人患上不同的疾病？尽管这可能与吸入的颗粒量、肺如何处理颗粒以及个人独特的基因有关，但目前对此还是知之甚少。

职业性肺病已经伴随人类上千年了。最近对 15 具古埃及木乃伊的肺部进行了检查。令人惊讶的是，这些木乃伊肺里也有某种程度的颗粒物质，与生活在现代城市中的人肺部发现的物质没有太大区别。古埃及确实有危险的工业，如金属加工和采矿。除此之外，居民还经常暴露在沙尘暴中。20 世纪 70 年代早期，检查过一具距今 3 800 年

的木乃伊。这位老人名叫内赫特-安赫（Nekht-Ankh），活到了将近
60岁，他的肺部含有大量的颗粒物质，还伴有纤维化。[16]

随着欧洲文艺复兴和现代化发展，出现了新的职业性肺病。早在
1473年，德国医生乌尔里希·艾伦伯格（Ulrich Ellenbog）就在《论
金属的有毒有害烟雾》（*On the Poisonous Wicked Fumes and Smokes
of Metals*）一书中描述了这些疾病。1700年，职业医学之父贝纳迪
诺·拉马齐尼（Bernardino ramamazzini）出版了《工人疾病论》（*A
Treatise on the Diseases of Workers*）。拉马齐尼描述了大约两百种职
业病，其中许多都影响到肺部。如今，面临职业性肺病风险的工种名
单长得出奇。无论是那些与看似无害的植物（如草莓）一起工作的人，
与面粉一起工作的面包师，还是与明显有毒有害的物质一起工作的水
泥工人、橡胶工人、镀铬工人、煤矿工人和消防员，都面临着吸入性
疾病的真正风险。

采取有效的通风措施和使用个人防护装备，可以降低这些吸入性
职业病的发病率。但也有一个例外，就是石棉，其所引发的吸入性疾
病最奇怪、数量最多，有着最致命的表现。在美国历史上没有比这种
微小纤维矿物引起的吸入性疾病更致命的了。

石棉是一种亮丽的纤维，存在于土壤和岩石中，自然形成长而薄
的晶体。石棉具有高抗张强度和耐火性，在自然界中发现的石棉，颜色
瑰丽，有亮白、翡翠绿、彩虹蓝和浅棕等颜色。石棉通常被认为是一种
现代材料，但在人类文明中的使用历史可以追溯到几千年前。2 500
年前，古埃及人使用石棉布包裹法老的尸体以作长期保存。

古希腊和罗马也曾使用石棉，是从当地采矿场开采的。石棉被认

为是一种神奇的纤维，以阻燃性能强而闻名于世。希腊历史学家希罗多德在公元前 456 年就写过这样一篇文章：为了防止骨灰与火混合，尸体在燃烧前要用石棉布包裹起来。罗马人还把石棉纤维织成餐巾，据说可以扔进火里清洗，然后取出来，洁白无损。[17]

如果希腊人和罗马人认识到了石棉独特的韧性，也会一定认识到其潜在的危害。希腊历史学家斯特拉博（Strabo）在公元一世纪的著作中，描述了那些制造含石棉布料的奴隶的"肺部疾病"。同一时期，老普林尼（Pliny）也描述了在石棉矿场工作的奴隶患肺病的情况，指出他们戴的面罩是用成年山羊或羊羔的膀胱制成的。[18]

尽管石棉的使用并没有完全停止，但在接下来的一千年里，欧洲石棉的开采逐渐减少。查理曼国王（King Charlemagne）会把一块石棉布扔进火里，然后把这块毫发无损的布取出来，以此向客人们展示他的神奇法力。流动商贩兜售石棉十字架的故事比比皆是，他们谎称卖的十字架是由钉死耶稣的那个十字架制成的，阻燃性似乎证明了这些十字架的神圣起源。然而，随着 19 世纪工业革命的崛起，石棉开始广泛开采和使用起来。

石棉纤维被广泛应用于数量惊人的产品中，从建筑绝缘材料到汽车刹车衬垫、防火毯、填缝材料、乙烯地板砖、热力管道保温和卷烟过滤嘴，甚至在电影《绿野仙踪》（*The Wizard of Oz*）的雪地里也出现了石棉的身影。20 世纪 70 年代，石棉的使用有增无减，尽管 50 年前就有人大声警告过其潜在的危险性。

奈莉·克肖（Nellie Kershaw），在英国罗奇代尔（Rochdale）特纳兄弟石棉公司（Turner Brothers Asbestos Company）的纺织厂

工作，提取石棉原料纺成纱线。1917 年，奈莉 27 岁时开始在这家纺织厂工作，29 岁时出现呼吸系统症状。她在厂里又干了两年，直到干不了活了为止。

在家里，尽管呼吸困难，但她挣扎着写信给特纳兄弟公司，想从公司那里获得一些补偿："我这种情况，你们打算怎么办？我已经回家 9 个星期了，一分钱也没有拿到，我想是时候从你们那里得到一些补偿了，因为国家卫生部门拒绝给我任何钱。我需要营养，也需要钱，因为不是我的错，我理应拿到这 9 个星期的工资。"[19]

奈莉于 1924 年死于呼吸衰竭，享年 33 岁。她的家人对特纳兄弟石棉公司提起了诉讼。在案件审理过程中，当地病理学家威廉·库克（William Cooke）医生证实奈莉的肺里有大面积的纤维化。在纤维化部分，他清楚地看到"各种形状的矿物颗粒，并且大多数都有尖角。"[20] 将这些颗粒与石棉样本进行比较，库克医生得出了显而易见的结论，即不规则状纤维"源自石棉，毫无疑问，是导致肺部纤维化、从而导致死亡的主要原因。"[21]

奈莉的病例于 1927 年发表在《英国医学杂志》（*British Medical Journal*）上，1930 年英国议会对此进行了调查。这项调查的结果最终发表在《工业卫生杂志》（*Journal of Industrial Hygiene*）上，文章题目为"石棉工人肺纤维化和其他肺部疾病的发生"（Occurrence of Pulmonary Fibrosis and Other Pulmonary Emotion in Asbestos Workers）。作者明确指出了石棉和肺纤维化之间的联系，证明了在奈莉·克肖工作的工厂里，66% 的工人患有肺纤维化。

1931 年，英国政府做出了回应，制定了控制粉尘接触的条例，并为石棉肺纤维化患者提供补偿。这种举措促使前工厂首席医疗检查员托马斯·莱格（Thomas Legge）在1934年发表声明："根据目前的知识回顾过去，人们不得不承认，发现和预防石棉疾病的机会，被无情地错过了。"[22]

尽管出现了奈莉这样的患者，莱格也对此表示遗憾，但在接下来的40年里，世界范围内石棉的开采和使用有增无减，几乎没有采取什么措施以控制石棉粉尘接触。澳大利亚西部出现了一座矿业小镇，人们从地下挖出了美丽但致命的蓝色石棉。加拿大因为魁北克省（Quebec）名副其实的石棉镇（Asbestos）而成为世界上石棉的生产大国。美国、俄罗斯和欧洲也挖大矿来收获这种神奇的纤维。

石棉的强度和韧性与使其致命的特性相同。吸入时，很少发生保护性咳嗽反射，纤维不但不会被排出体外，反而会自己嵌进肺组织。身体通常使用细胞清除器，如巨噬细胞，来吃掉和消化外来物质和微生物，但石棉的纤维太大、太强壮，身体的清除器无法消化。所以石棉纤维会永远留在肺里。

随着石棉使用的增加，肺癌和肺纤维化等疾病的发病率也在增加，一种奇怪的新癌症开始出现——间皮瘤。间皮瘤是一种发生在人体腔内的癌症，通常发生在肺部或腹部。间皮瘤是最致命的癌症之一，平均寿命只有几个月。

与肺癌不同，间皮瘤与吸烟无关，除了极少数例外，唯一已知的原因是石棉。间皮瘤像蟒蛇一样在体内生长，慢慢地包围和扼制器官。化疗通常无用，且副作用比任何疗效都要大。手术可以延长生命几个月，但很少能延长更多。

现在的研究表明，间皮瘤通常需要接触石棉后 30 或 40 年才会显现。这主要是一种工人的职业疾病，但工人的妻子也可能得这种病，因为她们清洗丈夫衣物的时候会接触到石棉纤维。

一些名人也死于间皮瘤，如 56 岁的音乐家沃伦·泽文（Warren Zevon）和 50 岁的演员史蒂夫·麦奎因（Steve McQueen）。另外一位名人梅林·奥尔森（Merlin Olsen）也死于间皮瘤。

作为防守球员，他曾 14 次参加美国国家橄榄球联盟（National Football League，简称 NFL）的职业碗比赛（又称全明星赛），他后来又成为《草原上的小木屋》（*Little House on the Prairie*）中的演员。奥尔森在犹他州农村长大。20 世纪 50 年代，十几岁的他在建筑工地暑期打工，接触到了石棉。[23]

在美国，石棉的使用已经大大减少了。然而，由于接触后潜在影响的漫长滞后性，以及 20 世纪 70 年代石棉的广泛使用，间皮瘤的发病率尚未下降，平均每年仍约有 3 000 新病例。[24]

随着对危害证据的收集，从 20 世纪 70 年代初开始，美国就对石棉下了禁用令，今天，在所有 28 个欧盟国家中，已完全禁止使用石棉。

美国最初于 1989 年颁布了一项全面禁令，但这项禁用令于 1991 年被巡回法院推翻，仍然允许进口、加工和分销含有微量石棉的产品。盘式刹车片和衬垫、垫圈、石棉瓦和防火材料等位列其中。美国国内石棉的生产 2002 年就停止了，但据统计，2014 年至 2018 年，美国平均每年主要从俄罗斯和巴西进口约 500 吨石棉。[25]

俄罗斯仍然在大规模开采和使用石棉。乌拉尔山脚下的阿斯贝斯

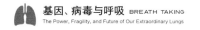

特镇（Asbest）是最大的石棉矿所在地，石棉粉尘让这里的居民感到危机四伏。

2013 年 7 月，当地居民塔马尔·比塞洛娃（Tamar Biserova）在《纽约时报》的一篇文章中评论道，"在花园里干活时，我注意到覆盆子上有石棉粉尘。"她说，很多粉尘吹到了窗户上，"早上离开之前，我必须打扫干净。"另一位居民妮娜·祖布科娃（Nina Zubkova）以真正的俄罗斯方式不无讽刺地说，"当然，石棉粉尘覆盖了我们的城市。要不然这座城市怎么会被命名为石棉城呢？"[26]

俄罗斯每年仍开采约 100 万吨石棉，有数十万工人依靠石棉行业谋生。[27]世界范围内，每年大约有 200 万吨的开采量。再过几年就是奈莉·克肖去世 100 周年了，而我们的肺还没有学会如何消化这些致命的纤维。

第三部分

未来

健康、人工智能与器官的再生

第 10 章
不治之症的曙光

与 20 年前，甚至 10 年前相比，我们对肺的了解已经多了很多了。然而，令人感到矛盾的是，所有的新知识并不是向我们展示已经取得了多大的成就，而是还需要走多远。过去用来描述肺部情况的模型被证明过于简单，而且很类似的是，大自然和人体的设计比以前想象的要复杂得多，神秘得多。

系统地对肺进行研究始于一千多年前的解剖实践，而解剖最早出现在公元前 3 世纪的亚历山大里亚时期的古希腊。自那时之后，解剖在整个西方世界被广泛禁止，直到 14 世纪初才在意大利再次恢复。随着时间的推移，科学家们逐渐熟悉了肺的大体外观：椭圆锥形，呈深粉色。左肺略小于右肺，为心脏腾出空间，每个肺分成几个不同的肺叶。摸上去，肺很柔软，有弹性，并且明显有气道通向气体交换单元——肺泡。

17 世纪，随着显微镜的使用，研究人员发现肺是由几种不同类型的细胞组成的。气管和支气管上的细胞与肺深处的肺泡上的细胞看起来差异很大。气管和支气管有负责保护组织的鳞状细胞，以及负责抵御细菌的黏液分泌细胞。肺泡内排列着 I 型肺细胞和 II 型肺细胞。I 型肺细胞长而薄，增加气体交换，II 型肺细胞分泌表面活性剂来帮助润滑。通过对肺组织的仔细切分，科学家们能够测量出人体所有气道的长度，总共超过 1 500 英里。在这么小的一块区域里，竟然塞满了这么多组织，真令人难以置信。更令人吃惊的是，肺里的平均肺泡数量，总共约为 5 亿个。

随着 20 世纪 30 年代电子显微镜的出现，可以实现 100 万倍的放大倍数，而普通显微镜的放大倍数只能达到 2 000 倍，借此在肺内发现了更多的细胞类型。而利用 DNA 分析和基因表达，揭示出了更多类型的肺细胞。2018 年 8 月，研究人员发现了一种名为离子细胞[①]的肺细胞，可能会改变我们对肺内部水合作用的理解。[1]

随着每一种新细胞的发现，我们对这些细胞如何与环境相互作用以及细胞彼此如何相互作用的描绘变得愈发复杂。除了留在肺组织内的细胞，还有许多其他的细胞进进出出。例如，在一个叫作白细胞迁移（Leukocyte Trafficking）的过程中，各种白细胞神秘地进出肺部，以应对不同的细菌、病毒和对身体的伤害。

肺部的一些细胞具有干细胞特性，可以分化成其他类型的细胞，并在肺损伤后修复肺，如支气管的气道基底细胞，在吸入烟雾后重新填充肺内壁；又如 II 型肺泡上皮细胞，在肺部遭受其他类型的损伤后，会重新填充肺泡内壁。每个细胞不是静止的，而是在不同时刻表达不同的蛋白质和激素，了解肺部的所有细胞如何实时相互作用，

---

① 离子细胞（Ionocyte），离子细胞基因表达模式类似于鱼鳃和青蛙皮肤中调节离子迁移和水合作用的离子细胞。

是一项艰巨的任务。尽管人们越来越觉得维持肺功能的因素很奇怪，有时甚至觉得太神秘，无法理解，但一些顿悟让我们满怀希望地认为，能让我们开始理解宇宙本质的，也就是肺了。一些基本的问题已经得到了解答，比如肺是如何受损伤的，肺是如何尝试进行自我修复的，以及修复过程出错时会发生什么。有了这些答案，一些以前无法治愈的疾病很快就会迎刃而解。

特发性肺纤维化，最令人沮丧的肺部疾病

四十年来，格雷戈里·哈利根（Gregory Halligan）医生每天早上开车去费城的圣克里斯托弗儿童医院（St. Christopher's Hospital for Children）上班。哈利根是儿科肿瘤学家，为患癌症的孩子看病，是最令人伤心、也是最令人痛苦的事情。只有拥有特殊灵魂的特殊医生才能治疗这样的孩子，哈利根医生就是其中之一。

哈利根医生的健康状况第一次出现变化是在 2013 年 12 月底，精力水平下降，体力大不如从前。到次年二月份，哈利根就感到呼吸短促，不久就喘不上气了。在医院里，他用测氧仪检查了血氧饱和度。只有 70% 多。正常水平至少是 95%，低于 88% 就被认为是危险的。哈利根医生当时做出了明智的决定，自己到费城市中心的哈内曼医院（Hahnemann Hospital）办理了住院手续。

与此同时，我从为哈利根医生诊治过的呼吸科医生那里得到了一份报告。"你需要过来看看他的 X 光片，"那位医生说。"我从来没见过这样的片子。"我走进病房时，那位医生正拿着 X 光片等着我，没

过多久就弄清楚是什么病了，因为症状非常明显。我看到的不是大量的空气（在 X 光片里看起来是黑色的）和白色的细长血管，而是哈利根医生的两个下肺叶都有密集的白色渗透物。肺本身看起来很小，瘢痕累累，看起来像石头一样硬。

几乎可以肯定的是，哈利根患的是特发性肺纤维化（Idiopathic Pulmonary Fibrosis，简称 IPF）或类似的病，显然已经持续了一段时间。我们又让哈利根做了 CT 扫描，更详细的胸部 X 光检查证实了之前看到的情况——两肺都有大量的瘢痕。

在诊室里，我向哈利根医生做了自我介绍，并了解病史，询问他症状是什么时候开始的，还有没有其他的症状。哈利根医生提供了症状开始的确切日期，并且为缓解这些症状，他所做的一些尝试。我们讨论了这种疾病可能会发展到什么地步，治疗会产生的可能结果是什么。我建议开始使用类固醇和抗生素的治疗方案，并做活检，试图让自己的话听起来充满希望，同时在内心深处，我想到的是这种疾病的残酷本质，以及在行医用药中存在的局限。

经过一周的治疗，哈利根医生的病情似乎有所好转。他仍在大量吸氧，但运动耐力有所改善，晚上睡得也很好。我们在类固醇用药量上减少了一点，并决定继续进行肺活检。让患者服用类固醇太长时间，可能会因局部用药而降低活检的成功率，因此我们获取诊断性组织块的范围就比较局限。

哈利根医生的活检手术很成功，但第二天早上我去看他时，他告诉我昨晚过得很糟糕。早晨起来，他淋浴两分钟后，就上气不接下气了，只能赶快结束淋浴。即使他再戴上氧气面罩，呼吸也不容易恢复。

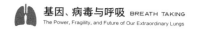

在病理实验室的显微镜下检查哈利根医生的肺，我们没有看到炎症，只有大片纤维化的组织，这种病是不可能好转的。

哈利根医生和我探讨了唯一还能做的事：我会打电话联系一下，看看能不能把他转到一家肺移植中心，做好紧急肺移植手术的准备。起初，哈利根医生还犹豫不决，但最终他同意了。我联系的肺移植医生一开始也很犹豫。肺移植中心当然希望给那些身体状况还不错的患者做移植。能自己去诊所预约看病的患者，移植的成功率也会高些。

要知道，候诊名单上有那么多患者，而能用来移植的肺资源太稀少了。所以，当肺移植医生让我先把哈利根医生送回家，过一、两周再为他预约时，我并不感到惊讶。我当即表示不能送哈利根医生回家，并坚持说即使带着氧气，他也不能回家。尽管强调哈利根医生不能越过已经在移植名单上的任何人，优先接受移植，但最终肺移植医生做出了让步。

把哈利根医生送到移植医院两周后，我收到了项目协调员发来的电子邮件，说哈利根医生已经通过评估，可以接受移植手术了。几周后，哈利根医生接到了一个电话，通知他有可移植的新肺。哈利根医生接受了肺移植手术。令医学界许多人感到欣慰的是，手术相当成功。这个故事有一个圆满的结局：在接受新肺移植手术几个月后，哈利根医生完全康复，又重返工作岗位，继续为那些患癌症的儿童看病了。

特发性肺纤维化治疗的成功率极低，即使存活，预期寿命也很短，四年存活率只有50%。[2] 这种疾病可谓太无情，会把肺变成像石头一样硬，没有任何疗法可以可靠地提高患者的预期寿命。这就是为什么特发性肺纤维化在所有肺疾病中，最令人沮丧，也最令人气馁。肺移植只是一种补救方法，不能治疗疾病本身，还存在排斥反应等一系列问题。幸运的是，我们对这种疾病的认识正在提高，对在压力下肺部细胞开始相互交流时发生的情况的理解也在提高。

保罗·W. 诺布尔（Paul W. Noble）医生是洛杉矶西达-赛奈医疗中心（Cedars-Sinai Medical Center）医学系的系主任，三十年来一直致力于特发性肺纤维化的研究。

诺布尔医生在加利福尼亚大学旧金山分校做住院实习医生期间，开始对肺纤维化产生了浓厚的兴趣。高年级时，医院成立了一个骨髓移植室，许多患者都有呼吸衰竭的情况。尽管尽了最大的努力，死亡还是常常接踵而至。尸检时，医生们看到的都是纤维化——患者的肺变成了石头。

看到这些患者就这么突然死去，诺布尔医生感到十分震惊。正是在这个时期，开始产生了将困扰他整个职业生涯的一大问题：是什么使肺部产生了瘢痕组织？

这种兴趣一直伴随着他，在科罗拉多州国立犹太医学中心（National Jewish Health）获奖学金资助进行研究时也不例外。当时那里汇集了来自全国各地众多的肺纤维化患者。在该中心，诺布尔医生诊治的是典型的特发性肺纤维化患者。他们往往已经到了晚期，医生也无能为力。

患者人数众多，情况相当严重，诺布尔医生马上意识到，攻克这个疾病将成为他职业生涯的全部。纤维化疾病是所有肺医学中的大谜团，如此神秘，似乎无人能解。为形势所迫，诺布尔医生至少需要尝试治疗这种无法治愈的疾病。

对抗"忍者病"的漫长接力赛

关于肺纤维化的描述可以追溯到古希腊，但是由于大多数人症状不明显，数百年来人们一直未认清这种疾病，只知道该病会引起呼吸衰竭。这种情况在 19 世纪发生了变化，因为作为一种了解疾病的方法，解剖越来越普及。

1838 年，爱尔兰内科医生多米尼克·科里根（Dominic Corrigan）使用了"肺硬化"（Cirrbosis Cystica Pulmonum）一词，用以指患病的肺与患肝硬化的肝脏相似。1893 年，威廉·奥斯勒（William Osler）在其《医学原理与实践》（*Principles and Practice of Medicine*）一书中，称这种疾病为慢性间质性肺炎（Chronic Interstitial Pneumonia）。但是直到 1944 年，人们才有组织地对肺纤维化进行研究。

约翰斯·霍普金斯大学的路易斯·哈曼（Louis Hamman）和阿诺德·里奇（Arnold Rich）发表了一篇文章，描述了四名患者突然死亡，他们在死后被发现患有致密性肺纤维化。[3] 1969 年，为此类疾病建立了更正式的分类体系，但之后的很多年在治疗方面没有任何进展。虽然在给患者服用泼尼松等类固醇激素或其他免疫抑制类药物，但医生们又怀疑这些药物对疾病进程影响很小。

20 世纪 80 年代，诺布尔医生在科罗拉多大学（University of Colorado）的纤维化肺病项目中，以患者为对象开始研究时，这个领域就是处于这种状态。像泼尼松这样的消炎药对非传染性疾病不起作用，这对肺研究领域来说是件大事。当时，炎症说是医学界许多疾病的流行理论。引发和传播炎症的细胞，即骨髓中产生的中性粒细胞、淋巴细胞和巨噬细胞，会根据真实或感知到的威胁迁移到某个区域，开始发挥可能好也可能坏的作用。这些细胞是许多疾病的诱因，但显然不是特发性肺纤维化的诱因。[4]

到了20世纪90年代，严谨的研究已经清楚地表明，泼尼松等药物并不是治疗特发性肺纤维化的有效药物，全世界的呼吸科医生都意识到，特发性肺纤维化的整个领域都需要彻底变革。2002年的匹兹堡国际肺会议，开始推动这一进程。

肺泡内有两种类型的细胞：I型肺泡细胞和II型肺泡细胞。I型细胞，长而薄，是气体交换单元的主力，有利于氧气的吸收和二氧化碳的排出。

总之，95%的肺泡内壁是由I型细胞构成的。II型细胞较小，呈立方体，可以产生表面活性剂，是使肺扩张和收缩的润滑剂。II型细胞也是肺的干细胞，在肺损伤后能够分化为I型细胞。另一种细胞，成纤维细胞位于间质组织，即肺泡和血管之间的区域。成纤维细胞是胶原蛋白的主要制造者，而胶原蛋白是纤维化的主要成分。

在匹兹堡肺会议后发表的综述性论文中，诺布尔医生报告称，目前的科学表明，II型肺泡细胞的大量死亡是诱发特发性肺纤维化的主要原因。[5]因为纤维化之前没有产生炎症，诺布尔医生假定，吸入的某种物质造成的伤害，一定会对这种生活在肺结构深处的细胞造成毒性影响。

由于某种原因，可能是损伤的严重程度加上遗传易感性，II型肺泡细胞不仅死亡，而且其他的细胞也无法取代它们的位置。由于II型肺泡细胞与成纤维细胞息息相关，直接影响到胶原蛋白的产生。II

型肺泡细胞的缺失，使得成纤维细胞产生更多的胶原蛋白，从而形成纤维化。纤维化过程可能非常缓慢，在患者开始注意到肺功能下降之前，需要发展数年时间。

治疗的确切目标就是要保护或拯救 II 型肺泡细胞免于死亡，或防止成纤维细胞产生过多的胶原蛋白。泼尼松及其类似药物在抑制中性粒细胞和淋巴细胞等细胞方面非常有效，但对成纤维细胞的影响似乎很小。

肺研究部门与美国基因工程技术公司（Genentech，简称基因泰克公司）联手，试验了一种名为干扰素 γ（Interferon Gamma）的独特药物。这种药物没有食品药品监督管理局（Food and Drug Administration，简称 FDA）批准的适应症，但在实验室中具有明显的抗纤维化特性。试验结果发表在 2004 年 1 月 8 日的《新英格兰医学杂志》上，这是治疗纤维化史上取得的突破性进展。[6] 尽管结果是消极的，但过程意义重大，因为以前从来没有做过设计这么良好的肺纤维化试验。

对制药公司来说，让患者直接参与不需付给很多钱且需要大量时间的项目是非常困难的，也是非常昂贵的，仅第三期试验就花费了两千万美元，更不用说第一期和第二期了。完成一项大型且非常昂贵的试验是一项巨大的成就，特别是对于特发性肺纤维化等这样通常被忽视的疾病。

虽然官方的试验结果是否定的，但这个试验非常接近于实证研究。要想让一项研究在统计上有效，结果是偶然的可能性应该小于5%。而他们的实验达到了 8%，只比阈值低 3 个百分点，这个结果让诺布尔医生和其他研究人员认为，他们找到了针对成纤维细胞的正确途径。

1972 年，一位名叫施里希纳·加德卡（Shreekrishna Gadekar）的化学博士申请了一种药物的专利，这种药物可以改变特发性肺纤维化的治疗过程。加德卡博士将其命名为 AMR-69，并在专利中写道，该药物具有"极佳的镇痛作用和显著的抗炎作用，在动物试验中表现出极佳的退热作用"。[7]

他还指出，"使用 AMR-69 治疗后，对大鼠肺组织进行全面检查和对狗肺组织进行显微镜检查，可以证实该药物对有害的局灶性呼吸道病变（瘀斑、水肿、出血、局部感染等）具有防治作用。"

科学家塞缪尔·马戈林（Samuel Margolin）是得克萨斯州马尔纳克有限公司（Marnac）的创始人和总裁。直到 1989 年，他才获得了对 AMR-69 的使用权，专门研究其抗纤维化活性。马戈林将其重新命名为吡非尼酮（Pirfenidone），并在最新的专利中很有预见性地指出，这种新药的目标是"防止胶原性瘢痕或结缔组织在各种身体结构和器官中的过度病理性积累"。他特别提到了肺。[8]

20 世纪 90 年代，对吡非尼酮的肺部疾病治疗应用的研究随之展开，在 1995 年进行了第一次试验，结果发表在《实验室与临床医学杂志》上，题为"膳食摄入吡非尼酮对博来霉素诱导的仓鼠肺纤维化的影响"。[9]随后的其他研究引起了规模大得多的美国生物科技公司英特缪恩（Intermune）的注意，该公司有足够的资源将这种药物进行人体试验。

2010 年，日本的一项研究首次取得了成功，275 名特发性肺纤维化患者在服用吡非尼酮后，肺功能下降的速度比服用无效对照剂的患者要更慢。[10] 2011 年，诺布尔医生与其他研究人员对该药的疗效进行了后续研究，结果表明，与服用安慰剂的患者相比，有 779 名患者的肺功能下降要更为缓慢些。[11]

诺布尔医生及其同事在总结这项研究时表示，吡非尼酮是特发性肺纤维化患者"至治的选择"①这句话意义重大，以前从未有人这样写过。然而，食品药品监督管理局不同意诺布尔医生所下的结论。根据食品药品监督管理局的评估，这种药的疗效并不太好，有统计学意义但无临床意义，故该机构希望能进行另一项规模更大的试验。

2014 年 10 月，诺布尔医生及其同事又在《新英格兰医学杂志》上发表了吡非尼酮用于特发性肺纤维化的第四期临床试验结果。[12] 另一种药物尼达尼布（Nintedanib）的试验结果也在同一期上发表，该药物也有抗纤维化作用。[13]

令许多临床医生和患者、诺布尔医生及其同事们感到高兴的是，吡非尼酮和尼达尼布显示出了轻微的但真实的疗效，随后这两种药物都获得了食品药品监督管理局批准而上市。患者每年需要花费大约 10 万美元，然而病情只能得到轻微的改善，况且还有潜在的副作用，人们对这些药物也颇有微词。但是，在抗击肺纤维化方面，他们走出了万里长征的第一步。

保罗·诺布尔将吡非尼酮等药物比作除草剂，可以暂时清除疾病症状，但不能彻底根除，疾病迟早还会回来的。诺布尔医生认为，我们最终需要两种不同的药物来真正帮助特发性肺纤维化患者。第一种

---

① "至治"一词在医学上指妥善而有效的治疗。

是像吡非尼酮这样针对成纤维细胞的药物，第二种是恢复 II 型肺泡细胞的药物。II 型肺泡细胞最初的死亡可能会触发成纤维细胞不受控制的增殖。

正如诺布尔医生多年艰苦试验所记录的那样，答案可能就在一种凝胶状物质中，这种物质遍布全身，而大多数呼吸科医生甚至不知道肺里也有这种物质。被称为透明质烷（Hyaluronan）的这种物质，在身体的各个部位起保护作用，尤其是在关节处，可以缓解磨损和撕裂的影响。由于其优异的粘弹性和高保湿能力，大量存在于皮肤和眼睛中，也在肺 II 型肺泡细胞中产生，形成保护结构。

诺布尔医生对透明质烷感兴趣，已经有很长一段时间了，他在备受瞩目的《自然医学》（Nature Medicine）杂志上发表了一系列实验结果，记录了透明质烷在肺健康和肺纤维化修复中的关键作用。[14, 15] 通过小鼠模型，诺布尔医生证明了 II 型上皮细胞与透明质烷适当相互作用能力的削弱，会导致细胞死亡，增加肺损伤。

他还观察到，在肺基质中添加额外的透明质烷，可以保护肺免受有毒吸入剂的损害。进一步的实验表明，特发性肺纤维化患者的 II 型肺泡细胞表面透明质烷如果减少，即使放置在有利于肺细胞生长的环境中，其再生能力也会降低。

这一研究方向前途无量。20 年前，呼吸科医生盲目地给特发性肺纤维化患者使用泼尼松，而仅仅是产生这种类型的数据，都是巨大的进步。20 世纪时，人们了解了表面活性剂的物质缺失或不足，会引起新生儿窘迫综合征。21 世纪时，人们尚不清楚透明质烷是否是引起特发性肺纤维化的主要原因，但研究潜力似乎很明显。保罗·诺

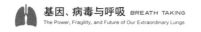
布尔的目标是开发一种药物，来增加肺透明质烷的含量，用以保护 II 型肺泡细胞。

比尔·维克（Bill Vick）不记得呼吸水平开始下降具体是哪一天了。下降的过程好像很缓慢，在此期间他不断告诉自己一切都很好。但回想起来，在内心深处他意识到有些事情不太对劲。虽然他已经 72 岁了，但身体健康状况非常好。最后，呼吸困难和咳嗽的困扰让他实在忍无可忍，于是维克去看了初级保健医生，医生建议他到呼吸科门诊。2011 年 9 月，通过肺活检最终确诊，显微镜下可见肺组织的大量纤维化。[16]

比尔对特发性肺纤维化的描述是我听过最形象、确切的。他将它称为"忍者病"——它会偷偷摸摸、毫无预兆地潜入你的身体，然后把你干掉。你无法知道这种病究竟什么时候发作，而且一旦发作，除了肺移植，目前还没有别的可以消除该病的治疗方法。面对不期而至的致命疾病，比尔经历了通常的几个反应阶段，从愤怒到痛苦，再从悲伤到接受。

医学界对这种疾病知之甚少，也没有做足够的努力让公众了解，比尔对此也十分愤慨。在美国，有超过 20 万人患有特发性肺纤维化。每年有 4 万人死亡。虽然这个数字与每年死于乳腺癌的人数相同，但人们为防治乳腺癌开展了很多大型的活动，如反乳腺癌徒步宣传活动，把"粉红丝带"作为乳腺癌防治活动的标识，并设立大型基金会等。特发性肺纤维化是一种很少有人谈论的忍者病。

比尔选择站出来为此病发声。他成立了肺纤维化勇士组织（PF Warrior），帮助特发性肺纤维化患者应对所面临的挑战，并为其他患者提供建议和安慰。发现一位刚被诊断出患有此病的人正处于悲伤和抑郁的反应阶段时，比尔就给予他安慰，鼓励他和以往一样过充实的生活。比尔自己与病魔斗争的方式就是坚持每天锻炼，享受与家人和孙辈的天伦之乐，并继续全职工作。

简而言之，即使肺功能在下降，呼吸不畅，他也在过着充实的生活。肺纤维化勇士组织成员已经扩大到了 75 名，他们定期与新诊断出疾病的患者见面，在对这种疾病的治疗方案还未出现之前，给予他们安慰和希望。

为了推进这项研究，必须继续改进特发性肺纤维化治疗模型，并将研究范围扩大，以反映我们对肺环境日益加深的了解。其目标将不仅仅是分析某一特定时刻存在的肺，而是建立实时的三维系统，以检查众多不同类型的细胞在不同情况下是如何进行相互作用的。[17] 细胞型之间的相互作用错综复杂，不同细胞在不同环境下开启的不同基因，其多样性简直令人难以置信。

这扇窗虽然刚刚开启，但是我们已经开始瞥见在不同的环境下会发生什么了。有了这样的理解，我们就可以合理地认为，不久就会有有效的药物问世，可以帮助逆转肺部的纤维化。

第 11 章
肺癌的个性化治疗

　　肺是细胞运动和相互协作的奇迹。肺细胞参与进一个精心设计的通信系统活动之中，以履行其双重使命：保持空气在气管分支网络中自由流动，同时将有害物质排除在这个网络之外。

　　肺部复杂的防御系统由杯状细胞和纤毛细胞组成。杯状细胞分泌黏液来捕捉入侵者，而纤毛细胞顶部细小的绒毛一起摆动，把身上沾满黏液的入侵者驱逐出去。通过专门用于清除"垃圾"的传送带将不需要的灰尘、细菌和病毒（这些物质通常在大气中是无害的）从肺部清除，送回到大气中。

　　肺部的整个防御系统被称为黏膜纤毛活动梯（Mucociliary Escalator）。这个系统担负大量工作，并且所有这些工作产生了很多的"细胞更新"，即细胞的死亡和再生。细胞的更新在所有的器官中都会发生，但是更新的速度在全身有很大的不同。速度有两个极端，一种是更新速度非常快的器官，如骨髓、乳房和胃肠道，另一种是更新速度非常慢的器官，尤其是大脑和心脏。肺细胞更新的速度正好位于这两个极端的中间，不是特别快，也不是特别慢。

人类健康的头号杀手

正常情况下，细胞更新速度越快，就越有可能出错，从而增大了细胞突变的概率。这就是为什么乳房、结肠和骨髓肿瘤很常见，而心脏和大脑肿瘤却不那么常见的原因。从历史上看，肺部很少受到肿瘤的侵扰。尽管肺部的细胞更新速度不快不慢，但20世纪之前，肺对癌症的发展具有极强的抵抗力。

不幸的是，这种情况在20世纪初开始发生了改变，下面这个故事恰好成了此变化最好的脚注。1919年，未来的胸外科医生奥尔顿·奥克斯纳（Alton Ochsner）还在圣路易斯市华盛顿大学（Washington University）读医科。他对心脏和肺脏情有独钟，所以当全班同学被邀请去观看死于罕见肺部疾病患者的尸检时，他欣然前往。首席病理学家乔治·多克（George Dock）医生向全班保证，这次的尸检观摩机会难得，可能是他们再也见不到的病例。那天要给一个死于肺癌的人做尸检。[1]

正如我们所知，肺癌罕见的情况不幸已经发生改变。如今，每年死于肺癌的人数比紧随其后的三种最致命癌症的死亡人数加起来还要多。

我们很清楚其中的原委：随着广泛吸烟的出现，人类已经把肺从几乎不患致死疾病的器官变成了人类疾病的第一杀手。这种恶性实验已经进行了大约一百年了，现在必须终结。幸运的是，有迹象表明我们可以做到，尤其是在对个性化医学已经有了更深入的了解之下。

2014年一个下午的晚些时候，我的医疗团队接到了一个为格伦达·阿布尼（Glenda Abney）诊疗的初诊医疗团队打来的电话，说她是一名中年非裔美国女性，到医院就诊时胸部疼痛，后来证明是由肺部大面积肿块引起的。

我和同事一起坐在电脑前，仔细查看格伦达的 X 光片。我看到不太好的东西——肺中间有一大块参差不齐的白色时，脑海里闪过两句押韵的句子：传言是肿瘤，问题是组织，也就是说，我们认为是癌症，但需要做活检。在大多数情况下，接下来的第三句也是押韵的：答案是癌症[①]。

尽管同样的场景我已经历了几百次了，在走进房间之前，我还是在脑海里排练了几遍要说的话。我跟格伦达说，她的肺上有个斑点，需要做活检。她的反应，就像所有患者的反应一样，让人难以预料。格伦达既没表现出慌乱，也没有喋喋不休地问我问题，甚至没有表现出片刻的遗憾。她只是抬起头看着我，眼神刚强而果决，她说："好的，大夫，既然我们得做，那就做吧。"

我离开了房间，去把谈话内容记录下来。正如我所写的，面对几乎确定无疑的癌症诊断，所有肺科医生都会感到沮丧和愤怒，而此时这种情绪也涌上了我的心头。我们很大程度上辜负了这些患者的期望。由于肺癌的本质特征，几乎总是没有简单的解决办法。

在我和格伦达讨论她肺里的肿块后的第二天，我站在手术室里，看着同事用利多卡因麻醉格伦达的鼻子和喉咙，这样就可以把纤维支气管镜插入她的肺里，进行活检了。自从我接诊格伦达以来的 24 小

---

①癌症，原英文中的三对押韵词分别是 "Rummor" 和 "Tumor"，"Issue" 和 "Tissue"，"Answer" 和 "Cancer"。

时里，她的行为举止没有任何变化。她仍然用简洁的句子回答我的问题，没有流露出任何隐藏在问题背后的情感。这对我来说很不寻常。大多数面临癌症诊断的患者，都会表现出一定程度的恐惧、恼怒或不信任。但是，格伦达没有。

细长的支气管镜从她的鼻子进入，出现在喉咙处，悬停在声带上方。我们往声带上也喷了一些利多卡因，然后将支气管镜从气管伸入到肺部深处。支气管镜不能走得太远，我们在大气道里看到的东西似乎没什么特别的。

我让一个人根据 CT 扫描，把支气管镜送到我们认为是癌症的区域，然后打开 X 光机照亮格伦达的肺部。突然一团东西映入眼帘，在那深色的肺里，有一个不祥的、参差不齐的白色幽灵。我们拿出活检钳，穿进肺的深处，从 X 光机上看到的肿块上，取出一些组织。

几天后，我在办公室又见到了格伦达。她坐在椅子上，双手平静地交叉放在大腿上，耐心地等待我的到来。我马上告诉了她病理学家已经告诉我的事——她得了肺癌。格伦达听到结果时的反应和我预料的完全一样，和大多数患者的反应完全相反："好吧，我想我还能活几年，所以让我们继续做我们该做的吧，大夫。"

我告诉格伦达，她需要做个正电子发射计算机断层显像（PET）扫描，看看身体里有没有其他疾病。我告诉格伦达，我不知道她是否适合做手术，但我们会考虑所有的选择。

"我也是这么想的，大夫，"格伦达回答说。

她用这句话总结了我相信大多数肺癌患者在被诊断出癌症时都会有的想法。他们已经吸烟很长时间了，吸烟对肺部的危害已不是什么秘密。格伦达也清楚地明白这一点。我们为格伦达提供了最好的治疗，起初效果还不错，但最终，像大多数肺癌患者一样，格伦达病逝了，而且当时她还相当年轻。

1919 年，乔治·多克医生曾向奥尔顿·奥克斯纳及其同学们保证，不会再看到肺癌病例。这个预言一直挺准的，直到 1936 年，奥克斯纳见到了一例。此后不久，他又见到了另一例，然后又是一例。在接下来的六个月内，共见到了九例。

这些患者大多是"一战"老兵。在那个时期，大规模向士兵销售香烟，使士兵们深受其害。第一次世界大战期间，香烟因能够帮助士兵减轻压力，打发掉那些无聊的空闲时光，而成了美国军火库中的重要物资。难怪美国将军约翰·潘兴（John Pershing）1917 年说："你问我，需要什么才能赢得这场战争。我的回答是香烟，和子弹一样多的香烟。"[2]

奥克斯纳医生很快弄清楚了吸烟与肺癌之间的联系，1939 年在给一位同事的信中，他很有先见之明地写道："在我们看来，香烟的增加连同普遍的吸烟习惯可能是一个诱发（肺癌患者增多的）因素。长期不断地反复吸入的烟雾，无疑是对支气管黏膜的慢性刺激。"[3]

1930 年到 1964 年间，科学界和医学界对于吸烟和肺癌之间可能存在联系的声音响亮而清晰，但烟草业方面的反对之声也同样响亮。这场被很多美国人持续争论不休的问题，最终由来自伦敦的两位专家解决了。一位是内科医生理查德·多尔（Richard Doll），另一位是统计学家奥斯丁·希尔（Austin Hill）。

多尔医生自己也是个烟民。20 世纪 40 年代末，他和奥斯汀·希尔一起得到了一项任务，了解在过去 20 年间伦敦的医院里，肺癌病例急剧增加的原因。

一些人将其归咎于吸烟，另一些人则将其归咎于汽车产生的污染，新柏油路的灰尘，以及工厂排放的烟雾。在此前曾有过一些公开发表的，将吸烟与肺癌联系在一起的研究结果，但没有一项在统计数据上有足够的严谨性经得起推敲。为了最终解决这一争论，多尔医生和希尔采用了病例对照研究（Case-Control Study）的方法，这是一种简单但却有力的分析方法，有助于界定风险。他们是最早采用这种方法的人，这种方法对于我们认清吸烟的危害，具有深远的意义。

他们要求伦敦及其周边地区的 20 家医院报告所有入院的肺癌病例，以此展开研究。多尔医生和希尔的研究团队会询问这些患者以前的职业、接触的环境和生活习惯（包括吸烟）等情况。与其他研究方法不同之处在于，他们会向对照组受试者提出同样的问题。对照组受试者因其他原因同时入院，在年龄、性别等方面都与肺癌患者相匹配。通过此项研究，多尔和希尔将肺癌的分析从观察的领域转移到了严格的流行病学领域。

1948 年 4 月至 1949 年 10 月，他们的研究团队分别对 709 名肺癌患者和 709 名对照组受试者进行了访谈。然后，他们设计了表格，来比较各组内受试者的性别比例、年龄、居住地和社会经济地位等情况。所有这一切都是为了降低那些观测中的偶然因素。

多尔和希尔在其 1950 年的论文的报告结果非常明确。[4] 少数患者因随后的访谈不完整而被淘汰，每组分别剩下 649 名受试者。不论男性还是女性，肺癌患者和非肺癌患者之间的区别在于吸烟量。其他的一切，如年龄，道路灰尘、工厂烟雾和汽车污染的接触程度等，都是一样的。唯一有区别的地方就是吸烟，多尔和希尔利用统计数据证明，这并非偶然。他们还发现，根据患者过去吸烟的总数进行判断，吸得越多，其发病率也越高。这再次支持了他们的假设，即接触（吸烟）导致疾病（肺癌）。

多尔和希尔的研究结果传遍了全世界，其中当然也包括烟草业。有趣的是，烟草公司并没有直接攻击科学本身，因为他们知道科学和医生受到高度重视。相反，他们聘请了亲烟草的医生发表声明，驳斥这种相关性的说法。

1953 年 12 月，他们成立了烟草工业研究委员会（Tobacco Industry Research Committee），开始发表自己的（有选择性的）研究报告。科学界、政府和烟草业之间展开了长达数十年的斗争，直到多尔和希尔发现的真相被完全接受。

19 世纪，著名的德国病理学家鲁道夫·魏尔肖（Rudolf Virchow）用拉丁短语提出一个观点，意思是"每一个细胞都来自另一个细胞"（omnis cellula e cellula）。这句话当然适用于癌症，因为癌细胞一开始只有一个，但它比体内的其他细胞活得更久，分裂得更快。这个癌细胞的后代也继承了这些好战的特征，随着时间的推移，它们会排挤原细胞所在器官的正常功能细胞，然后跳进血液中，为另一个器官播撒种子，这个过程被称为转移（Metastasis）。

肺癌是最致命的疾病之一，因为这些癌细胞可以快速生长和分裂。在所有癌症中，有些癌症比其他癌症更具攻击性。肺癌细胞与类固醇具有生物等效性，可以迅速分裂并快速生长。正因为如此，80%

的患者来看医生时，已经是 3 期或 4 期了，换句话说，都到了癌症的晚期。[5] 新诊断出的肺癌的平均 5 年存活率约为 18%，明显低于乳腺癌的 90%，甚至低于直肠癌的 65%。即使是可以手术的早期肺癌患者，5 年存活率也只有 56% 左右。[6]

与肺癌细胞相比，结肠癌细胞生长缓慢，且可以有效监测。一开始是癌前病变，然后是小的局部癌症，然后转移到局部淋巴结。结肠病变需要一段时间来生长，并且在每个节点上都有监测和干预的机会。对于普通人，每 10 年做 1 次结肠镜检查，但对于高危人群，最好每 5 年做 1 次。肺癌正好相反。半数以上的肺癌患者有转移性疾病。有癌细胞 1 年后，患者的胸部 X 光片就可以完全清晰呈现。医生解释说，再 1 年后，肺部的肿块导致胸部疼痛时，癌症可能已经转移到脊椎和脑部。

这种生物学特性使肺癌成为美国男性和女性癌症死亡的主要原因，每年约有 16 万人死于肺癌，远远超过每年死于乳腺癌（4 万人）和死于前列腺癌（2.8 万人）的人数。肺癌每年造成的死亡人数超过结肠癌、乳腺癌和前列腺癌的总和。[7]

为肺癌四期患者延长 9 年生命

作为一个物种，人类健康易受到情绪的影响。所以能理解，与其他疾病相比，科学家认为儿童白血病患者的比例非常高。肺癌是导致死亡的头号杀手，可能与联邦政府对研究的资助水平有一定的关联。事实上，肺癌获得的资助大约是乳腺癌的一半，尽管肺癌的死亡率是

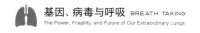

乳腺癌的四倍。[8] 的确，在癌症中肺癌就像是养子，连同忍受痛苦的患者，都很少被提及、很少被关注。

某些种族也比其他种族更容易得肺癌。2006 年发表在《新英格兰医学杂志》上的一项重要研究，比较了非裔美国人、夏威夷原住民、拉丁裔美国人、白人和日裔美国人的肺癌发病率。[9] 在那些每天吸烟20 支或更少的人（也就是大约 80% 的吸烟者）中，非裔美国人和夏威夷原住民患肺癌的几率是白人的 2 倍，是拉丁裔或日裔美国人的 3 倍。随着吸烟数量的增加，这些差异开始逐渐消失。

造成这些种族差异的原因尚不清楚。不能再用患者饮食、职业或社会经济地位的明显差异来解释了，这就为一些潜在的遗传解释和致癌物代谢不同的理论留下了空间。例如，与其他种族相比，非裔美国人在吸同样数量的香烟后体内的尼古丁含量似乎更高，尽管还没有得出明确的结论。

令人高兴的是，自 20 世纪 60 年代以来，非裔美国人吸烟率以非常快的速度在下降。1960 年，大约 60% 的非裔美国男性吸烟，如今，吸烟的大约只有 17%。非裔美国女性的吸烟率低于白人男性或女性，约为 13%。12 岁至 17 岁的非裔美国人吸烟率不到该年龄段白人吸烟率的一半，为 3.2%。[10]

美国的总体吸烟率从 20 世纪 60 年代的 40% 以上，下降到 2018年的 13.7%，这几乎是前所未有的。[11] 尽管如此，仍有超过 3 000 万的美国人吸烟。电子烟、雪茄和水烟管使用的增加也减缓了烟草使用的总体下降趋势，尤其是在青少年中，电子烟导致的不良后果正在聚积。不幸的是，这场战斗远未结束。

在 1971 年的国情咨文（State of the Union address）中，理查德·尼克松（Richard Nixon）总统向癌症宣战，同年晚些时候，他签署了《国家癌症法案》（*National cancer Act*），声明国家需要"尝试找到治愈方法，并在全国范围内致力于战胜这种疾病。"[12]

虽然尼克松知道癌症有很多种，但他将癌症视为一种单一的疾病。从那时起，我们开始关注器官特异性癌症，近期更关注个体癌症。每一种癌症都有独有的特征，这些特征都有可能成为治疗的靶点。这一点在美国总统巴拉克·奥巴马（Barack Obama）2015 年的国情咨文中有所体现。他在咨文中特别提到了个性化医疗的理念，承认每个人的癌症都是其特有的疾病。

詹姆斯·"洛奇"·拉格诺（James "Rocky" Lagno）就见证了这种治疗癌症的新方法。早在 2010 年 11 月，感恩节与家人团聚时，他就开始注意到自己一直咳嗽不断。他以前很少生病。当地的初诊保健医生诊断他患有肺炎，并给他开了抗生素。大家就以为没事了，没有人再去想这件事，也没有理由去多想。洛奇不抽烟，只在社交场合才喝酒，也不服用任何药物。

但咳嗽仍然在继续，在经历最初症状几个月后，他咳出了一些鲜红色的血。洛奇立即开车到当地急救中心，接受了胸部 X 光检查。结果在肺部发现了一个肿块，于是医生接着给他做了 CT 扫描和活检。

几天后，在妻子杰拉琳（Geralynn）的陪伴下，洛奇与一位肿瘤学家见了面，这位医生说，他得的是癌症，已到晚期，不能做手术了。这位肿瘤学家还告诉洛奇，不是完全没有希望，还是有希望治愈的，但从统计数据上看并不乐观，所以建议洛奇列一张他想做的事情的

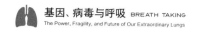
"遗愿清单"，做最坏的打算，并提醒洛奇要治疗的话，宜早不宜迟。

期间，这位肿瘤学家向洛奇和杰拉琳提到了一些新药物的临床试验，这些新药在存在特定基因变化的肺癌患者身上呈现出了显著的疗效。这些基因变化更有可能发生在像洛奇这样从不吸烟的患者身上。杰拉琳从自己的研究中发现，肿瘤在显微镜下看起来是一样的，但却是通过不同的遗传途径形成的。

每种肺癌个例都有特定的驱动细胞生长的基因突变。对于许多癌症来说，如果关闭其中一个开关，其他回路就会接管，癌细胞还是会继续生长。

然而，有些癌症有一个总开关，一旦找到，就可以用有针对性的药物关闭这个开关，促成癌细胞停止分裂，从而有效杀死癌症。

间变性淋巴瘤激酶（The Anaplastic Lymphoma Kinase，简称 ALK）基因和内皮生长因子受体（Endothelial Growth Factor Receptor，简称 EGFR）蛋白是两种特殊的突变。不论洛奇所患的癌症中有哪一种，都可以当作"杀死开关"。然而，只有大约 4% 的肺癌有这些基因变化。

奇怪的是，他们在第二次会面时，这位肿瘤学家没有兴趣再给洛奇的癌症做一次活检，以确定是否包含这两种基因变化之一。洛奇很快开始了传统的放疗和化疗。这些方法会大量杀死细胞，但其中一些并不是癌细胞。与其他接受传统疗法的病友一样，洛奇也感觉身体虚弱，大把大把地掉头发。

30 多天的胸部辐射照射下，洛奇背部的皮肤开始冒泡流血，摸起来疼痛难忍。更糟糕的是，放疗没有起作用。杰拉琳再次要求对洛奇的肿瘤进行基因特殊突变检测，医生最终同意了。确实，洛奇的癌症有两种突变之一，可以用靶向药物治疗。

毫不奇怪，洛奇和杰拉琳决定是时候换医生了。他们找到了爱丽丝·肖（Alice Shaw）医生，一位选择专攻肺癌的肿瘤学专家。爱丽丝在麻省总医院（Massachusetts General Hospital）工作，是一名"转化研究员"，跨越了科学和患者护理两个领域的边界。她很快给洛奇服用了克唑替尼（Crizotinib）。这种药专门针对肿瘤中出现的 ALK 突变。接下来发生的事情，简直不可思议。洛奇发现，他的健康状况立刻得到了改善，精力恢复了，X 光片也证实了这一点，肿瘤第一次缩小了。

在接下来几年的治疗中，洛奇的病情反反复复并伴有并发症。心脏和肺周围的积液需要做插管引流、肺部出现了一个新的癌症病灶，随后转移到了脑部。

他的大脑接受了放疗后，又开始了传统的化疗。不规则的心律使他的心跳加速到每分钟 130 次，而血栓需要他使用强力血液稀释剂。更糟糕的是，克唑替尼竟然不起作用了。针对 ALK 突变的新药物正在临床开发中，由于有多种并发症，洛奇不符合用药条件。但肖医生却毫不气馁，成功地游说制药公司施以同情，让洛奇试用该药物。洛奇和杰拉琳的口头禅起了作用："艰难的日子不会持久，坚韧的人会越挫越勇！"

在经历了所有的并发症和病情恶化之后，洛奇和杰拉琳自由而公开地谈论他的癌症诊疗过程，私下里还写了一些博文供朋友和家人阅读。

2016 年 7 月 28 日，对洛奇来说是意义重大的一天，他写了一篇较长的博文："我们今天站在这里，距离可怕的确诊整整五年了，我的健康状况总体良好，精神饱满，生活质量之高，是迄今为止四期癌症患者无法想象的。和许多癌症患者一样，我希望癌细胞能停止生长，但怎么可能啊。患病早期有一些非常艰难的时刻，随着时间的推移，也有一些严重的后遗症。放疗灼伤、血凝块、心肺积液以及随后的手术。虽然经历了这一切，但我一直保持乐观态度，因为妻子的支持和照顾，我重新恢复了力量。"

2019 年春天，洛奇服用了他的第四种 ALK 抑制剂，并能够保持有效的抗癌活性。之后，洛奇谈到了最新药物的副作用。描述这个问题的时候，他没有流露出丝毫的沮丧或苦恼，而是笑着承认，这只不过是他要应对的另一个问题。遗憾的是，洛奇于 2019 年 11 月去世，但在最初被诊断为肺癌四期后，存活了 9 年，直到最近人们才听说四期肺癌症患者也能活那么久。

肺癌治疗的未来在于继续对肿瘤进行基因分析，并期望从目前 4% 的水平上进一步提高靶向治疗的水平。其他方法也在研究中，其中最受关注的是利用人体自身的免疫系统来攻击肿瘤。

被誉为"免疫神药"的派姆单抗（Pembrolizumab）最近被食品药品监督管理局批准用于治疗肺癌。该药的工作机制非常独特，主要是通过附着在淋巴细胞上并激活淋巴细胞来攻击癌细胞。一项研究表明，在病情非常严重的患者中，接受派姆单抗治疗的患者一年后存活的可能性为 70%，而仅接受标准化疗的患者一年后存活的可能性为 50%。[13]

除了降低吸烟率，还需要知道吸入哪些其他物质会诱发肺癌。像洛奇这样从不吸烟的肺癌患者，正变得越来越普遍。目前对可吸入的致癌物还知之甚少，因为该领域正处于刚刚起步阶段。氡气似乎是罪魁祸首之一。这种天然的气体没有味道，在户外的数量对人体无害，但在被天然铀矿床污染的土壤上建造的房屋内会积聚起来。二手烟和空气污染也是诱因之一。

在类似的接触条件下，为什么有些人会患癌症，而另一些人不会患癌症，恐怕还是要取决于基因，其中还有很多有待澄清的地方。从传统的角度看，肺有强大的细胞凋亡和更新系统。因而必须设法弄清楚，环境究竟发生了什么变化，才打破了肺部的这种平衡。

第 12 章
呼吸、声音与喉部疾病

呼吸最重要的作用是把空气中的氧气带入身体，然后释放出二氧化碳。呼吸的另一个重要的（也是很少被讨论的）作用是，呼吸赋予我们以声音。

呼吸产生语言能力，这是人类经验的基本要素。自打孩童时期起就拥有的语言能力，对我们的日常交往产生重大影响。显然，唱歌是说话的延伸，而人体随身携带的天然发声器对人类文化的影响就像语言一样深远。

人类发声系统的奥秘

能够发出声音本身并不足为奇，但是发声涉及的互动网络非常复杂，并且发声系统所在的拥挤区域充满了潜在的问题。空气是从口或鼻子进入人体的。然而，口腔的功能不仅仅是呼吸道，同样也是消化系统的一部分。口腔里面连接的就是咽喉。

咽喉一分为二：外侧是气管，内侧是食管。喉（或称嗓子）位于气管的正上方。声带就位于喉的中央，当从肺部流出的空气经过时，声带通过绷紧或放松发出声音。

　　声带本身是两条薄薄的白色肌腱，一到两厘米长，几毫米宽，紧紧地绷在气管顶部，以使气流的效果最大化。声带后端具有活动能力，使两条声带分开，从而打开声门或使两条声带相互接触而关闭声门。声带发出声音的动作类似于汽车上的雨刷片，为每一个发出的音节调整到合适的位置。声带虽小，作用巨大，从一生中被使用的数量来看，其工作量非常惊人。

　　从肺部排出的空气冲过声带并引起振动时，语音和歌声就产生了。声带振动产生声音和音调的物理过程是非常复杂的。简而言之，从声带下面的肺部就开始积聚的气压，推动声带小幅度地开合，产生振荡。这种振荡的作用是把气流调制成短促的喷流，释放出能量波，也就是耳朵就能接收到的声音。

　　被调制的空气产生的声波的振幅和频率，取决于声带之间的距离和振动的固有频率。男性的声带平均比女性的长，长度大概在 17 到 23 毫米，声波频率约为 125 赫兹（Hz，为国际单位制中频率的单位，每秒钟振动、振荡或波动一次为 1 赫兹）。女性的声带大约 13 到 17 毫米长，声波频率约为 210 赫兹，发出的声音，音调较高，而儿童的音调更高，产生的声波频率约为 300 赫兹。

　　声带由一系列增强运动的肌肉和保护声带免受损伤的软骨支撑（见图 12-1）。**声带、肌肉和软骨组织共同构成了喉，其中一个保护结构是甲状软骨，或称喉结（女性也有喉结，只是男性的喉结更为突出一些），覆盖了喉腔的前部。**

另一个保护结构是环状软骨，在气管周围形成一个环。用手从颈部的甲状软骨，慢慢地沿中线向下摸，在摸到另一个骨骼结构（环状软骨）之前，会先摸到一个小凹陷。这是环甲膜间隙，如果食物堵塞了气管，可以在这里钻紧急呼吸孔（环甲膜切开术）。

这个区域的另一个重要结构是会厌软骨。舌头的根部有一块三角形的组织，每次吞咽时，都会盖住喉部，以防止食物或饮料从气管进入肺部。

通常，空气进出喉部时，随着每次呼吸，声带都会张开，气流无阻力通过。但在摄入食物时，这个过程必须暂停，会厌能迅速从声带上方落下，以确保食物和饮料只进入一个管道——食道。

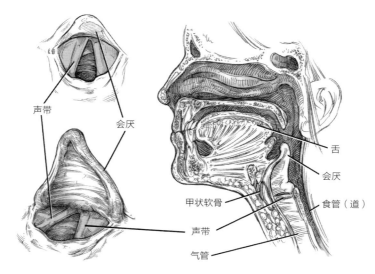

图 12-1　声带

左侧为顶视图，右侧为左视图

图片来源：© Mason Wiest

我们可能认为声带只与说话有关，但声带在吞咽、呼吸和许多其他日常功能中也起着重要作用。令人惊讶的是，声带在我们推小汽车、举重物、上厕所，甚至是生孩子时，也起着重要作用，因为只有当声带闭合时，胸腔里才能产生压力帮助增加推力。

在这个区域，很多事情都可能出错。如果会厌不能正常盖住喉部（如老年人或脑损伤患者，可能会发生这种情况），食物或液体会从上方倾泻到肺部。如果吸入量较大，这一被称为吸入的过程就会引发严重的咳嗽和肺部感染。胃酸回流以及从肺部排出的黏液也有可能损伤声带。呼吸时，声带本应该全部打开，但如果其中一个没有打开，而是保持静止不动的话，那么气流也会受到影响。如果双侧声带受损，就有可能发生窒息。

通过解剖，我们可以发现动物的上呼吸道有很大的区别。与人类等哺乳动物不同的是，鱼类有分开的呼吸区（鳃）和进食区（嘴）。有了这些分开的通道，鱼可以同时进食和呼吸，而人类则当然不能。与哺乳动物不同，鸟类也有独特的呼吸系统。非常引人注目的是，如果打开鸟嘴查看的话，会发现喉咙高处有一根大的中空管子，这就是鸟的气管。

鸟的喉部位于胸腔深处，在气管的末端而不是顶端，相当于人的胸骨位置。鸟类没有声带，但有鸣管，通过气管两侧的特殊肌肉，控制鸣管的伸缩，来发出百转千回的声音。

与人类的呼吸系统相比，鸟类的呼吸系统对喉部有更好的保护，可以让空气更自由地流动，可以发出我们所熟悉的悦耳的鸣叫声、歌声和口哨声。

寻回失去的声音

声音的重要性可以用丹麦语言学家奥托·耶斯柏森（Otto Jespersen）的一句话来总结："声音是生命的开始，声音是可闻的呼吸，声音是听得见的生命信号。"[1] 声音不仅能传达思想，还能传达情绪、情感和意图。声音是一种非常个性化的东西，受到家人、朋友和故乡的影响，是一张个人名片，也是连接思想和外部世界之间的通道。

然而，只有在失去时才更能体会声音的珍贵，尤其是失去声音的同时经常伴随着呼吸困难。这种医学状况令人沮丧，不仅因为这种状况会影响到那些人的生活，也因为缺乏知道如何有效处理这一问题的医学专家。

俄亥俄州克利夫兰诊所（Cleveland Clinic）的克劳迪奥·米尔斯坦（Claudio Milstein）医生正在设法改善这种状况。他的方法不仅教会我们如何诊断声音和喉部疾病，也教会我们如何行医用药。

克利夫兰诊所于 1921 年由四位医生共同创立，他们的座右铭是"团结一致"。他们中的三人，乔治·克里尔（George Crile）、弗兰克·邦茨（Frank Bunts）和威廉·洛尔（William Lower）是外科医生，"一战"期间曾在法国湖畔陆军医院一起服役。在那里，他们看到了来自不同地方的专业人士——外科医生、内科医生和护士们，在一起愉快而高效地工作，专注于完成帮助伤员的任务。[2]

这三位外科医生邀请了内科医生约翰·菲利普斯（John Phillips）加入。他也是"一战"前军医，倡导协作和纪律，同时愿意为提供有效的医疗保健服务而奉献一己之力。克里尔医生是这个团队的实际领导者，他写道："组织良好的平凡之人比组织充满冲突和不和谐的杰出人才更有效率。"[3] 这个团队中的医生们相互协作，相互支持，充分体现了创立之初的基本原则和模式，一直延续至今。

克利夫兰诊所于 1921 年 2 月开业，是一家专注于患者护理、教育和研究的非营利性医院。威廉·J. 梅奥（William J. Mayo）医生是明尼苏达州（Minnesota）罗切斯特市（Rochester）梅奥诊所（Mayo Clinic）的创始成员之一。他在开幕式上发言，强调了合作在医学领域的重要性："正确的考量应该是，团队医疗不是为了盈利……而是为了患者的利益而进行的科学合作。"[4]

克劳迪奥·米尔斯坦医生仍在践行着乔治·克里尔关于完美医生的理念：高度胜任、合作，致力于教育和研究。他是克利夫兰诊所颅脑与颈项研究所的语音专家，目前是克利夫兰诊所语音中心的主任。米尔斯坦不是呼吸科医生，他既不是呼吸外科医生，也不是呼吸研究员，但他的专业领域与肺病学密切相关，更重要的是，他的工作对于有呼吸问题的患者来说至关重要。

米尔斯坦医生最初对戏剧感兴趣，后来成为一名舞台导演。在做这项工作的过程中，他认识到了声音的重要性及其复杂性。在进入医学院并获得语言科学博士学位后，他决定将职业生涯奉献给那些患有喉部功能障碍的人。

处理喉部的问题是非常微妙的工作，因为医生通过改变喉部来帮助患者说话时，必须注意不要影响患者的吞咽或呼吸功能。米尔斯坦医生处理的病例复杂，经常见到几个月甚至几年都无法发声的人。

2007 年，凯文·内夫（Kevin Neff）40 岁时，感染了一种病毒，扩散到了喉部，声音开始出现问题。长期以来，他一直在徒劳地寻找自己声音问题的答案。病毒扩散到喉部很常见，但凯文的情况很少见。他的声音不仅变得沙哑无力，而且在三周后完全消失，再也没有回来。毫无疑问，凯文丢掉了销售的工作。他看了一个又一个医生，只得到了"功能性发声障碍"的随口诊断，这是一种令人费解的病症，患者失声，而声带和周围的肌肉却都正常。[5]

凯文试着学习读唇语，在白板上写字，简单地使用手语，但这些替代品都不能让他有效地交流。最后，带有文本语音转换应用程序的iPad 帮助他重新融入了这个世界。但他仍然发不出自己的声音。

尽管面临着挑战，凯文还是进入了艾奥瓦州立大学（Iowa State University）学习金融，学习从残疾人的角度看世界。他发现人们并不总是对那些有缺陷的人有耐心，在交谈中，许多人更关注他们接下来要说什么，而不是真正注重交流。

就此，凯文学会了专心倾听，在 iPad 上用精确的语言回答，并在需要的时候寻求帮助。凯文逐渐接受了自己的现状，相信自己残疾是有原因的，奋斗会使他成为一个更强大、更好的人。但是，当凯文的岳父给他发来了一篇文章，说一位女性在克利夫兰诊所语音中心（Cleveland Clinic voice Center）就诊一次后就恢复了声音时，他马上就办理了预约手续。

米尔斯坦医生断定，凯文发不出声音是因为喉部肌肉收缩太紧，现在卡住了，无法再伸缩造成的。病毒引起炎症，然后肌肉组织中形成瘢痕，使肌肉不能伸缩自如。

为了解决这个问题，米尔斯坦医生开始手动按摩凯文的喉咙，当纤维瘢痕组织开始破裂时，会发出响亮的啪啪声、噼啪声和砰砰声。肌肉恢复正常的伸缩功能，就能够移动声带发出声音了。令人高兴的是，凯文开始发单个字母的音，然后把一个 m 和一个 e 串在一起，发出了他近四年来的第一个单词的声音。在接下来的几个星期里，通过更多的练习，凯文的声音恢复了正常。

凯文后来以最优等成绩从艾奥瓦州立大学毕业，并发表了毕业演讲。开始时，凯文使用的是旧的电脑辅助 iPad 语音系统做演讲，许多观众认为这是他的"正常"演讲。然后，凯文突然开口用自己饱满而深沉的声音交流起来，颇具戏剧色彩。他讲述了如何适应环境和进行学习，以及如何让声音再次回来的过程。

并不是所有的喉部问题都像凯文那样单纯，呼吸困难有时也是其中的一部分。劳丽·丹德斯（Laurie Danders），家住密歇根州（Michigan）艾恩斯市（Irons），多年来身患一种医生无法诊断的疾病，一直生活在恐惧和孤独中。有时，她会突然喘不过气来，声音也会随之消失。一旦发作，就会非常可怕。大脑会崩溃，恐慌会导致她的身体被压力激素压垮。

劳丽不知道这种情况会持续多久。她会感到喉咙痉挛，呼吸就会中断，然后只能断断续续地进行呼吸。有时这种情况会持续几分钟，有时会持续几个小时。"什么时候会中断呼吸，由什么导致的，以及这种症状会持续多久，我一概不知。这样的生活让我不堪重负，我甚至产生过轻生的念头。"[6]

劳丽的丈夫也时刻保持高度戒备状态，永远不知道什么时候会突然接到劳丽同事的电话。但不管什么时候接到电话，他都会第一时间赶到,把她送回家,而她很快爬到床上去躺着。"两年来的大部分时间,我都在睡觉,"劳丽说。"这是我唯一能做的中止其发作的事情。"

劳丽被转到克利夫兰诊所时,米尔斯坦医生强烈怀疑她有声带功能障碍。这意味着,吸气时她的声带是向内移动,而不是向外移动的,阻塞了气流,造成呼吸急促。米尔斯坦医生用一个很小的气管镜检查了她的声带,观察她呼吸和用不同的方式发声的过程。

米尔斯坦医生的治疗方法与众不同之处在于,他在给劳丽检查声带的时候,是带着十二分的耐心。他不是匆匆忙忙地瞥一眼,就马上开始写诊断书开药,而是把气管镜放在她的声带上方,静静地坐在那里观察。

最终,米尔斯坦医生观察到劳丽声带有一些不规则移动后,这才做出了让她可以接受的诊断。米尔斯坦医生建议她每天做两次呼吸练习。这些练习很简单,在任何瑜伽课上都能学到:用鼻子轻轻吸气 5 秒,屏住呼吸 2 秒,然后轻轻呼气。让劳丽意识到呼吸的存在,这样她就可以在声带移动不适当的时候保持空气流动,争取时间,直到声带稳定下来。

除了使用这些呼吸技巧,劳丽还自学了佛教和正念原则,即不加评判地接受一种体验。如果出现了呼吸短促,她会提醒自己,这不是肺的问题,也不是哮喘发作,相反,这只是一种体验。最终,一阵阵的呼吸困难和恐慌都瞬间烟消云散了。劳丽称她的喉部受到"过度保护",这个词用得恰如其分。我们知道,鉴于喉部所处的地位,喉部处于持续的压力之下,无论是吃饭、呼吸、咳嗽和说话,都必须有喉部参与,因此必须好好加以保护。

从很小的时候起，奥布芮·莫瑞（Aubrey Murray）就非常喜欢运动。八岁时，她开始参加当地的基督教青年会（Young Men's Christian Association，简称YMCA）的课外游泳队训练，而后在佛罗里达州（Florida）詹森比奇（Jensen Beach）上高中时，才开始变得出类拔萃。不出所料，隶属全国大学体育协会的一分区大学都找上了奥布芮，想为她提供体育奖学金。

上大学时，奥布芮在排得满满的游泳日程和选择的护理专业之间挣扎。在上大三那年的秋天，之前似乎也没有任何征兆，游泳时，奥布芮出现了严重的呼吸短促。

奥布芮试着自己克服困难，但在年底的锦标赛上，情况变得更加严重了，当时她正在参加自己最好的项目——200米自由泳。在比赛的后半段，她开始放慢速度，到最后一圈时，她实在游不下去了。当队友和教练把奥布芮拉出水面时，他们听到她在大口地喘气，并见她脸色发青。她的父母从看台上下来照顾她，幸运的是，在接下来的十分钟里，她缓过来了。

奥布芮看了一个又一个医生，试图弄清楚自己的呼吸到底出了什么问题。我是她看过的医生之一，我被难住了。她的X光片和血液检查基本正常。我们讨论了哮喘的可能性，但给她使用气雾剂是无效的。最终，我收到了奥布芮母亲的电子邮件，说要送奥布芮去俄亥俄州的克利夫兰诊所接受全面的医疗评估。

在医院里，奥布芮的母亲给米尔斯坦医生看了一段她在游泳池被拉出水面的视频。米尔斯坦医生听出了上呼吸道问题的典型喘息声。然后，他仔细检查了奥布芮的喉部，发现虽然她的声带完好，但覆盖在气管上的肌肉却不能正常工作。每当深呼吸的时候，她的喉部肌肉就会塌盖在声带上，阻碍气流。只有当她的呼吸产生极大的负压时，这种情况才会发生。就像游泳运动员在水中换气时，为了缩短头部转动的时间而尽快完成吸气，就可能造成这种情况。

米尔斯坦医生让奥布芮在办公室里模仿游泳者的呼吸模式后，诊断她患有"声门上气道塌陷"。他首先给奥布芮开了处方，让她进行呼吸练习，但最终奥布芮还是需要接受激光手术，切除声带上方一些导致间歇性梗阻的多余组织。治疗结束后，奥布芮回到了学校，在游泳池里，又能以惊人的速度劈波斩浪了，她因此获得了奖学金。在大四那年，奥布芮打破了 200 米自由泳的纪录。

尽管如今的克利夫兰诊所已经发展成了美国综合性大型医院，但在理论和实践上都与克里尔医生时期的诊所相似。这家医院走的是多学科专业协作之路，米尔斯坦医生与耳鼻喉科医生、外科医生、内科医生以及传统上不属于学术部门的辅助工作人员一起工作。其中就有专注于听力的听力学家、言语病理学家，甚至还有牙医。这些专家都协同工作，允许在不同专业领域之间有效地共享观察结果。院方也鼓励研究所之间进行交流，米尔斯坦医生定期与诊治哮喘患者的肺病医生合作。

人工智能可以提供最佳治疗方案吗？

因为呼吸短促问题被转到克利夫兰诊所的患者通常会接受多种类型的专家的评估。这些专家会立即彼此分享发现。整个评估通常在一两天内完成，但对于较为特殊的病例，由不同的专家进行的检查可能会持续几周或几个月。

这种模式不仅能为患者提供最好的护理，而且也是在即将到来的人工智能（AI）大爆炸前保持领先的最佳选择。大约 100 年前，当克里尔医生及其同事们创立诊所时，医学知识是每 150 年翻一番。这个数字在 1950 年下降到 50 年，在 2010 年下降到 3.5 年。如今，每年有 80 万篇新的医学文章发表，预计到 2020 年，医学知识每 73 天翻一番。[7] 如何跟上知识爆炸的步伐，人类将面临挑战。

苹果（Apple）、谷歌（Google）和亚马逊（Amazon）等大公司都把宝押在人工智能上，正忙着根据大数据设计诊断算法和治疗算法。然而，迄今为止，将人工智能应用于医学领域的尝试令人失望，失败的例子俯拾皆是。为了帮助诊断肺部有血栓的患者，人们制定详细的治疗方案，详细到需要一大堆数据的支撑，包括心率、血压及其他实验检测数据。

这些方案似乎有效，但医生凭借自己的知识和临床经验来评估血栓风险时，判断力即使不是更好，也是一样好。[8] 国际商业机器公司（International Business Machines Corporation，简称 IBM）为癌症医生开发的计算机程序，就是使用人工智能算法提出最佳治疗方案。美国医学新闻网站 STAT（STAT News）在 2018 年的一篇报道中指出"（存在）多个不安全和不正确治疗建议的例子"。[9]

当然，随着技术的进步，医学也正在发生着变化。像克利夫兰诊所这样的地方指明了前进的方向，人类的思想以及同样重要的人类的触觉，将继续成为疾病治疗和科学进步的重要组成部分。人类思维固有的灵活性帮助我们产生新的、独特的想法。这种思维方式涉及意识的本质，计算机永远无法模仿，也难以企及。

医学必须不断更新其使命和方法，以提供最好的治疗。整合计算机、探索人工智能的用途，都是必要的，也是合理的。然而，克利夫兰诊所证明了人类心智的持久力量。在解决呼吸、声音和吞咽交汇处问题的时候，尤其如此。其他专家已经告诉说，患者的其他器官运转良好，但米尔斯坦医生仍坚持耐心地为劳丽·丹德斯和奥布芮·莫瑞仔细检查喉部，最终做出了正确的诊断。

劳丽和奥布芮也不是唯一被误诊的人。考虑呼吸问题时，喉部经常被忽视。在148名因呼吸急促而接受评估的运动员中，最初没有人被怀疑有声带功能障碍。但在接受了另一种评估后，诊断为声带功能障碍的患者的比例跃升至70%。[10]尽管如此，在米尔斯坦医生的倡导下，在诊所医生的通力合作下，患者护理正在得到改善。

2004年的一项研究发现，声带疾病患者从出现症状到做出正确诊断的平均时间为4.5年。[11]米尔斯坦医生最近收集的数据显示，这个时间间隔已经缩小到1.5年多一点，有显著的进步。

由呼吸所产生的声音，对人类的生存至关重要。声音可以帮助我们相互沟通、说服，互诉衷肠，相亲相爱。随着公众和医学界更多地了解喉部问题，这将能更好地确保每个人都拥有健康的声音。

第 13 章

肺移植的奇迹

肺与大气保持着持续的联系，并通过不断吸入灰尘、霉菌、毒素、细菌和病毒来承受这种相互作用的负担。除了皮肤，肺部是最常见的感染侵入人体的入口。在这种无情的压力下，许多肺部疾病都很难治疗，首次成功完成肺移植更是难乎其难。

肺，最难移植的器官

毫不奇怪，肺是最后一批移植成功的器官。第一例肾移植手术于 1964 年在波士顿的布列根和妇女医院（Brigham and Women's Hospital）进行，患者活了 8 年。第一次成功的肝移植是 1967 年在科罗拉多大学完成的，患者活了 1 年多。1963 年，在移植外科医生詹姆斯·哈迪（James Hardy）的指导下，密西西比大学（University of Mississippi）首次尝试了肺移植手术。可惜的是，患者在手术后仅仅 3 周就去世了，20 年后肺移植技术才有所进展。

如今，肺移植仍然存在许多问题。与其他器官移植相比，结果统计数字糟糕透顶。肾移植的患者 5 年生存率和 10 年生存率分别为 80% 和 60%，肝移植和心脏移植的生存率分别为 75% 和 57%。[1—3] 相比之下，肺移植的 5 年生存率和 10 年生存率分别为 55% 和 34%，而且最近在治疗导致死亡的并发症方面也没有显著的进展。[4]

持续暴露于肺部必须承受的环境中，也加剧了肺移植接受者的感染和排斥问题。肾脏和肝脏在腹腔内，心脏在胸骨后面的胸腔深处，都能得到很好的保护，而肺覆盖在心脏的上面。要想成功完成肺移植，需要首先克服一些障碍。就像大多数医学上所取得的进步一样，克服这些障碍需要努力工作，但也需要一些运气。

自从 1963 年第一次肺移植失败后，又先后进行了 43 次移植尝试，但没有一个患者能够存活很长时间，直到 1983 年。失败的经验表明，为了成功肺移植，有两个问题需要解决。幸运的是，一个问题的解决方案被证明是另一个问题解决方案的重要组成部分。[5]

肺移植患者需要一种比标准类固醇泼尼松更好的免疫抑制药物。泼尼松的作用范围太广，副作用太多，需要研发更针对靶标的药物。许多肺移植失败的患者在气道口吻合方面也有问题（即，新移植的支气管与原有支气管之间的连接问题）。

肺移植需要完成三个主要的手术连接。前两个是负责肺部血液进出的肺动脉和肺静脉的连接，第三个就是气管的连接。在尝试肺移植的过程中，前两个连接没有问题，但气管连接有问题。几乎所有早期肺移植患者的问题，都出现在新旧支气管吻合处，原因是外科医生缝合不当而造成的。

20 世纪 60 年代末，开发一种新的免疫抑制剂是全世界制药公司亟待解决的事情。当时，没有所谓的"理性设计"来指导新药的开发过程。科学家们并没有进入实验室，提炼出可能有效的新药的结构，然后制造。不是没试过，而是采用了这种方法，但没有成功。1928年，亚历山大·弗莱明（Alexander Fleming）注意到，在凌乱不堪的实验室中生长的一种真菌可以杀死细菌，他因为幸运的过失从而发现了青霉素。从那时起，人们从自然界中找到了很多药物，现在大部分的药物都是源于大自然。

多年来，制药公司用不同的方法来发掘天然药物。瑞士山德士制药公司（Sandoz）向员工发放塑料袋，让他们在出差和度假时携带，以便收集当地的土壤。1969年，公司的一名员工从挪威（Norway）的哈单维达（Hardangervidda）带回了一袋泥土。

山德士公司的生物学家汉斯·彼得.弗莱（Hans Peter Fry）发现泥土中生活着一种被称作雪白弯颈霉（Tolypocladium Inflatum）的真菌，它可以从中分离出一种抗生素，他们将其命名为环孢霉素（Cyclosporine）。但弗莱博士对环孢霉素的抗菌效果很失望，很快就放弃了。[6]

对于器官移植史来说比较幸运的是，山德士公司也对主要用于治疗癌症的免疫抑制药物感兴趣。弗莱博士将研究结果传送给了一位同事，后者筛选出了环孢霉素抑制淋巴细胞生长的能力，引发了器官移植领域革命性的变化。淋巴细胞不仅与各种癌症有关，而且也是导致各种器官排斥反应的主要细胞。

虽然已经发现许多化合物对淋巴细胞产生毒性，但来源于真菌的环孢霉素的优点在于，环孢霉素不像以前筛选的药物那样对骨髓或其他器官产生毒性。虽然对癌症无效，但在 1980 年发表的对肝移植患者的测试中，该药物在器官移植界却是旗开得胜。山德士公司获得了一种神奇的药物，而肺移植界也有了自 1963 年以来一直在等待的答案。现在需要的是一位医生来解决如何有效地把旧气管和新气管连接起来的问题。

起初，乔尔·库珀（Joel Cooper）医生对胸外科并不感兴趣，但手术室里的一场意外，却让他的兴趣发生了转向。和许多人一样，库珀在波士顿的麻省总医院（Massachusetts General Hospital）担任住院医师期间，做手术时接触了患者血液，因此感染了肝炎。

20 世纪 60 年代，手术用手套很不称手，缝合材料选择不当，割破手套、伤及手的情况非常普遍。库珀医生被迫退出手术轮转进行修养，然后被安置在病理实验室，用显微镜进行组织病理检查。远离了手术室的危险，有了思考的时间，库珀开始对气道和肺医学产生了兴趣。

在完成住院医师实习和高级研究奖学金项目后，库珀医生调到了多伦多大学（University of Toronto），负责胸外科项目。起初，他是做肺癌和肺感染手术的，但 1978 年参与了一次肺移植手术，失败后，他就全身心投入肺移植研究上。

没有等待病理学家的报告，库珀亲自对移植患者尸体进行了解剖，发现气管连接不良。在场的其他人认为，手术失败是由于排斥反应引起，炎症细胞涌入了气管连接部分。但是库珀医生看到用来连接新旧气管的缝合线时，确实感到十分震惊，这些缝合线在他面前闪闪发光，就好像是一小时前而不是几天前缝合上去的。他用了恰当的词儿得出结论说，缝合线没有内皮化（Endotheliolized），也就是缝合线没有融入组织。在其他部位的伤口缝合后，人体组织都会动员适当的细胞，使缝合线融入组织，但气管组织显然没有完成这一项工作。这种异常的缝合线是伤口愈合不足的标志，而不是排斥反应。如果是排斥反应的话，新旧支气管组织是无法结合在一起的。[7]

库珀医生开始研究给狗做的肺移植手术。他注意到，在使用了典型的免疫抑制药物后，旧支气管和新支气管之间的连接部分会在手术后一两天变得很脆弱。该连接处变得很薄，加上缝合线又没有融入组织，最终导致支气管吻合失败。这些观察结果使库珀医生确信，他成功地模拟了人类肺移植的过程，找到了症结所在。

而后，库珀医生做了伟大的科学家和内科医生经常做的事情：他先从另外一个外科领域借鉴了一个做法，并将其应用于自己的研究中。在医学文献中众所周知的是，给患者使用类固醇时，伤口愈合得很差，所以外科医生通常不惜一切代价避免使用类固醇。库珀医生密切关注器官移植方面的文献，看到肝移植医生使用新药物环孢霉素取得了成功。于是，在做完手术后，他立即给患者使用了环孢霉素，而不是泼尼松。

库珀医生借鉴的另一个做法，来自腹部手术的文献。在人体的腹腔内，有一层很少被提及的组织，叫作大网膜，主要由脂肪组成，但也有一些免疫细胞。大网膜像围裙一样从胃部垂下来，为腹部器官提供一层保护。大网膜可以移动，并会根据需要覆盖腹部的感染或炎症区域。

在住院医师实习期间，库珀就做过腹部手术，从那时候起，他就

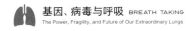

知道，腹部外科医生对手术连接部分不确定时，会拿一块大网膜包裹在手术部位做加固。

库珀医生先在狗身上做试验，用环孢霉素代替类固醇，在支气管连接处包上一块大网膜。手术成功后，库珀医生决定做人体试验，因为他意识到物种间的细微差异可能会导致结果的巨大差异。

他在多伦多大学的团队包括肺移植医学专家罗恩·格罗斯曼（Ron Grossman）医生和手术室护士马尔瓦·吉尔克斯（Marva Gilkes）。他们在人体解剖实验室一起练习做肺移植手术，甚至将所有不同连接所需的缝合线减少到精确的数量。

等他的团队、免疫抑制药物和手术技术等一切准备就绪后，库珀医生向多伦多大学人体试验审查委员会提交了一份提案。这份文件至今仍然作为选择合适移植候选人的指导性文件：那些患病但并不太严重的患者，那些患病但并不是极度虚弱的患者，可以接受移植手术。

史上第一次成功肺移植手术

多伦多大学附属医院批准了五次肺移植人体试验，并达成协议，在五例手术完成后，将由库珀团队提供实验结果分析。压力巨大，库珀医生心里明白他们不能冒险，整个手术过程的每个细节都需要分析和优化。

此外，他还承认在挑选肺移植人选时，将重病患者排除在外，实际上对他们非常不公平。但为了确保试验的成功，库珀医生也只能专注于挑选合适的人选，即除了肺病之外，患者应该没有任何其他疾病。

58 岁的硬件高管汤姆·霍尔（Tom Hall）成为第一位候选人。霍尔的呼吸问题开始时并不是很严重，只是在走路时有些咳嗽和气短，但进展很快。他的医生所下的诊断是特发性肺纤维化，一种无药可治、无法治愈的肺部疾病。肺通常像海绵一样柔软。患特发性肺纤维化数年后，肺就会变硬，慢慢让人喘不上气来，甚至使人窒息。至1983 年，汤姆·霍尔已经吸了两年的氧气，有时还需要借助轮椅才能四下走动。

和宇航员一样，所有肺移植患者都要经过严格的心理筛查，以观察他们对压力的反应，以及是否有轻易放弃的倾向。医学移植专家格罗斯曼医生告诉汤姆·霍尔，手术并不是十拿九稳的事，前面进行的44 次手术都失败了，现在给他做的将是第 45 次尝试。全世界的胸外科医生认为太冒险，都放弃了这个手术。汤姆想了一会儿，没有丝毫的退缩，平静地回答说，如果有机会成为第 45 名，他将不胜感激。听到这些话，库珀知道找到了合适的人选。[8]

如果说奇迹般的器官移植有缺点的话，那就是首先必须有人死去，才能进行手术。要想手术成功，器官最好选用年轻人的。汤姆·霍尔的新肺来自魁北克（Quebec）一名 13 岁的男孩，他遭遇车祸后已经脑死亡，目前仍在依靠生命支持系统维持生命。

库珀医生决心不放过任何成功的机会。在给汤姆·霍尔做移植手术之前，他决定任何捐赠者都必须身处大学附属医院，以便最大限度地缩短器官缺血时间——即捐赠者的肺在体外停留的时间。众所周知，一旦器官与血液供应切断，就会开始死亡，死亡发生在数小时内，也可能是 1 天。

捐献的肺最大可接受的缺血时间尚不清楚，但库珀医生希望时间越短越好。在接下来的这个第 45 次移植手术中，库珀医生要求捐献者在一间手术室里维持生命，接受者最好就在隔壁的手术室。

库珀医生第一次听说这个潜在捐赠者是因为他的家人要捐赠他的肾脏。库珀医生打电话到魁北克的医院，询问这个孩子的肺部情况时被告知，孩子的父亲也在事故中丧生，孩子的母亲想把他们葬在一起。如果要把男孩从魁北克运到多伦多，大概是不可能的。库珀医生让孩子的家人不用担心，这事由他们来搞定。库珀给加拿大军方打了一通电话。军方同意将男孩空运到多伦多，因为军方的飞机比较大，可以容纳下生命支持系统。

几个小时后，汤姆·霍尔在术前准备区与库珀医生见了面，他们最后一次谈论了关于手术、风险和术后预期等问题。征求他的意见时，汤姆再次点头表示同意。手术室里，汤姆被安置在无影灯照射下的手术台上，喉咙里插着一根管子。

手术在午夜后开始，进展顺利，四下里悄无声息。当时的计划是只移植一个肺，认为这样就足够了，而且可以缩短手术时间。他们平静地在一个房间里把小男孩的肺取出来，送到另一个房间，放入汤姆·霍尔已打开的胸腔里。库珀医生在几小时内缝合了汤姆的动脉、静脉和支气管，并用大网膜将呼吸道连接处包裹住。

之后，他们让血液和空气注入肺部，粗略检查了一下，肺部功能似乎正常，没有漏气。库珀医生将汤姆胸腔上打开的洞缝合好后，护士把他推进了重症监护室。库珀没有去掉汤姆插的呼吸机，想过几天，等伤口愈合后再让他自主呼吸。

　　汤姆被成功安置在重症监护室后，库珀医生不得不去立即处理另一个紧急情况。在这名来自魁北克的捐赠者的肺被取出后，生命支持系统也被移除了。

　　加拿大军方曾义无反顾地伸出援助之手，将这个男孩从魁北克空运到多伦多，现在却表示，军方有规定不允许运送尸体。库珀医生意识到，自己曾对那位悲伤的母亲许诺，保证将她儿子的尸体及时运回去，而现在承诺无法兑现，心急如焚的他给当地的私家航空公司打了几通电话。经过多方恳求，他最终找到了一家愿意运送男孩尸体的公司。库珀医生自掏腰包付了账，男孩的母亲也终于如愿以偿，将父子二人葬在了一起。

　　手术后的第一周，小组的五名医生取消了其他的临床工作，十二小时轮班，每个人都决心不让汤姆·霍尔在他值班期间发生什么不好的事情。插在汤姆体内的管子一根接一根地被拔出去，呼吸管是第四天被拔掉的。库珀医生拿来了一个支气管镜，观察了汤姆的肺部，发现支气管连接部分保持稳定。

　　汤姆·霍尔开始了理疗，移植手术一个月后，康复治疗师告诉说，他可以坐上轮椅四下走动。更重要的是，她告诉汤姆也可以不用吸氧了。不久，汤姆就回到家中，离开医院一个月后就回到了工作岗位，这对移植团队来说是重磅好消息，表明他们实现了自己的目标。一周年纪念时，医生、汤姆·霍尔和他的妻子聚集在医院，吃蛋糕喝咖啡以示庆祝。

　　乔尔·库珀及其团队建立了世界上最成功、最具创新性的移植中心之一。他们的治疗方法推广到了其他医疗中心。1990 年，美国总共进行了 76 例肺移植手术。2018 年，这个数字上升到 2 530 例。[9] 如今，美国的移植中心已经增加到了 65 家。这一治疗方法对成千上万生命的影响是过去无法想象的。

汤姆·霍尔在移植手术后又活了 7 年，最后死于肾衰竭。他把那些日子描述为额外得到的几年，有种重生的感觉。[10] 引人注意的是，尽管汤姆的生命仅延长了 7 年，但仍然超过了今天肺移植接受者的预期存活率（约为 6 年半）。而目前这个预期存活率，是在已经积累了更多经验，也开发出了更新、更好的药物的基础上才取得的。

肺移植的下一步：肺再生

这些年肺移植手术的平均存活率在缓慢提升，但由于慢性排斥反应，这一数字仍赶不上肝或肾移植手术的生存率。慢性排斥反应不同于急性排斥反应。当机体决定不需要这种外来组织时，就会发生急性排斥反应，通过发送大量的白细胞（通常是淋巴细胞），来攻击肺。肺移植患者会出现急性呼吸短促，甚至发烧。

胸部 X 光会显示出肺部炎症的白色，而没有炎症的地方本应该是黑色的。幸运的是，大剂量类固醇有助于驱逐所有入侵的淋巴细胞，急性排斥反应很少会导致死亡。风暴过后，生物钟似乎会重新设定，通常情况下，身体会接受新肺。

慢性排斥反应则是由完全不同的机制引起的，通常发生在手术第一年之后，而急性排斥反应发生在头几个月。慢性排斥反应中，没有大量的炎性淋巴细胞涌入，只有在气道周围由于成纤维细胞（形成瘢痕的主要细胞）的活化而慢慢形成的瘢痕。与在治疗特发性肺纤维化中一样，类固醇和其他抗炎药物对成纤维细胞不起作用。

吡非尼酮（Pirfenidone）是经批准用于治疗特发性肺纤维化的药物，早期研究显示，该药有望成为治疗肺部炎症的潜在靶向新药，更大型的研究正在进行中。[11]

慢性排斥反应的根本原因尚不清楚，可能是一些有毒的吸入物或典型的轻度病毒没有被新肺妥善处理。要想正常呼吸，不但需要大量工作，而且代价十分昂贵，特别是当正常的免疫系统被排斥药物阻断的时候。

也就是说，即使有慢性排斥幽灵的存在，今天92%的肺移植接受者仍在一项调查中表示，如果有可能的话，他们愿意再做一次，76%的人对手术非常满意。[12]要是我们能找到足够多的器官给那些需要的人就好了。

解决这一问题的办法是提高从潜在捐赠者那里获得肺的比例。到目前为止，从捐赠者那里获得的肺回收率最差，只有20%的肺是可用的，远低于其他器官的回收率。[13]

肺器官非常脆弱，容易受损。多伦多大学研制了一种新装置——体外肺灌注机（Ex-vivo Lung Perfusion Machine），用于将功能欠佳的肺在植入接受者体内之前，通过在高氧和营养丰富的液体中进行灌注，来改善其质量。早期的研究结果令人鼓舞。

更进一步说，干细胞和肺再生的科学发展进步，可能会使人类根本就不需要移植任何外来器官。科学家们设想，从肺功能衰竭的患者身上提取一个细胞，将其恢复到未分化状态，就像达雷尔·科顿医生

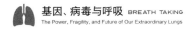

向我们展示的那样，然后培养出并构成一个完整肺的所有不同类型的细胞。

这虽然是巨大的挑战，但更大的挑战可能是制造能容纳所有不同细胞的"脚手架"。肺有潜在的非细胞结构，称为细胞外基质（Extracellular Matrix），很像摩天大楼的框架。藤蔓可以附着在格栅上攀爬生长，细胞外基质这种"脚手架"也是给肺细胞和血管组织提供复制和生长过程中可依附的"格栅"。

科学家们正在试验两种不同的方法来构建这种"脚手架"：第一种是使用新的蛋白质从头开始构建，第二种是从动物肺中剥离一些细胞再加以构建。如果全肺再生试验成功的话，将消除排斥问题，并且可以对已经老损陈旧的肺通过移植进行升级，恢复其原有功能。

第四部分

超越时空

爱、死亡与医学的希望

第 14 章
从未被讲述的伟大医学故事

与囊肿性纤维化（Cystic Fibrosis，简称 CF）抗争的故事汇聚了本书的三大主题：肺的核心地位，遭受灾难性疾病折磨的患者的勇气，以及医生的努力工作、智能观察和合作在推进医学科学向前发展中的重要作用。

20 世纪中期，患有囊肿性纤维化的人的平均预期寿命不足 5 年，但现在已延长至近 50 年。[1] 人类是如何取得这样辉煌成就的？现在看来，本故事不只是如何治疗一种疾病的个案研究，在不太遥远的将来，也许会为如何终结疾病提供借鉴。不仅这个故事里的所有主角——科学家、患者及其家人，都表现不凡，而且揭开囊肿性纤维化神秘面纱的故事本身，也非常引人入胜。

1989 年 8 月 25 日，对囊肿性纤维化患者来说，是非常重要的一天。那天，又高又瘦的弗朗西斯·柯林斯（Francis Collins）出席了一场世人瞩目的新闻发布会。站在 20 台摄像机前，柯林斯那一头蓬乱的棕色头发和他任性的胡子在明亮的灯光下相映成趣。当时，柯林斯已经是密歇根大学著名的科学家了（后来担任美国国立卫生研究院院长）。他在谈到已发现囊肿性纤维化的潜在遗传缺陷的时候，不知是因为紧张，还是太过兴奋，额头上沁出了汗珠。柯林斯迫不及待地宣称，在囊肿性纤维化这座珠穆朗玛峰（The Mount Everest）上，已经建立了"大本营"。要登上山顶（攻克囊肿性纤维化），可能还需要十几个月左右的时间。

但是，月复一月，年复一年，几十年过去了，登顶的承诺并没有兑现。囊肿性纤维化患者、患者的父母和全国各地的医生可能听到了那场新闻发布会，但到头来还是空欢喜一场。遗传缺陷已经被发现，但在治疗上没有取得重大突破，而且进展也停滞不前。

拯救"咸孩子"

囊肿性纤维化是一种遗传性疾病，可能已经存在了数千年。几乎可以肯定的是，中世纪出现的"咸孩子"就是指这种疾病。当时人们常说："亲一下孩子的额头，如果是咸的，就说明他被诅咒了，很快就会死去。"

1595 年，荷兰莱顿大学（University of Leiden）的彼得·波夫（Peter Pauw）对囊肿性纤维化患者进行了第一次尸检。在对一个"被诅咒的"孩子进行尸检时，他发现这个孩子的胰腺被脂肪取代了："肿胀部分变硬，（而且）呈白色光泽。"[2]

在 19 世纪，随着医学上通过尸体解剖了解疾病的方式得到认可，类似囊肿性纤维化疾病的描述就更多了。1830 年到 1878 年间，维也纳大学的卡尔·冯.罗基坦斯基（Carl von Rokitansky）医生解剖的尸体大约有 3 万个。根据卡尔对其中一个病例的描述，一名婴儿出生后不久，就因肠道堵塞而死亡。这种类型的肠梗阻几乎都是囊肿性纤维化的表现。

在随后的几年里，医学文献中出现了其他关于可能患有囊肿性纤维化的婴儿的描述，其中大多数死于营养不良。导致大部分囊肿性纤维化患者死亡的原因是食物吸收不良。为了帮助人体消化营养物质，胰腺会产生酶来分解食物中的脂肪、蛋白质和碳水化合物，这样营养物质才可以被小肠吸收。囊肿性纤维化患者出生时，胰腺通常已经损坏，如果没有今天开出的替代酶，这些婴儿将无法吸收营养物质，体重无法增加，几个月内就会死亡。

20 世纪 30 年代，列出囊肿性纤维化典型症状和体征的病例论文数量有所增加。写这些论文的人几乎肯定是在描述囊肿性纤维化，但他们没有意识到，看到的就是囊肿性纤维化的实体。囊肿性纤维化经常与乳糜泻[①]混淆，后者也是一种导致食物吸收不良的疾病。其中一份报告来自瑞士儿科医生圭多·范可尼（Guido Fanconi）。

他研究兴趣广泛，涉足多个医学领域。1936 年，他描述了两个患有肺黏液和胰腺衰竭的孩子。其中一个 10 个月大时死亡，另一个 3 岁时死亡。在这份报告中，范可尼首次使用了 "Cystic Fibrosis"（囊肿性纤维化）一词，指的不是肺内的任何东西，而是胰腺的病理状态——充满伴有纤维化的脂肪球（囊肿）。

在科学界，似乎有一个不成文的规定：科学家只有通过让世界

---

① 乳糜泻（celiac disease），又称为脂泻病，是患者对麸质（麦胶）不耐受引起小肠黏膜病变为特征的一种原发性吸收不良综合征。

上其他人相信他们的发现是原创的，才能获得赞誉。范可尼医生自以为命名了一种新东西，但并没有因此而被认定为该疾病的命名人。倒是哥伦比亚大学的多萝西·安德森（Dorothy Andersen）博士，1938 年发表的一篇描述囊肿性纤维化的论文，被视作该疾病学术研究的开端。

1901 年，多萝西·安德森出生于美国北卡罗来纳州（North Carolina）的阿什维尔市（Asheville）。她的父亲是丹麦人，在她 13 岁时去世。她的母亲是美国人，患有慢性疾病。家庭的重担落在了安德森一个人身上。

母亲 1920 年去世后，她才得以全身心投入医学。安德森先读完了蒙特霍利约克学院（Mount Holyoke College，又译为曼荷莲文理学院），接着又到约翰斯·霍普金斯大学医学院就读，并在 1928 年获得了医学博士学位。

之后，安德森在纽约州罗切斯特市的斯特朗纪念医院（Strong Memorial Hospital）外科实习，但接下来因为性别原因，高级专科住院实习申请被拒绝。但她没有被歧视吓倒，在病理学领域勇往直前，1930 年在哥伦比亚大学担任研究助理，几年后加入了教职。[3]

1935 年，在对一名推定患有乳糜泻的 3 岁儿童进行尸检时，安德森对一些不寻常的事情产生了怀疑。她发现本应正常的胰腺，处于病变状态。就像波夫医生 1595 年所描述的那样，孩子的胰腺也呈白色光泽。从显微镜下看，该胰腺的正常结构大部分被脂肪组织所取代，还有囊肿和纤维化的成分——这个器官显然没有制造出适合消化的酶。

凭借敏锐的直觉，安德森博士觉得有问题，于是开始寻找其他死于消化问题和胰腺异常的儿童。她在自己的机构找到了一些，还有一些是从全国其他病理学家那里找到的。

最后，她共收集到49个病例，并在1938年发表的题为《胰腺囊肿性纤维化及其与乳糜泻的关系》（Cystic Fibrosis of the Pancreas and Its Relation to Celiac Disease）的论文中进行了探讨。[4]

很明显，一种未知的疾病正在婴幼儿中发生，这篇论文在全世界医学界引起了巨大的反响。安德森博士在论文中提到了其他医院医生的工作，这肯定引起了这些机构的兴趣，但真正让该论文产生影响的可能因素是她报告的病例数量，这一数字比以前发表的任何报告都要大得多。因为这篇论文，世界各地的医生开始意识到安德森博士所描述的综合征与乳糜泻没有任何关系，就在听诊器下，存在着一种以前没有诊断识别出的疾病。

在接下来的20年里，安德森博士继续做囊肿性纤维化方面的临床工作，并且逐渐成为世界领先的专家。1946年，她与同事罗素·迪桑特·阿格涅斯（Russell di Sant'Agnese）首次发表了一篇使用抗生素对抗囊肿性纤维化呼吸道感染的论文，同年，她还正确地将囊肿性纤维化标定为常染色体隐性遗传病（Autosomal Recessive Genetic Disease）。

若父母中一方有囊肿性纤维化缺陷基因，孩子会没事，但若父母双方都遗传了有缺陷的基因，孩子就会受影响。这与"常染色体显性遗传"疾病相反。常染色体显性遗传病是指控制疾病的致病基因位于常染色体上，来自父母任何一方的缺陷基因就足以使孩子受影响。

以前，囊肿性纤维化病只能在患者死后通过尸检才能知道，但安德森博士和阿格涅斯博士开发了两种测试方法，患者在活着的时候就可以进行诊断。他们先开发了一种测试方法，就是检查小肠中是否存在一种特殊的酶。然后又开发了另一种测试方法，该方法是偶然发现的，与 1948 年夏天纽约市发生的一场热浪有关。

那时，这座城市还没有普及空调，年幼的孩子因为脱水被送入哥伦比亚大学医院。阿格涅斯注意到，其中许多孩子都被诊断为囊肿性纤维化。

他假设，如果这些年轻的囊肿性纤维化患者更容易通过汗液排出盐分，水分就会跟随盐分排出，从而导致当时看到的脱水现象。阿格涅斯收集了孩子们的汗液后进行了测试，发现其中的盐含量非常高。（现在我们知道"咸孩子，被诅咒"这句中世纪谚语是从哪里得来的了。）即使今天已经有了先进的基因检测技术，检测汗液中盐的含量仍然是诊断的黄金标准。

在安德森博士 1938 年发表了那篇描述囊肿性纤维化症的论文之后的几十年里，囊肿性纤维化症的科学研究和治疗方法发展迅速。第一个重大进展是使用胰腺酶来完成纤维化胰腺和患病胰腺无法完成的工作。每粒胶囊内都含有脂肪酶、淀粉酶和蛋白酶颗粒，这三种酶可将脂肪、碳水化合物和蛋白质分解为身体可吸收的单元。患有囊肿性纤维化症的婴儿服用后，效果立竿见影。最终在这些酶的帮助下，婴儿可以分解食物，获取营养了。

胰酶缺乏症（Pancreatic Enzyme Deficiency）得到了很大改善，婴儿能够活得更长久，但现在他们的肺部开始出现问题，产生过多的黏液，随后被侵袭性细菌（Aggressive Bacteria）定植。为了对抗这些细菌，医生和科学家们开始试验新的抗生素，如红霉素、土霉素和金霉素，就像安德森博士第一次使用这些药物一样，采用的是吸入和静脉注射的方式。这些药物对肺有很大的好处，可以暂时控制住疾病，使患者的肺能够正常工作，不会在细菌、黏液和脓液的重压下衰竭。

有了这些新药，囊肿性纤维化症患者的预期寿命在不断延长，从1938 年的 6 个月，到 1950 年的 2 年，再到 1962 年里程碑式的 10 年。虽然科学研究很重要，但是这个时候发生的一些事情，比任何研究人员都更能影响囊肿性纤维化症的进程。

有一群人对寻找治疗囊肿性纤维化症的方法更有热情，甚至比任何研究人员、医生或社会工作者投入的情感都多，他们就是患者的父母。1955 年，他们在费城联合在一起，组成了一个全国性的倡导组织，这不仅改变了人们看待囊肿性纤维化症的方式，也改变了医生思考、治疗和解决此疾病的方式。

在这群人中，第一批也是投资最多的两个成员是米尔顿·格劳布（Milton Graub）和他的妻子伊芙琳（Evelyn）。1945 年，米尔顿在费城的哈内曼医学院（Hahnemann medical College）获得医学学位，并在附近儿科诊所坐诊。他们的儿子李出生于 1948 年，但看起来并不健康。先是体重增加困难，而后肺部受到感染。弥尔顿新近听说了一种新疾病——囊肿性纤维化，于是便带着当时两岁的儿子去见安德森博士，后者证实了这一诊断。此时伊芙琳已怀上女儿凯西（Kathy）。凯西也在出生后不久就被诊断出患有囊肿性纤维化症。

诊断结果让格劳布夫妇震惊不已，弥尔顿回忆道："孩子得了不治之症，而且很少有人听说过这种病，这让我们彻底崩溃了。"⁵ 在李被确诊时，胰腺酶和一些抗生素是唯一的治疗选择，气道清除的方法才刚开始出现。

生活发生了翻天覆地的变化后，格劳布夫妇做的第一件事，就是联系费城地区其他患有囊肿性纤维化症的孩子的父母。他们认为，众人拾柴火焰高。1952 年，他们一起成立了一个当地的倡导组织，以提高人们对囊肿性纤维化的认识。在倡导组织成立的早期，米尔顿·格劳布会去拜访每一个离他家 200 英里以内被诊断患有囊肿性纤维化症的家庭，确保他们的问题得到了解答，并能够获得可用的药物和治疗。其他一些家长也开始主动找上门，这是典型的草根行为。

这个当地的倡导组织不断发展壮大，在 1954 年举行了第一场募捐活动，并有了第一位特邀演讲嘉宾。1955 年，在格劳布夫妇和来自多个城市的家庭的共同努力下，一个国家特许的慈善机构成立了，名叫囊肿性纤维化基金会（Cystic Fibrosis Foundation）。在克利夫兰（Cleveland）、巴尔的摩（Baltimore）和波士顿等城市也成立了分会。

该组织开始积累资金，并将资金用于项目研究，以推动其向前发展。由于在多个城市进行了有针对性的筹款活动，加上这种疾病令人心碎的致命性，每次都能收获数以百万计的资金，未来的几十年里一直如此。1955 年，该基金会在艾奥瓦州举行了第一次科学会议，当时许多顶尖科学家都参加了。

除了筹款和分发补助金外，基金会还做了一些更重要、超前于时代的事情。2013 年，《牛津英语词典》（Oxford English Dictionary）收录了时髦的短语"Big Data"（大数据）。这个短语在不同领域的含义略有不同。例如，在技术领域，大数据指的是利用大量消费者信息来预测某个人可能喜欢什么。在医学领域，大数据用于收集大量患者的临床信息，然后用来帮助建立结果模型。

早在科技公司利用大数据来预测广告反响之前，囊肿性纤维化基金会就已经在收集全国范围内每个患者的相关数据。这些数据信息尽可能详尽，包括患者的身高、体重、服用的药物、确诊时的年龄、肺部所携带的特定细菌等等，而且一年要收集好几次。

这些信息对于阐明患者的发展趋势至关重要，有助于制定有关哪些年龄段需要哪些药物的指导方针。这些数据还将在研究人员研制新药时发挥重要作用，对于寻找治疗疾病的方法也至关重要。整个医学领域的其他专业医生都看到了大数据方法的优势。近年来，许多其他领域的医生已经开始基于囊肿性纤维化基金会几十年前开创的模型，来追踪研究患者。

基金会还帮助建立了专门的囊肿性纤维化治疗中心，患者可以得到最好、最先进的治疗，因为治疗中心的医生都受过专门的培训，对疾病有深入的了解。卓越的诊所总是建立在学术医疗中心，最初的两家诊所建立于 1961 年。在哥伦比亚的一家，是在安德森博士的指导下建立的，在波士顿的一家，是在哈里·舒瓦克曼（Harry Shwachman）博士的指导下建立的。医疗中心的数量迅速增长，一年后，又成立了三十多家，如今已超过一百三十家。

让这些专业中心对家庭更有吸引力的是，患者不仅可以由受过专业培训的医生来看病，还可以由营养学家、呼吸治疗师、社会工作者和研究协调员共同会诊。囊肿性纤维化症涉及多个系统，应进行综合性治疗。这种护理模式在当时是独一无二的，并且保持了很多年，直到其他专业人士认识到它的优势。

现在，慢性阻塞性肺病、间质性肺病和癌症的附属专科诊所都在效仿这种模式。结果证明，囊肿性纤维化症患者预期寿命的持续延长，都要归功于这种有效的模式。

1958 年，格劳布夫妇的儿子李 10 岁时去世，他们的女儿凯西也在 1969 年（18 岁时）去世。1995 年，米尔顿和伊芙琳用筹措的巨额款项，帮助以色列特拉维夫市（Tel Aviv）的施耐德儿童医院（Schneider Children's Hospital），建立了以他们的孩子凯西和李名字命名的囊肿性纤维化中心，多年来为数百名儿童提供了医护。

格劳布医生、妻子伊芙琳以及早年与他们共事过的所有患者父母、朋友和倡导者的名字，在任何科学教科书上都找不到。但是通过帮助建立囊肿性纤维化基金会，通过宣传和筹款，通过明确使命，紧追不舍，他们成为真正改变该疾病进程的人。

20 世纪 70 年代末，美国国立卫生研究院拟为囊肿性纤维化相关项目提供研究经费，为期 5 年，每笔经费的数量都相当可观。35 个项目申请了这个著名的奖项，国家卫生研究院成员和一个由外部科学家组成的研究小组成员坐下来讨论，哪个项目应该得到资助。在阅读完所有项目资助申请书后，他们一致认为，任何项目都不值得资助。

美国国立卫生研究院的一位人士认为，所有项目的科学水准都不高。他就是 1974 年加入研究院的鲍勃·比尔（Bob Beall）。起初，他并没有打算参与像囊肿性纤维化这样的罕见疾病（那种影响不到

20 万人的疾病）。就像经常发生的那样，一次经历从此改变了他的想法。

1977 年 2 月一个寒冷的日子，在马里兰州的贝塞斯达（Bethesda），比尔在国立卫生研究院的顶头上司请他帮忙管理囊肿性纤维化的拨款和研究院项目，并参加在加州拉霍亚（La Jolla）召开的基金会领导人会议。当时，比尔还不会拼写"Cystic Fibrosis"这个单词，但2 月份的南加州（Southern California）听上去不错。

天气果然很好，但正如比尔之前所断定的那样，在与基金会领导人交谈时所看到的该项目的科学知识还达不到资助的标准。不过，让比尔深受感动的是，在休息时间与患者家人交谈时，他看到他们有想要得到答案的迫切愿望。

他们强烈的使命感和明确的目标促使比尔想参与其中。起初，比尔在研究院参与囊肿性纤维化相关工作，自 1980 年开始，他在囊肿性纤维化基金会担任全职工作，领导其研究工作，几年后，被提拔为总裁兼首席执行官，并在这个位置上干了 21 年。在比尔的指导下，该基金会在治疗囊肿性纤维化症方面又迈出了一大步，成为其他医学基金会羡慕的对象。

比尔致力于支持基金会倡导的科学研究，专门设立项目，从细胞层面上研究导致囊肿性纤维化患者肺部产生破坏性黏液增多的原因。全国各地临床诊所的医生都想要钱来医治患者，但比尔说服董事会成员，首要任务是找出基本的细胞缺陷，并认为大力投资科学研究才是前进的方向。董事会踌躇不决，因为像比尔提议的这种科研项目，从来没有得到过非营利基金会的资助。

重大研究项目一般由政府和大学资助，但对于相对较小的基金会来说，存在巨大的财务风险。资助个人补助是一回事，资助这样的项目是另外一回事儿，因为不仅要支付高额薪水，还要支付大学的主要基础设施建设费，需要数千万美元，确实会消耗基金会很大一部分资源。但从比尔的角度来看，如果想要达到目的，也就是治愈该种疾病，那么就必须冒很大的风险。基金会董事会最终同意了。

1982 年，三个主要的大学研究中心成立，分别是北卡罗来纳大学（University of North Carolina）、阿拉巴马大学（University of Alabama）和加州大学旧金山分校（University of California，San Francisco）。这三个研究中心被命名为研究发展计划中心，任务是共同努力填补囊肿性纤维化知识的空白。从科学的角度来看，各方面都同意研究重心需要"往上游移动"。

上游（Upstream）和下游（Downstream）是指发生在细胞层面上的事情。最上游的是由 DNA（脱氧核糖核酸）组成的基因，其中储存着构建蛋白质的物理编码。往下游移动，就是由这些 DNA 转录而来的 RNA（核糖核酸）。再往下是由 RNA 为模板合成的蛋白质。多年来，所有的囊肿性纤维化的治疗方法都集中在下游，仅仅是清除黏液和用抗生素治疗感染。但针对下游的治疗手段并不能治愈疾病，不能修复有缺陷的 DNA、RNA 或蛋白质。这些工作需要在细胞内部，即上游进行。

研究发展计划中心取得了成功，在接下来的几年里，科学论文的数量先是增加了一倍，然后又增加了三倍。但鲍勃·比尔真正想要的是找到基因缺陷。因为囊肿性纤维化会在家族中代代相传，显然是一种遗传疾病。比尔明白，如果想要找到治愈的方法，就需要找到 DNA 缺陷发生的位置，并识别出 DNA 译码出来的缺陷蛋白质。据推测，这种蛋白质参与黏液的生产，也参与肺和胰腺的运转。该基因及其伴生蛋白质是整个疾病的症结所在。

1985 年，多伦多大学的徐立之（Lap-Chee Tsui）将有囊肿性纤维化缺陷的基因定位到 7 号染色体上，取得了该项研究方面的第一个突破。[6]

在人体的每个细胞的细胞核里，都有 23 对染色体。根据细胞的位置，只有 DNA 的某些部分被激活，才会合成细胞在特定器官发挥功能所需的蛋白质。蛋白质负责完成细胞维持生命所需的所有工作——分解碳水化合物，调节盐和水，产生能量，以及其他许多工作。

DNA 以单一的方式制造蛋白质，这是弗朗西斯·克里克和詹姆斯·沃森在 1954 年首次提出的观点。所有的 DNA 都是由四个碱基对组成的，分别是 A、T、G 和 C。这些碱基对以不同的排列顺序分为三组。

各种氨基酸正是按照这些碱基对在 DNA 链上的不同排列顺序，组装在一起从而形成各类蛋白质的。例如，如果 DNA 链上的某一部分有三个碱基对 GCC，那么这组碱基对就可以捕获一个游离丙氨酸（Amino Acid Alanine），如果接下来的三个碱基对是 GAC，就可以捕获一个游离天冬氨酸（Aspartic Acid），并与前面的丙氨酸组装到一起，就这样逐次形成不断延长的蛋白质分子。

回头想想，所有的蛋白质都是由一串氨基酸组成的，而特定蛋白质的氨基酸类型取决于 DNA 中四个碱基对的组合。

然而，值得注意的是，在上述两种氨基酸的编码中，只有一个碱基对是不同的。也就是说，GCC 与 GAC 中只有中间的 A 和 C 是不同的。如果在 DNA 上本应读到 A 的位置，读到的是 C，那么蛋白质中加入的就是丙氨酸而不是天冬氨酸。在 DNA 中，错误的单个碱基对（称为点突变）所产生的错误的氨基酸，将导致最终形成的蛋白质功能异常，即便是这个蛋白质由数百乃至数千种氨基酸组成，也会造成功能异常。

之所以有囊肿性纤维化发生，人们认为是由于在人体的 23 条染色体中的某一条染色体上，DNA 的某些非常特殊的位点被破坏造成的。在细胞生物学层面上，这意味着 DNA 的某个地方是由错误的碱基对构成的，即 A、T、G 和 C 的特定排列错误。由于碱基对编码氨基酸，错误的氨基酸将被添加到正在构建的蛋白质中，导致功能异常。据推测，在囊肿性纤维化中，该蛋白质参与了肺和胰腺细胞中黏液产生的调节。

人类基因组存储空间巨大，我们的 23 条染色体包含大约 30 亿个碱基对，这些碱基对编码用来维持生命的 2.1 万种蛋白质。可以想象，在这么大的范围内，只查找 1 个有缺陷的碱基对，工作量有多么巨大。为了缩小范围，徐立之的实验室分析了囊肿性纤维化症患者家族的 DNA，并在遗传物质上寻找相似性。

徐博士发现，所有的家族成员似乎都在 7 号染色体的某个特定部位发生了类似的变化。表现出这些变化的 DNA 虽然无关紧要（只有1% 的 DNA 制造蛋白质，其余的作用尚不清楚），但暗示了在常见囊肿性纤维化症的家族中，这一区域有些不同。

定位到 7 号染色体，徐博士已经把要分析的 DNA 数量，从 30 亿个碱基对减少到了 1.59 亿个，但这仍然是一项艰巨的挑战。获得精确的细节并不容易，一些人认为以现有的技术根本无法做到。

密歇根大学（University of Michigan）的科学家弗朗西斯·柯林斯对徐博士的实验室工作感到兴奋，认为他使用的一些实验方法可能会有所帮助，这些方法被称为染色体步移（Chromosome Walking）和染色体跳跃（Chromosome Jumping）。柯林斯向徐博士提议，他们不仅要合作，而且要将项目实验室联合起来。

几年来，这两个实验室在共同探索囊肿性纤维化基因的过程中分享数据和方法，表现出非凡的团结协作精神。从安娜堡（Ann Arbor）到多伦多有 5 个小时的车程，往返的次数多了，两位科学家都有了驾轻就熟之乐。为了激励自己，他们买了一瓶加拿大威士忌放在架子上，并承诺只有在找出该基因后才能打开。

柯林斯博士激励实验人员的方式很独特。在谷仓遍地的密歇根州工作了很多年的他，很容易就估算出了面前谷仓中一堆干草的重量大约是 8 吨。他知道，一根普通的针重约 2 000 毫克。按比例来说，在数以百万计的碱基对中找出那个有缺陷的碱基对，无异于大海捞针。柯林斯博士在谷仓里拍了一张照片，照片上有一堆干草，一只鸡，左边是长柄草耙，头顶是旧木橼。自信的柯林斯手里拿着一根闪亮的银针。传达的信息很清楚：找到这个碱基对是可能的。

染色体步移和染色体跳跃是用于分析 DNA 和确定特定区域的精确碱基对的方法。在当时的科技条件下，根本无法分析大的 DNA 片段。可以分析非常小的碎片，但必须先切割才能分析，而切割 DNA 的过程使人们无法确定被切下来的那一段是在 DNA 长链上的什么位置。

为了成功进行分析，科学家们将从他们认为有用的 DNA 的特定区域开始。分析 7 号染色体时，柯林斯二人从徐立之在囊肿性纤维化家族的非编码 DNA 中找到的类似突变的区域开始。他们知道这不是要找的那个基因，但相信那个基因就在附近，这两个区域是连在一起的。

徐博士之所以能够找到这个相似的非编码区，因为它比编码蛋白质的染色体部分要大得多。但这也只是染色体上没有意义的编码，重复的碱基对串碰巧在囊肿性纤维化家族中不同而已。

尽管如此，这仍是一个可以开始的地方。从这个起点出发，柯林斯和徐立之开始沿着 DNA 向下"步移"，按不同的间隔切割 DNA 片段，然后分析每个片段的碱基对。因为他们每次在不同的地方切割相同的大 DNA 片段，在分析出来的代码中有重叠的序列，利用这些序列可以把整个链按正确的顺序串起来。例如，经分析发现，一个 DNA 片段的末端带有 ACTCAG 序列，而另一个片段可能在开端有相同的 ACTCAG 序列。然后这两个片段可以据此组合在一起，得到一个更大的 DNA 片段序列。

在一个区域"步移"之后，他们就会"跳跃"到染色体的另一区域，并在该区域执行相同的操作。在不同领域切割，分析片段以寻找所需的碱基对，然后通过匹配重叠的序列再次将整个片段拼接在一起，这一次，他们还可以将"跳跃"之前的部分拼接在一起。

使用这种"步移"和"跳跃"的方法，柯林斯和徐立之慢慢地重建了第 7 号染色体上（特别是在徐立之以前发现的区域周围）的遗传物质。他们不仅将这些技术应用于囊肿性纤维化的患者的遗传物质上，而且将之与没有患该病的家庭成员的基因作比较，寻找任何可能有显著差异的基因。

但想要找到这个基因，真是太难了。一些遗传疾病的染色体中有成千上万个碱基对缺失（大量缺失），这当然要比只缺失一个碱基对更容易找到。囊肿性纤维化的缺陷蛋白不是由碱基对大量缺失引起的。但慢慢地，通过艰苦的片段切割、分析和拼接，这个拼图开始逐渐成形。

1989 年 5 月，柯林斯和徐立之在康涅狄格州（Connecticut）纽黑文市（New Haven）的耶鲁大学（Yale University）参加一个学术会议时，结果不期而至。每天晚上，这两位科学家回到住所，都会查看传真过来的当天实验室碱基对分析报告。

一个雨夜，他们从地板上捡起成卷的传真纸，在上面发现了答案。通过对 7 号染色体一个非常特定区域的碱基对进行比较，他们发现患囊肿性纤维化的人缺少 3 个碱基对，一个是 C，一个是 T，另外一个是 T。那些没有患病的人不缺少这 3 个碱基对。这 3 个缺失的碱基对，来自一条长度为 188702 个碱基对的染色体。

在 1480 个氨基酸中，有一个被排除在了蛋白质之外，这个蛋白质因此不能正常折叠[①]，也不能正常发挥功能来管理水和电解质，结果导致囊肿性纤维化。很明显，他们终于找到了缺失的碱基对、找到了那个基因。[7]

之后，他们回到多伦多，兑现诺言，打开了那瓶加拿大威士忌，

———————————
①蛋白质获得其功能性结构和构象的过程。

以示庆祝。二人请实验室技术人员为他们拍下具有历史意义的庆祝照片。两位知名科学家在早上十点就喝烈酒，这多少让人感觉很奇怪，但在一堆医学杂志背景的映衬下，他们无比灿烂的笑容，是真正源自内心的喜悦。这一重大发现激起了患者的无限希望。一位八岁的患者在发现基因的当天写下一篇日记，并转发给柯林斯医生，上面写道："今天是我一生中最美好的一天。他们为囊性纤维症找到了一条基因①。"8

导致囊肿性纤维化的基因的发现，与20世纪80年代早期在细胞层面上所做的研究工作有关。该研究认为，正是细胞层面上发生的变化，才导致了肺部黏液的问题。保罗·奎顿（Paul Quinton）博士就是从事这项研究工作的科学家之一。

20世纪50年代，保罗在得克萨斯州东南部度过童年，一直饱受咳嗽和肺部感染的折磨。保罗去看过医生，但始终没有得到确切的诊断结果。通过做研究，他发现自己可能患有囊肿性纤维化症。他向休斯敦的一位肺科医生说出了这个猜想。这位医生比较相信这个19岁孩子的洞察力，于是为保罗做了汗液测试，结果证实保罗的判断是对的。当保罗问他还能活多久时，这位肺科医生诚实地告诉说，他不知道，从技术角度讲，保罗应该已经死了。

保罗把这位医生的话放在心上，继续做研究，首先在莱斯大学（Rice University）获得博士学位，然后在加州大学洛杉矶分校做博士后工作。保罗特别希望自己能找出困扰他的疾病的细胞缺陷，又加上对生理学也感兴趣，在加州大学时，他将二者融合起来研究。

---

①原文中"囊肿性"和"基因"两个词有拼写错误。

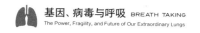
寻找导致囊肿性纤维化的基因

20 世纪 70 年代，在保罗开始从事科学研究工作时，人们就已经知道囊肿性纤维化患者的细胞中发生了一些异常现象。当时流行的观点是，患者血液中的某些因素导致了受影响器官（如肺、胰腺和皮肤）电解质异常和液体失衡。

由于咸皮肤是患病的明显标志，奎顿博士认为这就是很不错的起点，所以开始研究患者的正常细胞以及细胞是如何移动构成盐的两种物质——钠和氯。

奎顿博士开始研究患病肺组织内的细胞，但这些细胞瘢痕累累，无法进行有效研究。奎顿博士决定把重点放在汗腺上，汗腺功能异常，但没有疤痕组织，没有病理影响。作为对照，他使用了中年男性头发移植后丢弃的皮肤。至于患病汗腺，奎顿博士从当地患者那里，也从他自己身上获取，今天他手臂上的疤痕就是大块组织被切除的证据。

1983 年，奎顿博士将所做试验的结果发表在《科学》杂志的一篇论文中。他指出，囊肿性纤维化患者汗腺中的细胞无法适当地将氯离子排出体外。论文还表明，这种功能障碍不是由血液缺陷引起的，而是由细胞氯离子通道渗透性缺陷引起的。[9]

徐立之、柯林斯、奎顿等人的研究最终将二者联系起来。故事讲到这里，想必各位已经清楚了从基因到蛋白质再到疾病之间存在的因果关系。基因密码中丢失三个碱基对，会导致蛋白质中丢失一个氨基酸，进而导致蛋白质折叠障碍。

这种蛋白质被称为囊肿性纤维化跨膜电导调体（The Cystic Fibrosis

Transmembrane Conductance Regulator，简称 CFTR），通常会移动到细胞表面，并让氯离子移动出去。这个系统被破坏后，氯离子会被卡在细胞内，带负电荷的氯离子会吸引带正电荷的钠离子。由于钠和氯结合形成盐，接着水就被吸引到细胞内。如果细胞表面没有盐和水的润滑，黏液就会变干变硬，随之而来的就是细菌、炎症和疾病。

到 20 世纪 90 年代中期，人们对囊肿性纤维化中的生物化学特性已经有了很好的了解，而且未来的发展方向也很明确。通过一种被称为病毒介导转移（Viral Vector Transfer）的基因疗法新技术，有望快速治愈该疾病。有些病毒的工作原理是将其遗传物质（以 DNA 或 RNA 形式）插入宿主的 DNA，然后利用宿主的细胞机制将其 DNA 转录到它们需要的蛋白质中，以复制自身。

病毒不能自我复制，但它们确实有数百万年利用其他生物细胞（包括人类在内）进行复制的经验。事实上，我们大约 8% 的 DNA 来自病毒永久留下的 DNA。[10] 对于囊肿性纤维化，研究人员建议将正常的囊肿性纤维化基因复制加载到病毒的 DNA 中，然后让病毒将这个功能基因植入患者的 DNA 中。

问题是，尽管很长一段时间以来，病毒确实已经将其遗传物质植入人体内，而且在某些情况下非常成功，但人体的免疫系统也在同样长的时间里一直在对抗病毒入侵。

采用对症的基因疗法，将正常的囊肿性纤维化基因装载到病毒上并不是问题。问题是如何避开人体的免疫防御系统，让病毒将正常的囊肿性纤维化基因复制到肺细胞中。基因转移发生所需要的确切环境令人难以捉摸，直到今天依然如此。

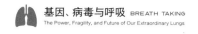
让囊肿性纤维化变成可治愈的疾病

1989 年发现缺陷基因后，就开始有传言说，疾病治愈的希望不远了。20 世纪 90 年代，基因疗法的失败对囊肿性纤维化患者和基金会都是巨大的打击。但是，正如他们惯常所为，囊肿性纤维化基金会的成员们重新振作起来，思考他们下一步要做的大事，思考下一个要冒的大风险。他们有登顶的坚定信念。

到 20 世纪 90 年代中期，囊肿性纤维化治疗取得了很大进展。新的药剂不断涌现，比如百慕时（Pulmozyme）和妥布霉素（Pulmozyme）吸入剂，有助于抑制和清除黏液。

预期寿命每年都在攀升。但是基金会（患者及其家人也一样）意识到，所有的治疗和改善都只是在疾病的边缘徘徊。治疗的重点仍然集中在下游，所有人都知道，打开囊肿性纤维化大门的金钥匙是提高氯离子从细胞内部到细胞表面的移动效率，这样黏液就不会积聚，从一开始就不会出现感染。

囊肿性纤维化基金会的使命宣言有 43 个英文单词，很简短，但前 12 个单词是许多人（包括患者在内）最感兴趣的："（囊肿性纤维化基金会的）使命就是治愈囊肿性纤维化。"所以，在 20 世纪 90 年代中期，随着基因疗法的希望日渐渺茫，该基金会决定，研究的关注点转向缺陷细胞的中游。该基金会已研究下游 30 年，专注于清除黏液和治疗感染。之后的 10 年，一直在研究上游，首先识别出有缺陷的基因，然后试图将其修改回自然状态。现在该基金会将研究重点转移到中游，集中在缺陷蛋白质上。

即使蛋白质有缺陷，囊肿性纤维化患者的细胞仍然能够从受影响的细胞中，运输出正常数量1%的氯化物、钠和水。科学家们相信，如果能将有缺陷蛋白质的运输功能提高到正常水平的20%，甚至更好，达到50%的水平，将对患者的生活产生重大影响，使囊肿性纤维化患者保持足够的肺功能，能够健康长寿。为了使有缺陷蛋白质更好地发挥作用，科学家们认为，可以依靠蛋白调节剂（Protein Modulators）。这种药可以操纵细胞的组织，改善细胞内产生的有缺陷蛋白质的质量和数量。

然而，问题是囊肿性纤维化基金会所提倡的蛋白调节剂并不存在。事实上，食品药品监督管理局没有批准任何用于治疗疾病的蛋白调节剂。在生物化学领域，蛋白调节剂属于小分子科学领域，即对小到既能进入胃肠道又能进入细胞以产生变化的分子的研究。

在20世纪90年代中期，小分子科学专注于关闭某些功能，比如激活自毁开关来停止癌细胞的复制。到目前为止，还没有开发出一种能够启动某些功能的分子，比如增加囊肿性纤维化蛋白质数量所需要的分子。

然而，现在正是机会。1990年，人类基因组计划开始对DNA中的2.1万个基因进行编目，这些基因编码了人类生存所需的所有蛋白质。这为科学家们提供了很多潜在的操纵目标。与此同时，化学的进步使得大量的药物可以很快地进行测试。这需要一些有朝气、有动力的人，能将化学和生物学的新知识结合起来，变成有用的东西。事实证明，在南加州一家公司工作的正是这样一群人。

极光生物科学公司（Aurora Biosciences）于1995年在圣地亚哥

成立。因为具有独特的能力，可以同时筛选数千种药物，这家公司吸引了囊肿性纤维化基金会的注意。该公司开发了一种被称为高通量筛选（High-throughput Screening）的技术，可以每天测试数千种小分子化合物的有效性，而大学实验室只能每周筛查几种。

接听囊肿性纤维化基金会来电的是极光公司的科学家保罗·内格雷斯库（Paul Negulescu）。主管告诉他，囊肿性纤维化基金会的鲍勃·比尔打来电话找他。当时，内格雷斯库想让主管推掉，但她没有同意，而是说："我认为这个家伙不会挂断电话，除非你过来和他谈谈。"[11]

鲍勃·比尔开门见山地说。"我刚刚看过一个关于高通量筛选的演讲，希望贵方能为囊肿性纤维化做筛选。可以吗？"天生谨慎的内格列斯库，痛苦地意识到会坠入许多陷阱和死胡同的可能性，因此不无勉强地回答说"我们可以试试看"，但对成功并不抱多大希望。

在囊肿性纤维化基金会的支持下，内格列斯库和他的研究小组开始着手解决这个问题。他们的计划是，先通过检测试管中囊肿性纤维化细胞的氯化物电导是否有所改善来筛选数千种药物，然后将在筛选过程中发现的有效药物用于人体试验。谈及这种方法的预期成功率时，极光公司的研究小组认为，需要对一百多万种化合物进行筛选，才能得到两到三种值得用于临床试验的小分子。

1998 年，该项目正式启动，2000 年，囊肿性纤维化基金会投资4 600 万美元，研究开始取得进展。首先，需要培养出与囊肿性纤维化患者相同的有缺陷细胞，以便在体外检测这些小分子，这是至关重要的第一步。来自患者的人类肺上皮细胞是测试药物的最佳细胞，但无法直接获取所需的细胞数量。培养有缺陷细胞,工作不仅过于繁重,也无法达到所需的数量。

内格列斯库研究小组检测了 20 种来自不同动物的上皮细胞的现有细胞系。这些细胞系已在其他实验室中使用,并且已知能够满足研究需求。

为了使这些细胞系发挥作用,研究小组需要能够改变其 DNA 以包含囊肿性纤维化缺陷。然后,在将药物注入其中以测试其有效性时,要确保细胞仍然存活。这花了好几个月的时间,但比从头开始培养所需的细胞要快得多。他们很幸运:20 个细胞系中有 1 个有效,是来自大鼠甲状腺的上皮细胞。在给这些细胞植入囊肿性纤维化基因缺陷后,科学家们可以向大鼠甲状腺细胞注入小分子,看看是否能提高氯离子电导率。

由于当时通过手工方式筛选 100 万种化合物并不现实,所以必须建立用于实验的实体物理机器。要知道每天都必须在不同的时间给成千上万的试管注入微量溶液和药物,对于一个人,乃至一群人来说,按所需规模做这项工作都是行不通的。实验室里的机器人还没有制造出来,所以该团队从汽车行业购买了机器人。这种机器人本是为弯曲钢材而设计的,有点粗糙,许多试管被压碎,细胞盘也掉了下来。最终,工程师们找到了正确的处理方法,并且对能够操纵囊肿性纤维化蛋白质的药物进行了高通量筛选。

筛选成千上万的化合物变成了一项浩大工程,保罗·内格雷斯库不得不承认,想要筛选成功的唯一方法就是寻求囊肿性纤维化患者和基金会的广泛支持。

一次早期的互动活动给内格雷斯库留下了深刻的印象：一个 4 岁的患者在将要和他们一起进行募捐步行的前一天，去了趟实验室。男孩告诉他说："我只是想谢谢你们帮我做维生素"。这个患了致命疾病的孩子所表现出的希望、脆弱、天真和感激之情都深深印在了他的脑海中，意志力和责任感的共同交织帮助他坚持不懈地走过科学所带来的死胡同，不管有多少个日日夜夜，不管有多少沮丧、失望和挫折。

在超过 100 万种被筛选的化合物中，只有不到 100 种潜在的小分子能够提高大鼠细胞中的氯离子电导率。在确定了候选药物后，研究小组转而在有囊肿性纤维化缺陷的人类支气管细胞上测试这些药物，这一过程将可能性缩小到了少数几种化合物。

其中有两种药物特别突出，药物化学家开始致力于提高其药力（一种药物需要服用多少克），同时保持其药效（一种药物的效果如何）和吸收能力。他们不得不拒绝最有效的那种药物，因为它缺乏其他所需的特性，但最终得到了可以进行临床试验的第一种药物。这种药物被命名为 VX-770，只适用于那些带有 G551D 突变的囊肿性纤维化患者。这不是徐立之和柯林斯 1989 年在实验室发现的那种基因突变。

后来的发现表明，具有 1 480 个氨基酸和 180 000 个碱基对的囊肿性纤维化蛋白质可能在数百个不同的地方发生突变，从而导致功能障碍。G551D 突变只占囊肿性纤维化总量的 4% 左右，但如果能发现一种小分子来修复损坏的部分，这将是该领域的巨大突破。

这个故事差一点就此打住了，因为在 2001 年，总部位于马萨诸塞州剑桥市（Cambridge）的生物技术公司福泰制药（Vertex）收购了极光公司。和极光公司一样，福泰制药也专注于小分子药物。

但吸引福泰公司眼球的并不是极光公司的囊肿性纤维化研究，而是其高通量筛查技术。福泰公司希望利用该技术开发出治疗癌症和肝炎的重磅药物，这将为数百万患者带来福音。当新的管理人员审查极光公司与囊肿性纤维化基金会签订的协议时，他们发现在美国只有3万名患者，在世界范围内只有7万名患者，所以他们认真考虑后，准备取消协议。

福泰公司也很注重与囊肿性纤维化基金会这样非营利组织的合作。一家私人非营利机构对一家营利性药品公司进行如此大规模的投资（如今被称为风险慈善事业），在当时是不存在的，是一种史无前例的模式。

鲍勃·比尔还记得，当他开始向一些制药公司推销这个想法时，谈话往往很快就会结束。"首先，你说的这种病不是什么大病。其次，你们是一家慈善机构，"他们会这样告诉他。同样重要的是，在20世纪90年代末，将一种药物推向市场需花费大约8亿美元，大约15年时间。公司需要确保可以把钱赚回来。鲍勃觉得能和极光公司签订协议，实属幸运。而现在极光公司被收购，一切岌岌可危。[12]

能让福泰制药决定继续和基金会合作下去的一个因素是该公司首席科学家们的热情，他们中的大多数人都来自极光公司。在与福泰公司首席科学官会面时，科学家弗雷德·凡·古尔（Fred Van Goor）展示了各种药物，并对每种药物进行了推介。

那位首席科学官早就有些不耐烦了，甚至在古尔准备做囊肿性纤维化药物 VX-770 的展示之前，就已经开始在收拾公文包了。古尔博士扫了一眼 VX-770 的演示文稿，看到有 30 张幻灯片时，意识到需要抓紧有限的时间。他直接跳到最后一张幻灯片，播放了一段视频，展示了 VX-770 清除细胞内氯离子的实时效果。

视频中，首先可以看到氯离子卡在细胞内，细胞表面有干燥硬化的黏液，然后 VX-770 进入，氯化物流出，黏液明显变薄，让细胞起死回生。看完视频后，首席科学官放下公文包，开始询问起有关这种新药的问题。

但福泰制药还是不买账。鲍勃·比尔没有放弃，在与该公司总裁乔希·伯格（Josh Borger）会面时，他强调了一些无形的东西——极光公司和基金会的科学家们对这个项目都充满激情。他还强调，囊肿性纤维化基金会已经承诺提供大量资金，患者以登记表的形式为临床试验提供巨大支持，还有全国各地的科学家也将提供大力支持。

幸运的是，福泰制药最终决定继续这个项目。这种新型药物具有潜力，而且在某种程度上，与基金会合作比与典型的放债公司合作更容易，后者会以产生利润为目的不断施加压力。基金会只专注于一件事，就是找到提高患者生命质量的药物，提早让其上市，利润是次要的。福泰公司决定给这种新的风险慈善模式提供机会。

保罗·内格雷斯库的团队继续对 VX-770 进行研究，在实际的人类肺细胞中取得了一些有希望的结果后，就将这种药物用到了部分患者身上。他们仅希望 VX-770 能够改善一些症状，减缓疾病的进展，并具有良好的耐受性。

但出人意料的是，在 2010 年发表的一项二期试验中，20 名具有相应基因缺陷的患者，肺功能提高了 8.7%。《新英格兰医学杂志》2011 年 9 月发表了一项更大规模的后续三期试验数据，结果再次令人惊叹。患者的肺功能增加了 10%，体重增加，症状有所改善。[13]

过去，患者每年肺功能都会丧失一些，但现在肺功能增加 10%，可以说在运动能力和整体健康方面都会产生巨大的差异。这无疑给此种破坏性极大、无情的疾病带来的是前所未闻的好结果。

从概念到小分子药物的发现，再到成功的临床试验，仅仅过去了 14 年。没有任何一种如此复杂、如此致命的疾病，其药物研发如此之快。几乎同样重要的是，治疗囊肿性纤维化症小分子药物的"概念验证"时刻已经到来。

囊肿性纤维化基金会欢欣鼓舞，但也不无担心。攀登珠穆朗玛峰，虽有了明显的进展，但只是对一小部分患者而言。其余 96% 的患者，因为没有发生特定的基因突变，也就无法得到 VX-770（现在该药物被称为依伐卡托）的帮助，仍然滞留在离大本营不远的地方，而不是离山顶更近。

福泰制药试验的下一个小分子药是奥卡姆比（Orkambi），是先前批准的是鲁马卡托（lumacaftor）和依伐卡托（Ivacaftor）的组合复方剂。奥卡姆比是以 delF508（徐立之和柯林斯发现的）为靶标的药物。delF508 是囊肿性纤维症中最常见的基因突变，可能覆盖了 50% 的患者。

奥卡姆比的成功肯定不是从概率中预测出来的，因为在参加后期临床试验的药物中，接近 90% 都通不过患者这一关，要么是因为无效、耐受性不好，要么是因为具有在人体试验之前并未发现的副作用。

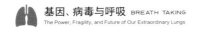

引人注目的是，奥卡姆比的临床试验取得了成功，食品药品监督管理局于 2015 年 7 月 2 日批准了该药。

在费城的医疗中心有大约 50 名患者有 delF508 突变，我们愉快地为他们开出了奥卡姆比处方。全国数百个囊肿性纤维化中心开出了数千份相同的处方。对于 15 000 名患者来说，这真是历史性的一天：他们第一次拿到了一种药，可对疾病有实际的改善作用，而不仅仅是清除黏液或抑制黏液的产生。

2015 年发表在《新英格兰医学杂志》上的一篇论文表明，肺功能平均增长 2.8%。由于数据不像依伐卡托治疗 G551D 突变那样带劲，因此人们对奥卡姆比的热情有所下降。[14] 幸运的是，继依伐卡托和奥卡姆比研究之后，福泰制药的新药西姆得克（Symdeko）的三期研究也开始了。该药物也是针对 50% 的 delF508 突变患者，2017 年 11 月发表在《新英格兰医学杂志》上的结果显示，该药物的反应略强于奥卡姆比，肺功能增加了 4%。[15]

尽管西姆得克在 2018 年 2 月获得成功后，又获得食品药品监督管理局的批准，但仍有一些不尽如人意的地方，因为西姆得克和奥卡姆比的疗效并不明显，并且仍然只有大约一半的患者有资格获得这种蛋白调节剂。

蛋白调节剂疗法的下一大飞跃出现在 2019 年，三卡他（Trikafta）的研究结果公布于世，这是首个可用于治疗最常见的囊肿性纤维化突变患者的三联疗法。这项发表在《新英格兰医学杂志》上的研究显示，患者的肺功能平均提高 14%，是西姆得克的 3 倍多。[16]

更为重要的是，由于其卓越的性能，该药物对许多由基因突变导致更严重的蛋白质缺陷的囊肿性纤维化患者也足够有效。

随着食品药品监督管理局于 2019 年 10 月批准三卡他以来，符合条件的患者比例从 55% 跃升至近 95%。

服用三卡他的患者，疾病发生了改变，生活也发生了改变。那些眼睁睁看着自己的名字登上移植名单前列的患者，现在已经从名单上消失了。那些通常每年都要到医院三四趟忙着看病的患者，现在则忙着度假去了。过去有咳血毛病的患者，现在都没有了。

有些患者过去一晚上总要醒来三四次咳痰，而现在则有一种奇怪的体验，酣睡一整晚不会醒，醒来后感觉整个人精神焕发。一位患者评论道："这真的是一种大变革。我基本不咳嗽了，走起路来也不咳嗽，感觉肺部很清爽。"另一位中年妇女体重增加了十五磅，她说："我终于有翘臀了！有生以来第一次！真的太高兴了！"[17]

现在 95% 的患者正在接受蛋白调节剂治疗，预期寿命也在增加。2015 年，鲍勃·比尔退休后，普雷斯顿·坎贝尔（Preston Campbell）博士成为囊肿性纤维化基金会的负责人。坎贝尔在 2017 年北美囊肿性纤维化会议上宣称，出生时就有囊肿性纤维化的患者，估计平均寿命已从 41 岁跃升至 2016 年的 47 岁，是几十年来提高幅度最大的一次。他的话令与会的所有人大为震惊。

即使获食品药品监督管理局批准的蛋白调节剂取得了成功，但基金会仍不满足。曾经被弃之不用的基因疗法，现在却被另一套系统救活了。正如病毒与人类斗争了数百万年一样，病毒也与细菌斗争了数百万年。CRISPR 酶就是细菌和病毒进行斗争产生的免疫武器，既可以切断入侵病毒的 DNA，也可以把正常的 DNA 重新插入。

囊肿性纤维化研究团队设想，使用 CRISPR 酶来切除患者遗传密码中有缺陷的部分，同时给 CRISPR 系统一个正常基因模板，一旦有缺陷的基因被清除，就可以插入该正常基因。如果这可以在干细胞层面上操作，那么所有随后产生的肺细胞都将具有正常的基因。

除了蛋白调节剂和基因治疗法，研究团队还致力于改善受影响细胞的 RNA。RNA 是细胞中 DNA 的信使物质，直接引导蛋白质的合成。其中一些工作正在马萨诸塞州的列克星敦（Lexington）进行。囊肿性纤维化基金会将部分使用权卖给了福泰制药公司后，于 2016 年开设了自己的一流实验室，拥有 25 名全职员工。

他们的重点是治疗那 5% 不能从蛋白调节剂治疗中获益的人，由于他们蛋白质缺陷的严重程度不一样。包括气道清除、抗生素、营养和胰腺等在内的许多治疗方法，都在应用中。

囊肿性纤维化基金会现任负责人迈克尔·博伊尔（Michael Boyle）坚信，在不久的将来，囊肿性纤维化将是可以被"治愈"的疾病，患者会对朋友说，"我以前曾得过囊肿性纤维化。"

第 15 章
把呼吸还给需要它的人

没有人比萨拉·莫纳汉（Sarah Murnaghan）和她的家人更知道呼吸的重要。萨拉出生于 2003 年。出生时，她看起来很健康，虽然早产（36 周），但体型和体重都处于正常水平。

回到家后，她的母亲珍妮特（Janet）很快发现情况非常不妙，萨拉不吃东西，不停地哭，体重也不能正常增长。即使喝了牛奶，她的尿布也几乎从未湿过。

儿科医生告诉珍妮特，一切都很好，但即使初为人母，珍妮特也感觉事情有些不对劲。她的感觉是对的。经过 18 个月痛苦的求医问药后，萨拉被确诊患有囊肿性纤维化症。

珍妮特和丈夫弗兰（Fran）都惊呆了。发生在别人身上的事，怎么也会发生在他们身上。囊肿性纤维化症的存活率并不是很高，但是治愈也并不是完全没有希望。当时，患有这种疾病的儿童，平均寿命为 28 年，在一代人的时间里增加了 10 年。

即使有了有效的药物，囊肿性纤维化症也需要大量的治疗，而且大部分都是针对在肺部发生的纤维化，90% 的死亡都是由肺部造成。

囊肿性纤维化症会使患者产生过多的黏液。这些黏液卡在肺部深处，为细菌提供适宜的滋生地。肺部感染和肺损伤相互作用，形成功能障碍的恶性循环。

为了帮助预防，或者更实际地说，推迟对肺组织的损害，患者每天吸入多种药物来分解黏液。服药后，患者必须排出分泌物，可以通过剧烈咳嗽，也可以采用胸部物理疗法，即由父母用力拍打孩子的背部，振动黏液并将其排出呼吸道。即使给患者用了蛋白调节剂，拍打工作的强度还是很大，通常需要早上一个小时，晚上再加一个小时。就像西西弗斯^①（Sisyphus）每天要把石头滚上山一样，排出分泌物也是每天必做的事情。

珍妮特和弗兰虔诚地为萨拉做呼吸道清理，给她服用吸入式抗生素，每3个月带她去费城儿童医院看医生。大多数囊肿性纤维化症患者直到20多岁，或者幸运的话，到30多岁时才会出现明显的衰弱症状。但18个月大就已经确诊的萨拉，病情非常严重，她的一个肺叶已永久损坏。

到萨拉7岁的时候，每隔几个月就要去医院注射抗生素。等肺功能稳定下来之后，她和父母才能松一口气。但随后又会出现另一种感染，并伴随着糖尿病、骨质疏松症、哮喘和营养不良。由于在学校会受到病毒和细菌的威胁，上小学二年级时，萨拉缺了很多课，只好在家上学。她从不抱怨，也从不自怜，但她不能过正常的生活，这让父母伤心不已。

---

①西西弗斯是希腊神话中的人物，他触犯了众神，诸神为了惩罚西西弗斯，便要求他把一块巨石推上山顶，而由于那巨石太重了，每每未上山顶就又滚下山去，前功尽弃，于是他就不断重复、永无止境地做这件事。

后来，萨拉 9 岁时彻底住进了医院，不能回家。在体内定居的细菌已经对抗生素产生了完全的耐药性，萨拉的肺功能降低到了 30%。她需要吸氧，走路很吃力，体重也很成问题，减轻到了 50 磅。她的父母看到曾经认识的快乐的女儿开始消失，取而代之的是一个被剥夺了童年的女孩。

病严重到这种程度，萨拉撑不了多久了。需要改变治疗方案，霍华德·帕内奇（Howard Panitch）医生不得不把这个消息告诉萨拉的家人。莫纳汉夫妇当然非常信任帕内奇医生。

帕内奇做了 30 年的囊肿性纤维化医生，自从萨拉被诊断出患有该疾病以来，就一直是她的主治医生。他从开始诊治萨拉的第一天起就一直希望萨拉能活下去，这也是萨拉父母的共同愿望。即便如此，当帕内奇医生告诉珍妮特和弗兰，萨拉需要肺移植才能活下去时，他们都惊呆了。不管怎样，夫妇二人还是接受他的评估，并很快被引荐给了肺移植医生塞缪尔·戈德法布（Samuel Goldfarb）。[1]

"12 岁以下规则"，对患者是保护还是伤害？

戈德法布医生对莫纳汉夫妇所说的话让他们更加震惊：虽然萨拉需要进行肺移植手术，但她是否能活到接受肺移植手术还是值得怀疑的，因为她受到了肺移植界所称的"12 岁以下规则"的约束①。成年人等待接受肺移植的顺序是根据患者病情轻重进行排序的。

①美国器官移植条例规定，儿童患者只能由 12 岁以下的捐献者提供，或者排在成年患者之后，然而少儿肺源的数量相当稀少。

但由于缺乏儿童患者获得优先排序的依据，在 2012 年，12 岁以下的儿童仍要纳入过时的排序系统。在这个系统中，患者只能排队等候，无法获得优先的机会。那些活得够久的儿童才可以获得肺移植，然而，由于儿童肺捐献者匮乏，许多儿童都没有等到那一天。像萨拉这样的小女孩，生存下去的概率不大，几乎不可能活到获得新肺的那一天。

当珍妮特·莫纳汉得知"12 岁以下规则"时，她感到难以置信。在她看来，死亡风险最大的患者应该优先获得器官。在 2005 年，针对成年人的规定已经发生了改变，以前是先到先得。根据需要分配器官是一项没有人会反对的原则，既道德，又公平。但"12 岁以下的规则"仍然没变，而且不会轻易改变。

由于儿童捐献者稀缺，萨拉的名字前面有一长串的等待者，无法进入更合情合理的成人名单，珍妮特发表了简洁而有力的声明："矗立在我女儿生与死之间的唯一障碍，居然是她只有 10 岁而不是 12 岁，这真是太荒唐了。"[2]

珍妮特的这个声明，以及她随后在社交媒体、报纸以及最终在法庭上的抗争，引起了公众对器官配给、患者在等待名单上死亡问题的关注。最重要的是，一个患有致命基因疾病、肺部瘢痕累累的小女孩，正处在岌岌可危的生死关头。很多人都参与进来，包括美国卫生与公众服务部（The US Department of Health and Human Services）的负责人、联邦法官、医生、伦理学家、整个肺移植界，以及美国和世界各地的人们。

最后，结果让一些人满意，其他人则完全不满意。但不管怎样，在整个曲折的抗争过程中，有一件事始终很清楚：一个小女孩以及她的母亲和家人，拒绝放弃他们的诉求，那就是要把生命的呼吸还给那个被不公平地夺走的人。

我第一次参加器官移植讲座是在获得肺医学奖学金的第一年。演讲者的第一张幻灯片很简单：一杯刚好半满的水。在接下来的一个小时里，他阐释了这半杯水与肺移植相关的含义。尽管重获新生的患者有了新肺，可以极大地改善呼吸问题，但得到的其实就像这半杯水，肺移植充满了潜在的危及生命的问题，比如感染和排斥反应。

每个想要肺移植的人都必须权衡其利弊。对帕尼奇医生、萨拉和她的父母来说，手术前的谈话是直截了当的。萨拉被困在医院里，用着强效抗生素，脸上戴着氧气面罩。由于长期使用类固醇药物，她的背部有压缩性骨折，疼得厉害。

晚上，萨拉和母亲一起玩"大富翁"游戏，睡觉前，她们会打开空调，模仿海滩上的微风，让天花板上的纸灯笼在空气中摇曳。小朋友们每天都去上学，而萨拉每天则忙于保命。医生跟萨拉和她的家人交流的目的，就是想让他们明白，做移植手术，是要冒很大感染和排斥风险的，即使手术成功，或许也只能得到半杯水。

一旦做出移植的决定，珍妮特就投入改变规则的圣战之中。关于肺移植以及所有其他器官移植，她发现了一个显而易见的问题：急需器官的人，总是比可用的健康器官要多，所以患者才需要排队，而有些人就在等待中死去。

2015年至2019年，等候肺移植的名单上有935名患者死亡，平均每年187人或每47小时1人死亡。其他器官的统计数据也类似。

仅在 2019 年，所有类型的器官移植等待名单上就有 5 445 人死亡。从 1995 年到 2019 年，166 223 名患者在等待移植时死亡。[3]

在资源有限的情况下，基本的伦理原则是，应优先考虑那些最需要的人，即那些病情最严重的人。2005 年，由于美国卫生与公众服务部发布的一项被称为"最终规则"（Final Rule）的行政命令，成人肺移植的优先次序发生了变化。

该命令规定，肺移植的分配必须考虑患者病情的严重程度，以确定他们在等待名单上的优先次序。但是病情严重的程度并不是唯一的标准。如果只有病情最严重的患者接受器官移植，而其中许多人术后很快死去或者永远无法恢复健康，那么器官实际上会被浪费掉。必须对移植后患者生存能力也加以衡量。

在肺移植手术中，平衡病情严重程度和从大手术中恢复的能力是很困难的。考虑到整体的不良结果和普遍存在的并发症，与移植其他器官相比，移植肺是高风险行为。患者因肺部疾病很快死亡的可能性和肺移植后的生存能力，同时评估这二者被认为是不可能的。因此，排队等待新肺的老规定一直保留到 2005 年，而与肝脏和肾脏移植相关的老规定早就被摒弃了。

利用以前肺移植的数据，医生和统计学家开发了一种新的系统，称为肺分配评分系统（Lung Allocation Score，简称 LAS）。每个等待肺移植的患者的得分介于 0 到 100 之间，得分越接近 100 的患者在名单上就越优先。计算得分的公式是基于患者在等待名单上死亡的可能性与患者在移植一年后存活的可能性相平衡的。这两种计算方法有助于平衡公平（原则是每个人都应该平等获得资源）和效用（现实是有限的资源需要分配给受益最大的人）。

该系统仍不完美，因为计算结果只是有根据的猜测，而且不像用于肝移植的分配系统，用于肺移植的方程没有得到预先验证。预先验证在医学上是件大事。计算移植需求与移植存活可能性之间的平衡，最好的方法是把患者分成两组，一组接受移植，另一组不接受移植，然后比较他们的寿命。

这显然是违背道德伦理的做法，因为不能为了获得验证而不给排队等待中的患者移植器官。相比之下，肝和肾的公式计算可能更准确，因为它们的绝对数字要大得多，统计学家有更多的数据可以利用。

幸运的是，肺分配评分系统奏效了，尽管还存在潜在的缺陷。在新规定实施后的几年里，等候名单上的死亡人数大幅下降，从平均每年的 400 多人降至 200 人。1 年甚至 5 年的死亡率都没有太大的变化。医生们为病情较重的患者进行移植手术，挽救了他们的生命，而又没有浪费器官。[4]

然而 2005 年之后，又过去很多年了，12 岁以下儿童的问题还是悬而未决。起初，医生们认为，因为肺有大小之分，成人的肺不可以移植到儿童体内。此外，12 岁以下儿童的肺分配评分标准也不容易确定，因为统计学家可以利用的数据很少：1990 年至 2001 年间，美国共进行了 7 000 例成人肺移植手术，但同期儿童肺移植手术只有400 例。

与成人肺移植不同的是，儿童肺移植也用于治疗其他疾病，如先天性蛋白质缺乏和心脏病，这些疾病也会影响肺部。治疗的疾病不同，对移植的条件要求也不一样。由于这种差异，不宜调整肺分

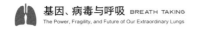
配评分标准以适合儿童这个群体。

12 岁以下儿童做移植手术的数量很少，统计学家认为，没有足够的数据来设计方程，回答以下两个决定性问题：谁会在等待移植的过程中死去？谁又会在手术后受益最大？因此，2005 年之后的 8 年里，尽管存在缺陷，双重标准分配制度仍然存在。12 岁及以上的人有资格获得成人肺，而 12 岁以下的人则只能接受儿童肺，按照呼吸衰竭的程度、血型以及等候名单上的时间进行排序，直到珍妮特·莫纳汉开始质疑这个系统的伦理道德。

珍妮特首先意识到，"12 岁以下规则"完全是一种武断的规定。如果器官或身体大小是问题，那么年龄就不是很重要：一些 10 岁的孩子和 13 岁的孩子、甚至 18 岁的孩子同样高。相反的情况也很常见。珍妮特还发现，器官大小根本不是问题。每个人的肺右边都有 3 个肺叶，左边有 2 个。可以根据需要将这些肺叶分开和切割。几篇发表的论文得出结论，成人的肺可以被切割，以适应儿童的需要，效果良好。

让珍妮特感到沮丧的最后一个原因是，萨拉所患疾病是预测模型中有的，不能说萨拉的病是儿科特有的。囊肿性纤维化是成人器官移植的常见原因，所以，对于疾病发展的程度存在基本的预期。没有证据表明，在等待名单上死亡或移植术后存活一年的预测模型，对于患有囊肿性纤维化的儿童和成年人有什么不同。

珍妮特和她的家人认为，他们可以提供足够的证据，证明 12 岁以下规则没有履行公平的移植原则。珍妮特还认为，如果政策的内容仍被质疑，就应该重新制定政策，使之更具包容性，而不是排他性。

这项规定的改变将会不利于少数患者，但同时会使重病儿童受益。但并不是所有人都同意珍妮特的观点。

事实上，有些人甚至强烈反对，包括一些世界上顶尖的移植专家。他们认为，该规则是根据当时最有力的证据设计的，规则不应该因为那些声音最大或者财力最雄厚的个人而改变。[5]

随着女儿病情每况愈下，珍妮特和弗兰面临两种选择。萨拉已经被列入移植名单一年多了，但名单上的儿童一个手术都没做过。要么顺其自然，继续等待，要么研究一下，是否有可能把列萨拉入成年人的名单。

他们征询了萨拉的意见。完全了解自己处境的萨拉毫不含糊地说："我永远不会放弃，永远不会，所以请你们也不要放弃我！"[6]

得到明确的回答后，珍妮特问移植外科医生和内科医生，他们是否愿意为萨拉做肺叶移植手术，也就是说，把一个成年捐献者的肺进行切割，取出2个最好的肺叶，使之适合萨拉。医生的答案也毫不含糊，他们表示，不仅愿意做这个手术，而且根据已发表的报告，他们认为移植手术会很成功。

随着新免疫抑制药物的出现、治疗水平的提高，以及对排斥问题了解的加深，肺移植患者的寿命比以往任何时候都长。对萨拉来说更重要的是，在移植患者中，囊肿性纤维化患者表现最为出色。所有肺病患者50%的存活率已经上升到6年到7年之间。2013年，作为一个子群，囊肿性纤维化患者的存活率大约为7年半。

现在，萨拉和她的医生团队就等那个神圣的器官出现了，而医学界需要弄清楚的是，给萨拉移植一个成年人器官是否合乎道德标准。

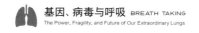
人性与医疗系统的博弈

2013 年，也就是乔尔·库珀完成首个成功的肺移植手术的 30 年后，萨拉·莫纳汉也希望能获得自己的新肺。作为一名前公共关系主管，萨拉的母亲最终决定向器官共享联合网（United Network for Organ Sharing，简称 UNOS）施压。

器官共享联合网是一个非营利组织，通过器官获取和移植网（Organ Procurement Transplantation Network，简称 OPTN）管理美国所有器官移植的具体事物。在广泛听取了移植医生、外科医生、伦理学家和流行病学家等各方面专业人士的建议后，器官共享联合网和器官获取和移植网制定了美国器官如何分配的所有规则。

珍妮特给她的朋友们写了一封信，告诉他们萨拉的可怕状况，以及拯救她的唯一方法是，根据病情把她列入成人名单的合适位置。2013 年 5 月 24 日，星期五，晚上 10 点，她点击了邮件的"发送"键后，才合上电脑，爬上萨拉的病床。床上满是各种管子、仪器导线和哔哔作响的监视器，丈夫弗兰在旁边的小床上已经睡着了。

第二天早上，珍妮特登录电脑，期盼能得到几条回复，结果却收到了数百条信息，一夜之间，一场幕后公关闪电战收效甚佳。《费城问询报》（*Philadelphia Inquirer*）率先报道了此事，美国有线电视新闻网（CNN）随后联系了她的家人。这个周六是美国阵亡将士纪念日（Memorial Day），刚好有一个采访团队在城里，他们被派去萨拉所在的医院。

报道于 5 月 27 日在美国有线电视新闻网上播出。视频开始时，萨拉坐在病床边，脸上戴着氧气面罩，一边弹着木琴，一边唱着《一闪一闪小星星》（*Twinkle, Twinkle, Little Star*）这首儿歌。全国各地的小学和养老院都来信表示支持。[7]

然而器官获取和移植网并没有让步，他们的医务代表回答说："这件事牵动着我的心。现行的系统不完美，但也没有完美的系统。这是目前所能做得最好的系统。如果改变规则，让萨拉获得手术机会，那另一个患者（很可能是青少年），就会失去机会。现有的系统尽可能公平地对待所有患者。"[8]

作为回应，珍妮特和萨拉团队在 change. org 网站上发起了一项请愿活动。他们坚信，没有医学上的理由不允许萨拉或任何其他十二岁以下的儿童在同样的情况下排队获得成人器官。五百人签了名，然后是一千人，然后是十万人，然后是四十万人……每签一个名，系统都会自动生成一封电子邮件发给器官获取和移植网的总裁。他的收件箱在收到四万八千封电子邮件之后崩溃了。

当参议员帕特·图米（Pat Toomey）和当时还是宾夕法尼亚州众议员的帕特·米汉（Pat Meehan）也参与进来，并主动联系卫生与公众服务部部长凯瑟琳·西贝利厄斯（Kathleen Sebelius）时，另一个拐点出现了。珍妮特和西贝利厄斯通过电话，但西贝利厄斯只同意重新审查这项政策，这需要几个月的时间，并说时间较长，可能无法帮到萨拉。

西贝利厄斯做出这样的决定，显然是有充分的理由。肺移植规则是以公开、透明的方式制定的，有当时最有力的证据。如果去纠正对儿童群体的不公正，那么就有可能对其他群体造成不公正。在器官短缺的情况下，把一套成人肺移植给儿童患者可能意味着成人等待名单上又多一个死亡病例。尽管有十个病例报告说，儿童患者移植了成人肺效果良好，但数以千计的病例证实，成人用成人肺效果良好。

对西贝利厄斯的立场感到伤心透顶，萨拉的家人就此案提起了诉讼，作为最后抗争的手段。听证会于 2013 年 6 月 5 日举行，由宾夕法尼亚州东区联邦法官迈克尔·贝尔森（Michael Baylson）主持。主要证人是费城儿童医院的塞缪尔·戈德法布，萨拉的肺移植医生。

贝尔森法官的问题直击要害：移植手术后，萨拉能活得和成年人一样长吗？她的生活质量会高吗？成人的肺对萨拉有用吗？戈德法布医生对每个问题的回答都是肯定的。他向法官解释说，将年龄界定在 12 岁较为武断，没有任何科学依据，这条分界线可以是任何一个年龄。

之后，贝尔森法官对器官获取和移植网和凯瑟琳·西贝利厄斯进行了令人震惊的谴责，下令暂时中止"12 岁以下规则"，称它"歧视儿童，毫无用处，是武断、任性和滥用自由裁量权"。[9] 这下，莫纳格汉夫妇可高兴坏了。萨拉的肺移植医生现在可以通过肺分配评分系统计算出真正有意义的评分。萨拉的病情严重，评分结果显示，她排在成人等待名单的第一位。

一周后，一名成年捐献者出现了。来得正是时候。几天前，萨拉注射了镇静剂并使用了机械呼吸机，她的肺终于在持续不断的感染、黏液和发烧的重压下衰竭了。费城儿童医院的外科医生修剪了那位捐献者的肺，取出了萨拉的肺，把修剪好的两个肺叶放进她的胸部，缝合了她的血管，然后把血液和空气释放到新肺里。手术从中午开始，一直持续到傍晚。一切都按计划进行。

但是当萨拉被推出手术室的时候，她的状况马上就开始变得很糟糕。医生无法为萨拉撤掉呼吸机，因为她血液中的氧含量远低于预期。胸部 X 光检查结果，证实了所有人都担心的事情：肺部正在衰竭，情况非常严重。从炎症程度和血液中的含氧量来看，很明显，一切都无法好转。唯一的选择就是再做一次移植手术。

与此同时，呼吸机也不足以维持萨拉的生命。医生们被迫把萨拉的心脏和肺功能放在体外循环机上，让她完全不能正常活动，这是第二次移植前的权宜之计。这也是最后一次尝试。有过再次移植的先例，但只有一例。

戈德法布医生和移植医生们为萨拉再次计算了肺分配评分系统评分，使她回到再次移植的名单上，由于她的疾病严重，这次的评分又非常高。

三天后，医生们接到器官获取和移植网打来的电话：有新肺可以使用，但那个肺上有一块区域明显是肺炎。医生可以尝试等待更好的肺，或者他们可以切除肺炎区域部分，用高效抗生素治疗剩下的部分。在与莫纳汉夫妇商议后，医生选择使用那位肺炎患者的肺。

一个星期之内，身体大为消瘦的萨拉再次被推进了手术室。外科医生切除了捐献者肺部感染的部分，再次开始手术。之后，他们并没有立即移除氧气管，甚至没有缝合萨拉的胸部。她的肺在一层薄薄的透明保护膜下扩张收缩，心脏在中间跳动。

在接下来的一周里，莎拉一直使用呼吸机，与此同时，她的医生团队用抗生素抗击感染，用免疫抑制药物防止排斥反应，并在二者之间进行着内在的平衡。萨拉体内的肿胀慢慢好转，医生开始让她脱离呼吸机。

一周后，他们把萨拉带回手术室，缝合了她的胸腔。那之后的一天，医生们第一次唤醒了她。不知哪儿来那么大的力气，萨拉坐在了床边。第二天，她坐在一张椅子上，第三天，她坐在那张椅子上画了一幅画。八月底她在家，尽管靠呼吸机维持生命，但真的回家了。

萨拉在第二次移植手术后，在媒体上确实"火"了一阵子，但就像许多占据头版的报道一样，她的故事渐渐淡出了人们的视野，留下她独自做康复治疗的工作。我跟踪关注了她的故事一段时间，但后来，就像大多数人一样，也慢慢淡忘了。萨拉不再出现在新闻头条上，我们会议前和查房后的讨论也转移到了其他话题上。

2014年2月，大约在萨拉移植手术九个月后，我参加了一个晚宴，纪念那些囊肿性纤维化领域的无名英雄。每年费城地区的囊肿性纤维化中心都会提名一位护理团队成员和一名患者。我是我们医疗中心的医师代表。

晚宴在那年的情人节举行，有五百多人参加。晚宴上，霍华德·帕内奇医生走到麦克风前，准备向在过去一年中表现出最勇敢、克服最多逆境的囊肿性纤维化患者，颁发"闪耀之星奖"（The Shining Star Award）。那一年，该奖项授予了萨拉·莫纳汉。

"作为一名学术医疗中心的医生，我已经习惯了作为教师的角色，无论是对其他医疗专业人士还是对家人，"帕内奇医生说。"不过，偶尔我们也会从患者那里学到一些特殊的经验教训。这些经验教训深刻地影响我们如何关爱他人，或如何追求自我。

我谦卑地成为萨拉的一名学生，并希望能以她每天展示的优雅和决心来迎接自己的挑战。'闪耀之星'这个奖项表彰的是那些患囊肿性纤维化症，但能够努力充实地生活，克服生活中许多困难的人。我想没有人比萨拉·莫纳汉更配得上这个奖。请和我一起祝贺她获得今年的'闪耀之星奖'吧。"[10]

萨拉穿着一件闪闪发光的紫色裙子和一双黑色的鞋子，从轮椅上站起来，走向麦克风。她讲出来的话很轻，像是耳语，但她那平静、简单的话语却引起了共鸣。所有人都为之震惊。

"特别感谢我的医生，还有一些其他事情我想和大家分享。我有一个世界上最好的家庭，我的爸爸妈妈从来没有离开过我，我的兄弟姐妹和表兄弟姐妹都在为我加油。姑姑、叔叔、爷爷奶奶，凡是你能想到的人，他们都没有放弃。因为他们，我知道我想要活下去。我需要的最强大的武器是：上帝赐予我勇气。

我能在两次移植手术中幸存下来，不仅仅是因为我自己，而是因为我的勇气。我知道我的家人永远不会放弃我。我知道所有患囊肿性纤维化症的孩子和患其他疾病的孩子，都有这种勇气。

所以我的建议是，无论你面对的是什么疾病，无论你是年轻人还是老年人，做好你自己。好好审视自己的勇气，以及战斗的理由。对我来说，战斗的理由就是我的家人。一开始可能看不到，但我向你保证，它就在那里，如果你相信自己，它会带你走向不可能，谢谢。"[11]

观众先是安静了一会儿，然后爆发出热烈的掌声。萨拉的一些同学也跟她来到了现场，他们蜂拥而上，簇拥在她的周围。空气中弥漫着激动和兴奋。大家都在思考着萨拉刚刚带给我们的启示，事实上，

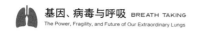
这个历经坎坷的 11 岁女孩，向人们昭示了生命的内涵。

奇迹就是让人持续感到惊讶的事件。乔尔·库珀曾经在犹太教堂听到过关于摩西（Moses）劈开红海（Red Sea）的故事，那天晚上，我在看完萨拉的演讲后，就是这种奇迹发生的感觉。

2014 年 6 月，在萨拉移植一周年纪念日，肺移植委员会终于正式通过了能够允许她获得成人肺的规定。其他的孩子现在可以自由申请成人肺，已经有超过 20 个孩子提出了申请，这印证了珍妮特的观点——政策的改变不仅仅是为了萨拉。

移植手术 7 年后，萨拉的身体继续取得令人印象深刻的进步。她回到了学校，参加游泳课，甚至加入了一个竞技队。每个肺移植患者每天都要生活，做事情，但无论以何种标准衡量，萨拉都在充分利用自己的时间。

萨拉的生活仍然不容易，或不简单，她需要服用多种药物，定期去看医生，器官排斥以及奇怪而令人讨厌的感染风险极高。好消息是，萨拉不再需要做呼吸道清理，因为她的新肺有正常数量的囊肿性纤维化蛋白（这也是为什么蛋白调节剂对她的肺没有任何好处的原因）。综合考虑，很难想象肺移植患者会有比萨拉更好的结局。

当戈德法布医生在贝尔森法官面前说，他相信萨拉用成人肺也没有问题时，他是对的。萨拉的生活质量有了极大的改善，这是我们能够期待的最重要的结果之一。尽管存在诸多争议，但肺移植手术仍然是医学上所能做到的最好的治疗。

虽然围绕这一过程的伦理问题尚未完全得到解决，但在肺移植文献中，关于改变 12 岁以下儿童规则的激烈争论仍在继续。这一成功的移植案例使媒体广泛报道了肺——这一常常被忽视、却为生命而呼吸的器官。[12] 正如萨拉的案例所表明的，没有健康的肺的生活是残酷的，但有了肺，生活是美好的。

让患者自由地呼吸

2011 年，三十岁的雪莉·多布森（Shelley Dobson）一生中每天都与囊肿性纤维症相伴。当她来到这个世界的时候，囊肿性纤维症就与她同在了；当她离开这个世界的时候，她的肺器官上有明显的累累瘢痕。为了保持肺部健康，雪莉必须使用一些吸入性药物，通常一天两次。药物通过一个雾化器进入体内，每次使用需要 10 到 20 分钟。有些药很刺激，会导致剧烈的咳嗽，咳嗽到脸色发紫。

吸入药物后，雪莉需要做的最重要的事情，就是加强呼吸道清理。如前一章所述，呼吸道清理包括某种形式的身体振动，然后是深吸气和咳嗽，以便将黏液排出胸腔。当雪莉还是个孩子的时候，母亲会拍打她的背部来排出黏液，把雪莉转到不同的位置，以针对肺的不同部位。后来，雪莉使用了振动背心，每次紧紧地绑上 30 分钟。

很多儿童患者都是一出生就被诊断患有囊肿性纤维化，但雪莉没有在出生时就确诊。她是非裔美国人，囊肿性纤维化几乎是一种白人疾病。她的哥哥姐姐都是健康的。

在她三个月大的时候，母亲下班回家，保姆说雪莉一整天都没有尿湿尿布。为了知道雪莉到底是怎么回事，母亲把她送到了急诊室，但仅被告知雪莉的钾和钠完全失衡。母亲只好把她带回家，而几个月后，又发生了第二次第三次，她就让雪莉住进了医院。这一住就是 30 天，最终霍华德·帕尼奇医生诊断出了病症，他在之后的 20 年里一直是雪莉的主治医生。

虽然母亲听说雪莉仅能活 12 年，但通过顽强的努力，雪莉活到了 30 岁，大约在这个时候，我成了她的主治医生。对于患有严重慢性病的人来说，30 年是漫长的时间。需要治疗、维持肺部健康和呼吸的持续重担，开始压在她身上。

雪莉的生活也变得复杂起来。5 年前，她不顾医生的劝告，生了个儿子（现在这个孩子已是一个面带微笑的漂亮男孩）。他是个可爱的孩子，当你走进房间时，甚至还没等你跟他打招呼，他就会跑过来主动拥抱你。和所有的母亲一样，雪莉也不时地为各种问题所烦恼，如她不在了，孩子会怎样？没有孩子，自己会怎样？随着肺部开始显现更为明显的症状，这些想法变得越来越强烈。

二月初的一个周五下午，我得到最明显的不对劲信号。费城的冬天，外面很冷，到处是冰天雪地。雪莉坐在我工作的市中心城市医院急诊室里，周围一片混乱：机器在嗡嗡作响，护士们跑来跑去抽血，头顶上的传呼系统也在呼叫个不停。

雪莉住院是因为她咳出了很多血，而不仅仅是餐巾纸上常见的那点血。我走进房间，紧握着她的手。雪莉个子太高，躺在医院的病床上显得有些别扭。她瘦长的胳膊悬在栏杆上，一根输液杆不祥地立在她身旁，正在滴着抗生素。

雪莉总是像她儿子一样，露出亲切、诱人的微笑，长期生病也并未让她变得冷漠刻薄。但是今天却很难看到她的微笑。雪莉没有抬头看我，这对她来说很不寻常。

雪莉的丈夫穿过病床另一侧的栏杆紧紧地抓着她的手，我问了一些常规性的问题：什么时候开始的？如果有的话，还有什么其他的症状，发烧或发冷吗？胸痛或者胸发紧吗？从她的回答我第一次听出了一丝无奈的意味。"斯蒂芬医生，"她终于用那安静、庄重的方式对我说。她说话的时候，显示器发出的砰砰声逐渐消失在背景中。"这是我人生中第一次感到害怕。我知道我需要做什么，但我很害怕。"

雪莉六个月大时被诊断出患有严重疾病之后，父母就开始照顾她。在费城圣克里斯托弗儿童医院的医生和团队的帮助下，雪莉的父母惊奇地看着他们的小宝贝慢慢地成长为一个典型的小女孩，喜欢玩耍、打扮、跳舞和唱歌。母亲帮她进行治疗，总的来说她做得很好。他们严格地坚持着气雾剂的使用和气道清理，而且雪莉证明了医生说她活不过 12 岁的预测是错误的。

然而，大约每年一次，雪莉为急性加重发作所困扰，这在囊肿性纤维化患者中很常见，当长期寄生在受损气道中的细菌繁殖时，就会发生这种情况。症状往往来势汹汹，发烧、呼吸短促、疲劳和体重减轻，很快就会将患者击倒。

想要迅速控制这些细菌，通常需要静脉注射抗生素两周。许多患者每年都会经历两到三次这样的发病期，他们学会了了解这些症状，这样就可以在重症来临之前给自己注射抗生素。

从雪莉 10 岁开始，每年三月病情恶化时，她就得去医院。那时，患者可以自由地出入病房，互相探望，雪莉也因此认识了其他患有囊肿性纤维化症的孩子。他们会用随身听交换音乐，晚上，关掉病房的电灯，用手电筒照亮"舞台"，为他们的父母们表演节目。雪莉的母亲每天晚上都陪着她，早上才去上班。

20 世纪 90 年代初，两种新药获得批准用于囊肿性纤维化的治疗。第一种是吸入抗生素妥布霉素（Tobramycin）。医生们相信，如果药物直接输送到肺部，可以取得更高的疗效，并避免对其他器官的毒性。如果静脉注射时间过长，会对肾脏和耳朵产生潜在的毒性。这种风险在妥布霉素吸入疗法中被排除了，患者可以连续几个月每天使用。

妥布霉素之所以是一种重要的药物，是因为大多数患者的肺部长期存在一种讨厌的细菌——铜绿假单胞菌（Pseudomonas Aeruginosa）。虽然不受欢迎，但这种细菌一旦侵袭患者的肺部，就几乎不可能根除。妥布霉素并不能根除这种细菌，但可以控制这种细菌。

妥布霉素发挥了预期的作用，1997 年的一项试验表明，它能使囊肿性纤维化患者的肺功能平均得到 10% 的改善。[13] 对于患者来说，10% 的改善区别挺大，可能意味着 1 年住院 1 次还是 4 次的差别，也可能意味着能够跑步半个小时，还是困在家里咳嗽。另一种药物是百慕时（Pulmozyme），也是肺部用药。

百慕时不是一种抗生素，而是一种 DNA 切割器。铜绿假单胞菌会引起大量的炎症反应，大量的白细胞会涌入肺部与之对抗。百慕时的工作原理是有效切割死亡白细胞的 DNA，就像清扫地面上的枯叶。

这种疗法并不像基因疗法那么花哨，但在一项大型试验中，也显示出能使囊肿性纤维化患者的肺功能有所提高。[14] 对雪莉来说，这两种药都有助于稳定她的肺。虽然没有阻止病情恶化，但总体上增加了她的运动耐受性，减少了每天的黏液分泌。

到雪莉上高中的时候，她已经长得又高又漂亮，是学校里最高的学生之一。新的吸入疗法确实有帮助，但病情每年都在恶化。一个不祥的时刻发生在她刚上高中时，那是她第一次咳血。把她吓坏了，但更让她害怕的是她想起了电影《爱丽克丝：一个孩子的生活》（*Alex:The Life of a Child*）中的情景。

爱丽克丝·德福特（Alex DeFord）是体育记者弗兰克·德福特（Frank DeFord）的女儿，同样也受到囊肿性纤维化症的折磨。爱丽克丝咳出的血，将水槽上的白瓷盆染得通红的情景，叫雪莉永生难忘。在电影的结尾，爱丽克丝逝去，年仅8岁。雪莉很自然地想到她也会有相同的结局，尽管这是十几年后的事情。

雪莉忍受着疾病的折磨，坚持完成了高中学业后，专注于获得护理专业的高级学位。她患有囊肿性纤维化，并有过病情加重的经历，所以知道护理人员的工作有多么重要。医生每天都会到病房来看她，和她待在一起5分钟。护士们在12小时的轮班中多次进出病房。

大学时，雪莉遇到了一个男人——富兰克林，他们相爱了。他了解雪莉，也了解她的病情。约会了一段时间后，二人结婚。随后，富兰克林加入了海岸警卫队，夫妻俩从费城搬到了弗吉尼亚。对于24岁的雪莱来说，生活发生了巨大变化，因为她过去主要依靠朋友和家人，尤其是父母。

没有了亲朋好友的帮助，又离开了她的主治医生，转到军队医疗系统，这些都让她感到紧张不安。雪莉习惯了在主要的学术医疗中心治疗，随着持续的间歇性病情恶化，她开始担心新医生是否能有效地治疗她的疾病。幸运的是，她的担心是错的。结果证明，军医对她都很好，很细心，雪莉的病情得到了改善，但恰逢此时，她不顾医生的反对，怀了孩子。医生们认为，怀孕会给她太大压力，足以杀死像她这样患了囊肿性纤维化症的女人。

然而，雪莉对自己的怀孕却感到欣喜若狂。雪莉总觉得生孩子是她生命中的自然进程，绝不能被疾病束缚住。许多守旧的囊肿性纤维化医生会为此责备她，但雪莉比任何人都更了解她的身体。拥有乐观的态度、职业的素养和家人的支持，雪莉确信自己会有一个快乐、健康的孩子，而且她自己的健康不会因此受到影响。

果然，雪莉生了一个漂亮的男婴。她的丈夫富兰克林不想给孩子做囊肿性纤维化检查，这似乎是一个不错的决定。对于他们的儿子杰森（Jason）来说，如果他有囊肿性纤维化，也是从他的父母那里遗传得来的基因。

和雪莉一样，富兰克林是非裔美国人，他携带囊性纤维化基因的概率很低。欧洲血统的人携带这种基因的比率约为 1/29。而非裔美国人的这一比例则降至 1/65，约占人口的 1.5%。但即使富兰克林确实有这种基因突变，他也只有 50% 的机会将这种基因遗传给儿子。

不管结果怎样，都改变不了他们已有孩子的事实。但是当医生告诉雪莉，杰森的新生儿囊肿性纤维化筛查呈阳性时，她感到十二分的震惊（一些州的新生儿囊肿性纤维化筛查始于 1995 年，而另一些州直到 2010 年才开始）。雪莉感觉就像被闪电击中两次一样。

她经历了一连串的情绪波动。她意识到，杰森可能会经历和她一样的事情——住院，医生的探访，每日治疗……然而，最终囊肿性纤维化病在人生的意义面前黯然失色，雪莉决定尽可能让儿子保持健康，就像她的母亲为她所做的那样。

杰森从一开始就表现得非常好。他们的生活有着惊人的相似之处——都是患有囊肿性纤维化的非洲裔美国人，都在一起进行治疗，都需要吸入器，都需要绑上振动背心一起把黏液排出体外。

但雪莉也注意到了他们之间一些非常重要的区别。从记事起（包括年轻的时候），她总是有点咳嗽，而且会断断续续地咳出黏液，尤其是在早上。杰森没有咳嗽，即使他快到 6 岁生日了。随着新型吸入器和振动背心的出现，这种疾病在一代人的时间里发生了变化。

如果说杰森一切顺利的话，雪莉的日子就不好过了。在弗吉尼亚遇到的那些问题并没有得到解决，她先是和丈夫分居，然后搬回了费城。富兰克林也搬回了费城，他仍然是雪莉和杰森的有力支持者，但他们注定不会长期在一起。雪莉一直很有动力，想再次开始学习，成为一名护士，但由于工作、囊肿性纤维化症和一个同样患有囊肿性纤维化症的儿子，实在让她受不了。她放弃了学业，但仍然拿到了医学助理学位。

发生了这么多事，雪莉很难保持增重。病情恶化的程度也比以往任何时候都要严重，通常在恶化之前会咳血。到了 2011 年，她 30 岁的时候，从服用治疗病情恶化的抗生素开始，到药物起作用的时间间隔越来越长，治疗过程从通常的两周延长到了三周。

雪莉已经和囊肿性纤维化症打了 30 年交道。尽管她接受了各种治疗和医生的探访，但疾病并没有影响她的生活，因为疾病从未控制过她，也从未阻止过她做任何事情。现在，随着病情的加重，咳血了，在住院的这段时间，她的生活前所未有地急剧下降。在这段时间里，

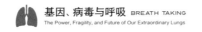

我会经常在医院的急诊室里看到雪莉的身影，每次都比以前病得更重，咳出更多的血，也比以前更沮丧。

2011 年，在位于费城的医疗中心，我们听说即将问世的新药蛋白调节剂可以从根本上改变囊肿性纤维化的治疗方式。我们也知道只有某些患者符合条件，医生必须知道患者的所有基因突变才能确定他们是否符合条件。

在蛋白调节剂出现之前，每个患者的基因突变一直是事后才考虑的问题。医生通常采用汗液试验进行确诊，了解患者的基因突变有意义，但不是必要的。随着这些调节剂的问世，正在进行一项在世界各地囊肿性纤维化诊所进行的筛查工作，以确定哪些患者有哪些基因缺陷。在 2011 年 9 月的一周多时间里，我每天早上都会从存放几百份患者档案的架子上拿几份病历，从中寻找五年前、十年前，甚至十五年前那些能显示每个患者都有哪些突变的病历。

大多数病历都包含了基因突变信息，通常是用旧字体印在褪色的黄纸上。我把患者的名字和他们的突变输入到电脑的电子表格内。保存它时，我发现只需要很小的内存（25kb）。但这个电子表格可能是我电脑上最重要的文件。哪些患者可以服用哪些药物一目了然。

2012 年 1 月 31 日，食品药品监督管理局批准福泰制药公司的新药依伐卡托用于 G551D 基因突变患者。我们的大学做了全世界成百上千个中心都在做的事情——通过数据库搜索，找出哪些患者有这种突变。我们共找出 4 个人（这是由统计数据预测的准确人数），其中之一就是雪莉。

这种药太新，计算机系统数据库里还没有录入。找到一本老式的纸质处方笺后，我用手写方式为那 4 个患者每人开了一张用药处方。在诊所见到雪莉时，我注意到她小心翼翼地把处方叠好，然后放进钱包里。

另外 3 份处方分发出去后，我们祈祷有好事发生。一个月过去了，令我们高兴的是，一些非同寻常的故事开始不断涌现。有一个患者曾告诉我们说，她总是口干舌燥。由于某种原因，囊肿性纤维化症影响了唾液腺，她的口腔长期干燥开裂，她不断地吃硬糖来刺激腺体。服用第一剂依伐卡托后，她发现舌头和面颊上有一种奇怪的感觉。一开始，她没以为是自己的唾液，因为已经很久没有分泌过了。她开始哭了，为能再次体验正常的生活而感到欣喜若狂。

还有报道称，这种药物不仅对肺中的囊肿性纤维化跨膜电导调体蛋白质起作用，而且对身体的各个部位都起作用，包括胰腺和胃肠道。我们诊治的一个患者就很幸运。他不仅肺功能得到改善，受损的胰腺也开始工作，还可以在饭前停止使用胰酶。第一次，他能像我们一样坐下来，吃东西，消化东西。他还可以停止吸入抗生素，这样他每天早上和晚上就能多出半个小时。

出于某种原因，雪莉没有什么戏剧性的故事可讲，可能是因为她的态度本来就很积极。她身上没有消极的东西需要去对抗，没有被压抑的恶魔。雪莉总是告诉你她的感受，关注她生活中积极的一面——她漂亮的儿子，她的工作。她如此沉着平静，没有什么能彻底改变她。即使是依伐卡托也不能改变她。

然而最终，随着几个月的过去，雪莉有了明显好转的迹象：不咳血，肺功能恢复，体重增加。病情不再恶化。我们在诊所见到雪莉时，

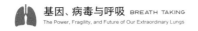
谈话很短，而从前她总是喋喋不休地谈论这个症状或那个问题。

她的儿子杰森也可以服用依伐卡托。怀孕时，雪莱只遗传给杰森两种囊肿性纤维化基因中的一种，但后来发现是现在可以治疗的那一种。雪莉告诉我，他们母子二人每天早晚一起服药，已经成为一种家庭惯例，这让他们更加紧密地联系在一起。

每一位患者，在他 / 她第一次被诊断为囊肿性纤维化时，都梦想着吃一片能减轻疾病负担的药。现在雪莉就实现了这样的梦想。个性化的药物送到了雪莉的家门口，而且来得正是时候。

其他患有囊肿性纤维化的患者就没有雪莉那么幸运了。我们医疗中心诊治的一些患者在蛋白调节剂问世之前就去世了，而在过去的几十年里去世的人则更多。还有一些人，比如萨拉·莫纳汉，需要接受肺移植手术，还要应对慢性免疫抑制带来的日常不确定性。

囊肿性纤维化是可怕的致命疾病，夺去年轻的孩子，夺去孩子的家庭。但是通过调查研究，人们已经把它从未知变成了已知，从无法治疗变成了可控制的疾病，而现在终于到了即将能够治愈的边缘。像雪莉这样的患者，活得更长、更快乐、更健康，正成为常态，而不仅仅是例外。恢复患者的呼吸，确实是一件了不起的事情。

致 谢

XX BREATH TAKING

　　我要感谢我的经纪人邦妮·索洛（Bonnie Solow），她是第一个看到这本书潜力的人，为我提供了毫无保留的指导，并从不言弃。达林·埃勒（Daryn Eller）以一种行之有效的方式帮我把碎片材料罗织在一起，工作出色。内德·阿诺德（Ned Arnold）出谋划策，提出了许多很好的建议。我的编辑乔治·吉布森（George Gibson）随后提供了只有拥有丰富经验的人才能提供的见解。他对此书的耐心和奉献超出了我的想象。

　　感谢所有在百忙之中抽出时间与我交流的科学家、医生和患者，他们的鼎力相助让我受益匪浅。我还应该感谢家人——妻子古娟（Gudrun）、女儿夏洛特（Charlotte）和儿子朱利安（Julian），感谢他们对我的大力支持。

　　最后，我要感谢我的母亲约翰娜·帕洛塔·斯蒂芬（Johanna Pallotta Stephen），帮助我制定了这个项目的最初构想，感谢母亲一直都在背后默默支持我。

前言　肺与呼吸，人类巨变时代必须重视的健康焦点

1. Holy Bible, Job 33:4 (New Revised Standard Version).
2. Ibid., John 20:22.
3. Ibid., Gen 2:7.
4. Julia Wolkoff, "Why Do So Many Egyptian Statues Have Broken Noses?" CNN. com, March 20, 2019, https://www.cnn.com/style/article/egyptian-statues-broken-noses-artsy/index.html.
5. Thich Nhat Hahn, *The Miracle of Mindfulness: An Introduction to the Practice of Meditation* (Boston, MA: Beacon Press, 1999), 15.
6. C. D. O'Malley, F. N. L. Poynter, and K. F. Russell, *William Harvey Lectures on the Whole of Anatomy, An Annotated Translation of Prelectiones Anatomiae Universalis* (Berkeley: University of California Press, 1961), 204.
7. Manoj K. Bhasin, Jeffrey A. Dusek, Bei-Hung Chang, et al., "Relaxation Response Induces Temporal Transcriptome Changes in Energy Metabolism, Insulin Secretion and Inflammatory Pathways," *PLOS One* 8, no. 5 (May 2013): e62817.
8. National Institutes of Health, "Cancer Stat Facts: Common Cancer Sites," National Cancer Institute, Surveillance, Epidemiology, and End Results Program website,accessed July 31, 2019, https://seer.cancer.gov/statfacts/html/common. html.
9. National Institutes of Health, "Estimates of Funding for Various Research, Condition,and Disease Categories," NIH website, https://report.nih.gov/categorical_spending.aspx.
10. David J. Lederer and Fernando J. Martinez, "Idiopathic Pulmonary Fibrosis," *New England Journal of Medicine* 378 (May 10, 2018): 1811–1823.
11. Rein M. G. J. Houben and Peter J. Dodd, "The Global Burden of Latent Tuberculosis Infection: A Re-Estimation Using Mathematical Modelling," *PLOS Medicine* 13 (October 25, 2016): e1002152.

12. Centers for Disease Control and Prevention, "Mortality Trends in the United States, 1900–2015," CDC website, accessed July 31, 2019, https://www.cdc.gov/nchs/data-visualization/mortality-trends/.

13. Romaine A. Pauwels and Klaus F. Rabe, "Burden and Clinical Features of Chronic Obstructive Pulmonary Disease (COPD)," *Lancet* 364, no. 9434 (August 2004): 613–620.

14. World Health Organization, "The Top 10 Causes of Death," WHO website, accessed May 8, 2020, https://www.who.int/news-room/fact-sheets/detail/the-top-10-causes-of-death.

15. Forum of International Respiratory Societies, *The Global Impact of Respiratory Disease*,2nd ed. (Sheffield, UK: Sheffield, European Respiratory Society, 2017), 7.

16. World Health Organization, "Air Pollution," WHO website, accessed July 31,2019, https://www.who.int/airpollution/en/.

第 1 章 有氧星球："大氧化事件"与生命大爆发

1. G. Brent Dalrymple, *Ancient Earth, Ancient Skies: The Age of Earth and Its Cosmic Surroundings* (Stanford, CA: Stanford University Press, 2004).

2. Bettina E. Schirrmeister, Muriel Gugger, and Philip C. J. Donoghue, "Cyanobacteria and the Great Oxidation Event: Evidence from Genes and Fossils," *Palaeontology* 58, no. 5 (September 2015): 769–785.

3. John Waterbury, in discussion with the author, July 2015.

4. John Waterbury, "Little Things Matter a Lot," *Oceanus Magazine*,March 11, 2005,https://www.whoi.edu/oceanus/feature/little-things-matter-a-lot/.

5. Christopher T. Reinhard, Noah J. Planavsky, Stephanie L. Olson, et al., "Earth's Oxygen Cycle and the Evolution of Animal Life," PNAS 113, no. 32 (August 9,2016): 8933–8938.

6. Michael Melford, "Devonian Period," *National Geographic* website, accessed July 31,2019, https://www.nationalgeographic.com/science/prehistoric-world/devonian/.

7. Keith S. Thomson, *Living Fossil: The Story of the Coelacanth* (New York: W.W.Norton, 1991), 19–49.

8. National Aeronautics and Space Administration, "Mars Oxygen In-Situ Resource Utilization Experiment (MOXIE)," NASA TechPort, accessed July 31, 2019, https://techport.nasa.gov/view/33080.

9. National Aeronautics and Space Administration, "Planting an Ecosystem on Mars,"NASA website, May 6, 2015, https://www.nasa.gov/feature/planting-an-ecosystemon-mars.

第 2 章 一呼一吸，气体交换的奇迹

1. *Merriam-Webster* Online, s.v. "dum spiro, spero."

2. Roy Porter, *The Cambridge History of Medicine* (New York: Cambridge

University Press, 2006), 78.

3. Daniel L. Gilbert, *Oxygen and Living Processes: An Interdisciplinary Approach* (New York: Springer-Verlag, 1981), 3.

4. Paula Findlen and Rebecca Bence, "A History of the Lungs," Stanford University website, Early Science Lab, https://web.stanford.edu/class/history13/earlysciencelab/body/lungspages/lung.html.

5. Andrew Cunningham, *The Anatomical Renaissance* (Abingdon, UK: Routledge, 2016),61.

6. Saul Jarcho, "William Harvey Described by an Eyewitness (John Aubrey)," *American Journal of Cardiology* 2, no. 3 (September 1958): 381–384.

7. Thomas Wright, *William Harvey: A Life in Circulation* (Oxford, UK: Oxford University Press, 2013), xvii–xxi.

8. David G. Ashbaugh, D. Boyd Bigelow, Thomas L. Petty, et al., "Acute Respiratory Distress in Adults," *Lancet* 290, no. 7511 (August 12, 1967): 319–323.

9. Giacomo Bellani, John G. Laffey, Tai Pham, et al., "Epidemiology, Patterns of Care,and Mortality for Patients with Acute Respiratory Distress Syndrome in Intensive Care Units in 50 Countries," *JAMA* 315, no. 8 (2016): 788–800.

10. Roy G. Brower, Michael A. Matthay, Alan Morris, et al., "Ventilation with Lower Tidal Volumes as Compared with Traditional Tidal Volumes for Acute Lung Injury and the Acute Respiratory Distress Syndrome," *New England Journal of Medicine* 342 (May 4, 2000): 1301–1308.

11. Michael A. Mathay, Carolyn S. Calfee, Hanjing Zhuo, et al., "Treatment with Allogeneic Mesenchymal Stromal Cells for Moderate to Severe Acute Respiratory Distress Syndrome (START Study): A Randomised Phase 2a Safety Trial," *Lancet Respiratory Medicine* 7, no. 2 (February 2019): 154–162.

12. John B. West, "How Well Designed Is the Human Lung?" *American Journal of Respiratory and Critical Care Medicine* 173, no. 6 (2006): 583–584.

13. Adrian Bejan and Eden Mamut, *Thermodynamic Optimization of Complex Energy Systems* (Dordrecht, NL: Springer, 1999), 71.

第 3 章　婴儿第一次呼吸的驱动之力

1. Mary Ellen Avery, MD, interview by Lawrence M. Gartner, American Academy of Pediatrics, Oral History Project, 2009. https://www.aap.org/en-us/about-the-aap/Gartner-Pediatric-History-Center/DocLib/Avery.pdf.

2. Amalie M. Kass and Eleanor G. Shore, "Mary Ellen Avery," *Harvard Magazine*,March-April 2018. https://harvardmagazine.com/2018/02/dr-mary-allen-avery.

3. John A. Clements and Mary Ellen Avery, "Lung Surfactant and Neonatal Respiratory Distress Syndrome," *American Journal of Respiratory and Critical Care Medicine* 157, no. 4 (1998): S59–S66.

4. John A. Clements, "Lung Surfactant: A Personal Perspective," *Annual Review of Physiology* 59 (1997): 1–21.

5. Clements, "Surface Tension of Lung Extracts," *Experimental Biology and Medicine* 95 (1957): 170–172.
6. Julius H. Comroe Jr., *Retrospectroscope: Insights into Medical Discovery* (Menlo Park CA: Von Gehr Press, 1977), 149–150.
7. Mary Ellen Avery and Jere Mead, "Surface Properties in Relation to Atelectasis and Hyaline Membrane Disease," *American Journal of Diseases of Children* 97 (May 1959): 517–523.

第 4 章　呼吸的非凡治愈力量

1. Susan Scutti, "Drug Overdoses, Suicides Cause Drop in 2017 US Life Expectancy;CDC Director Calls It a 'Wakeup Call'," CNN Health (website), December 17, 2019, https://www.cnn.com/2018/11/29/health/life-expectancy-2017-cdc/index.html.
2. A. H. Weinberger, M. Gbedemah, A. M. Martinez, et al., "Trends in Depression Prevalence in the USA from 2005 to 2015: Widening Disparities in Vulnerable Groups," *Psychological Medicine* 48, no. 8 (June 2018): 1308–1315.
3. National Institutes of Health, "Major Depression," National Institute of Mental Health website, https://www.nimh.nih.gov/health/statistics/major-depression.shtml.
4. Donald Westerhausen, Anthony J. Perkins, Joshua Conley, et al., "Burden of Substance Abuse-Related Admissions to the Medical ICU," *Chest Journal* 157, no.1 (January 2020), https://journal.chestnet.org/article/S0012-3692(19)33736-5/fulltext.
5. W. Andrew Baldwin, Brian A. Rosenfeld, Michael J. Breslow, et al., "Substance Abuse-Related Admissions to Adult Intensive Care," *Chest Journal* 103, no. 1 (January 1993), https://journal.chestnet.org/article/S0012-3692(16)38290-3/fulltext.
6. William J. Cromie, "Meditation Changes Temperatures," *Harvard Gazette*, April 18, 2002, https://news.harvard.edu/gazette/story/2002/04/meditation-changes-temperatures/.
7. "Fremont Kaiser Patient Told He's Dying Via Tele-Robot Doctor Visit," *CBSN Bay Area*, March 8, 2019, https://sanfrancisco.cbslocal.com/2019/03/08/kaiser-patient-told-dying-robot-doctor-video-call/.
8. BBC, "Religion," BBC website, https://www.bbc.co.uk/religion/religions/buddhism/.
9. Thich Nhat Hanh. *The Miracle of Mindfulness: An Introduction to the Practice of Meditation*(Boston: Beacon Press, 1999), 15.
10. Amy Weintraub, *Yoga for Depression: A Compassionate Guide to Relieve Suffering through Yoga* (New York: Broadway Books, 2004), 2.
11. Ibid., 3.
12. Jon Kabat-Zinn, *Meditation Is Not What You Think: Mindfulness and Why It's So Important* (New York: Hachette Books, 2018), 133.

13. Naykky Singh Ospina, Kari A. Phillips, Rene Rodriguez-Gutierrez, et al., "Eliciting the Patient's Agenda-Secondary Analysis of Recorded Clinical Encounters,"*Journal of General Internal Medicine* 34 (2019): 36–40.

14. Abraham Verghese, Blake Charlton, Jerome P. Kassirer, et al., "Inadequacies of Physical Examination as a Cause of Medical Errors and Adverse Events: A Collection of Vignettes," *American Journal of Medicine* 128, no. 12 (December 2015):1322–1324.

15. Robert L. Cowie, Diane P. Conley, Margot F. Underwood, and Patricia G. Reader,"A Randomised Controlled Trial of the Buteyko Technique as an Adjunct to Conventional Management of Asthma," *Respiratory Medicine* 102, no. 5 (May 2008): 726–732.

16. M. Thomas, R. K. McKinley, S. Mellor, et al., "Breathing Exercises for Asthma: A Randomised Controlled Trial," *Thorax* 64, no. 1 (2009): 55–61.

17. Nasrin Falsafi, "A Randomized Controlled Trial of Mindfulness Versus Yoga: Effects on Depression and/or Anxiety in College Students," *Journal of the American Psychiatric Nurses Association*, 22 (August 26, 2016): 483–497.

18. B. A. Van der Kolk, L. Stone, J. West, et al., "Yoga as an Adjunctive Treatment for Posttraumatic Stress Disorder: A Randomized Controlled Trial." *Journal of Clinical Psychiatry* 75 (2014): e559–565.

19. Arndt Büssing, Thomas Ostermann, Rainer Lüdtke, et al., "Effects of Yoga Interventions on Pain and Pain-Associated Disability: A Meta-Analysis." *Journal of Pain* 13, no. 1 (January 2012): 1–9.

20. Majoj K. Bhasin, Jeffrey A. Dusek, Bei-Hung Chang, et al., "Relaxation Response Induces Temporal Transcriptome Changes in Energy Metabolism, Insulin Secretion and Inflammatory Pathways," *PLOS One* 8, no. 5 (May 2013): e62817.

21. Nani Morgan, Michael R. Irwin, Mei Chung, et al., "The Effects of Mind-Body Therapies on the Immune System: Meta-Analysis," *PLOS One* 9, no. 7 (2014): e100903.

22. Thich Nhat Hahn, *Stepping into Freedom: An Introduction to Buddhist Monastic Training*(Berkeley, CA: Parallax Press, 1997), 8.

23. Hahn, *Breathe, You Are Alive: The Sutra on the Full Awareness of Breathing* (Berkeley,CA: Parallax Press, 2008), i.

第 5 章　人体免疫系统的谜团

1. "Crawling Neutrophil Chasing Bacterium," YouTube video, 19:15, posted by Frantraf,May 20, 2006, https://www.youtube.com/watch?v=MgVPLNu_S-w.

2. Centers for Disease Control and Prevention, "Reported Cases and Deaths from Vaccine Preventable Diseases, United States, 1950–2013," CDC website, March,2018, https://www.cdc.gov/vaccines/pubs/pinkbook/appendix/appdx-e. html.

3. Jean-François Bach, "The Effect of Infections on Susceptibility to Autoimmune and Allergic Diseases," *New England Journal of Medicine* 347 (September 19,

2002):9·11–920.

4. Matthew F. Cusick, Jane E. Libbey, and Robert S. Fujinami, "Molecular Mimicry as a Mechanism of Autoimmune Disease," *Clinical Reviews in Allergy and Immunology* 42 (2012): 102–111.

5. Centers for Disease Control and Prevention. "Asthma as the Underlying Cause of Death," CDC website, https://www.cdc.gov/asthma/asthma_stats/asthma_underlying_death.html.

6. Javan Allison and Monique Cooper, *The Adventures of Javan and The 3 A's* (Amazon Digital Services, 2018).

7. Russell Noyes Jr., "Seneca on Death," *Journal of Religion and Health* 12 (1973): 223–240.

8. Marianna Karamanou and G. Androutsos, "Aretaeus of Cappadocia and the First Clinical Description of Asthma," *American Journal of Respiratory and Critical Care Medicine* 184 (2011): 1420–1421.

9. Mark Jackson, *Marcel Proust and the Global History of Asthma* (PowerPoint presentation),https://www.who.int/global_health_histories/seminars/presentation21.pdf.

10. Morrill Wyman, "Autumnal Catarrh," *The Boston Medical and Surgical Journal* 93(1875): 209–212.

11. L. F. Haas, "Emil Adolph von Behring (1854-1917) and Shibasaburo Kitasato (1852-1931)," *Journal of Neurology, Neurosurgery & Psychiatry* 71, no. 1 (2001): 62.

12. Cormac Sheridan, "Convalescent Serum Lines Up as First-Choice Treatment for Coronavirus," *Nature Biotechnology News*, May 7, 2020, https://www.nature.com/articles/d41587-020-00011-1.

13. Arthur M. Silverstein, "Clemens Freiherr von Pirquet: Explaining immune complex disease in 1906," *Nature Immunology* 1 (2000): 453–455.

14. Maximilian A. Ramirez, "Horse Asthma Following Blood Transfusion," *JAMA* 73(1919): 984–985.

15. Kimishige Ishizaka and Teruko Ishizaka, "Identification of IgE," *Journal of Allergy and Clinical Immunology* 137, no. 6 (June 2016): 1646–1650.

16. S. G. O. Johansson, "The Discovery of IgE," *Journal of Allergy and Clinical Immunology* 137, no. 6 (June 2016): 1671–1673.

17. Thomas A. E. Platts-Mills, Alexander J. Schuyler, Elizabeth A. Erwin, et al., "IgE in the Diagnosis and Treatment of Allergic Disease," *Journal of Allergy and Clinical Immunology* 137 (2016): 1662–1670.

18. Cristoforo Invorvaia, Marina Mauro, Marina Russello, et al., "Omalizumab, an Anti-Immunoglobulin E Antibody: State of the Art," *Drug Design, Development and Therapy* 8 (2014): 187–207.

19. Amelia Murray-Cooper, "Amount of Vegetation on Earth Increasing, BU-Led Study Shows," *Boston University Daily Free Press*, April 13, 2020, https://dailyfreepress.com/2019/03/22/amount-of-vegetation-on-earth-increasing-bu-led-study-shows/.

第6章 空气、致命感染与公共利益

1. "California Tuberculosis Patient Found, Arrested," *San Francisco Examiner*, July 29,2014, https://www.sfexaminer.com/national-news/california-tuberculosis-patient-found-arrested/.

2. Associated Press, "Tuberculosis Patient Charged in Calif. for Not Taking Medication,"*CBS News* Online, May 16, 2012, https://www.cbsnews.com/news/tuberculosis-patient-charged-in-calif-for-not-taking-medication/.

3. S. M. Aciego, C. S. Riebe, and S. C. Hart, "Dust Outpaces Bedrock in Nutrient Supply to Montane Forest Ecosystems," *Nature Communications* 8 (2017): 14800.

4. National Aeronautics and Space Administration, "NASA Satellite Reveals How Much Saharan Dust Feeds Amazon's Plants," NASA website, February 22, 2015, https://www.nasa.gov/content/goddard/nasa-satellite-reveals-how-much-saharan-dust-feeds-amazon-s-plants.

5. Nancy Tomes, *The Gospel of Germs: Men, Women, and the Microbe in American Life*(Cambridge, MA: Harvard University Press, 1998), 97.

6. William Firth Wells and Mildred Weeks Wells, "Air-Borne Infections," *JAMA* 107(1936): 1698–1703.

7. Lydia Bourouiba, "Turbulent Gas Clouds and Respiratory Pathogen Emissions," *JAMA*, published online March 26, 2020, https://jamanetwork.com/journals/jama/fullarticle/2763852.

8. Peter Disikes, "In the Cloud: How Coughs and Sneezes Float Farther Than You Think." *MIT News* Online, April 8, 2014, http://news.mit.edu/2014/coughs-and-sneezes-float-farther-you-think.

9. World Health Organization, "Modes of Transmission of Virus Causing COVID-19: Implications for IPC Precaution Recommendations," WHO website,accessed May 9, 2020, https://www.who.int/news-room/commentaries/detail/modes-of-transmission-of-virus-causing-covid-19-implications-for-ipc-precaution-recommendations.

10. Tom Paulson, "Epidemiology A Mortal Foe," *Nature* 502, no. 7470 (October 10, 2013): S2–S3.

11. World Health Organization, "Tuberculosis," WHO website, accessed September 18, 2018, https://www.who.int/news-room/fact-sheets/detail/tuberculosis.

12. I. Barberis, N. L. Bragazzi, L. Galluzzo, and M. Martini, "The History of Tuberculosis:From the First Historical Records to the Isolation of Koch's Bacillus," *Journal of Preventive Medicine and Hygiene* 58 (2017): E9–E12.

13. Anne C. Stone, Alicia K. Wilbur, Jane E. Buikstra, and Charlotte A. Roberts, "Tuberculosis and Leprosy in Perspective," *Yearbook of Physical Anthropology* 52 (2009): 66–94.

14. Kirsten I. Bos, Kelly M. Harkins, Alexander Herbig, et al., "Pre-Columbian Mycobacterial Genomes Reveal Seals as a Source of New World Human Tuberculosis," *Nature* 514 (2014): 494–497.

15. Clark Lawlor, *Consumption and Literature: The Making of the Romantic Disease*

(Basingstoke, UK: Palgrave Macmillan, 2006), 111.

16. Arne Eggum, *Edvard Munch: Paintings, Sketches, and Studies* (New York: C. N. Potter, 1984), 46.

17. M. Monir Madkour, Kitab E. Al-Otaibi, and R. Al Swailem, "Historical Aspects of Tuberculosis" in *Tuberculosis* (Berlin Heidelberg: Springer-Verlag, 2004), 18.

18. Thomas M. Daniel, "Jean-Antoine Villemin and the Infectious Nature of Tuberculosis," *International Journal of Tuberculosis and Lung Disease* 19 (2015): 267–268.

19. Edward S. Golub, *The Limits of Medicine* (Chicago: University of Chicago Press, 1997), 93.

20. Alex Sakula, "Robert Koch: Centenary of the Discovery of the Tubercle Bacillus, 1882," *Canadian Veterinary Journal* 24, no. 4 (April 1983): 127–131.

21. Daniel M. Fox, "Social Policy and City Politics: Tuberculosis Reporting In New York, 1889–1900," *Bulletin of the History of Medicine* 49, no. 2 (Summer 1975): 169–195.

22. Godias J. Drolet and Anthony M. Lowell, *A Half Century's Progress Against Tuberculosis in New York City* (New York Tuberculosis and Health Association, 1952), https://www1.nyc.gov/assets/doh/downloads/pdf/tb/tb1900.pdf.

23. H. Sheridan Baketel and Arthur C. Jacobson, "Public Health," *The Medical Times*, 43 (June 1915): 200.

24. Corinne S. Merle, Katherine Fielding, Omou Bah Sow, et al., "A Four-Month Gatifloxacin-Containing Regimen for Treating Tuberculosis," *New England Journal of Medicine* 371 (October 23, 2014): 1588–1598.

25. Tasha Smith, Kerstin A. Wolff, and Liem Nguyen, "Molecular Biology of Drug Resistance in Mycobacterium Tuberculosis," *Current Topics in Microbiology and Immunology* 375 (2014): 53–80.

26. New York City Health Department, *New York City Bureau of Tuberculosis Control Annual Summary*, 2018, pdf file, https://www1.nyc.gov/assets/doh/downloads/pdf/tb/tb2018.pdf.

27. Karen Brudney and Jay Dobkin, "Resurgent Tuberculosis in New York City: Human Immunodeficiency Virus, Homelessness, and the Decline of Tuberculosis Control Programs," *The American Review of Respiratory Disease* 144, no. 4 (October 1991): 745–749.

28. Natalie Shure, "How New York Beat Its TB Epidemic," *The Daily Beast*, April 14, 2017, https://www.thedailybeast.com/how-new-york-beat-its-tb-epidemic.

29. New York City Health Department, *New York City Bureau of Tuberculosis Control Annual Summary*, 2018, pdf file, https://www1.nyc.gov/assets/doh/downloads/pdf/tb/tb2018.pdf.

30. World Health Organization, "Tuberculosis Country Profiles," WHO website, https://www.who.int/tb/country/data/profiles/en/.

31. World Health Organization, "Drug Resistant Tuberculosis," WHO website, https://www.who.int/tb/areas-of-work/drug-resistant-tb/en/.

32. Sheri Fink and Mike Baker, "'It's Just Everywhere Already': How Delays in

Testing Set Back the U.S. Coronavirus Response," *New York Times*, March 10, 2020, https://www.nytimes.com/2020/03/10/us/coronavirus-testing-delays.html.

第 7 章　烟草、成瘾与细胞再生

1. Robert Evans, *A Brief History of Vice: How Bad Behavior Built Civilization* (New York: Plume, 2016), 152.
2. Laura Dwyer-Lindgren, Amelia Bertozzi-Villa, Rebecca W. Stubbs, et al., "Trends and Patterns of Differences in Chronic Respiratory Disease Mortality Among US Counties, 1980–2014," *JAMA* 318, no. 12 (September 26, 2017): 1136–1149.
3. Frederick Webb Hodge. *Handbook of American Indians North of Mexico Part* 2 (Washington: United States Government Printing Office, 1910), 767.
4. Anthony Chute, *Tabaco* (London, 1595), https://archive.org/details/tabacco00 chutgoog/page/n7/mode/2up?q=consumption.
5. Iain Milne, "A counterblaste to tobacco: King James's anti-smoking tract of 1616," *The Journal of the Royal College of Physicians of Edinburgh* 41 (2011): 89.
6. Sidney Andrews, *The South since the War: As Shown by Fourteen Weeks of Travel and Observation in Georgia and the Carolinas*, abr. ed. (Baton Rouge, LA: Louisiana State University Press, 2004), 87.
7. William Kremer, "James Buchanan Duke: Father of the Modern Cigarette," *BBC News Magazine*, November 13, 2012, https://www.bbc.com/news/magazine -20042217.
8. Rafael Laniado-Laborin, "Smoking and Chronic Obstructive Pulmonary Disease(COPD). Parallel Epidemics of the 21st Century," *International Journal of Environmental Research and Public Health* 6 (2009): 209–224.
9. Mariella De Biasi and John A. Dani, "Reward, Addiction, Withdrawal to Nicotine," *Annual Review of Neuroscience* 34 (2011): 105–130.
10. R. R. Baker, "Temperature Distribution Inside a Burning Cigarette," *Nature* 247 (1974): 405–406.
11. US Department of Health and Human Services, *A Report of the Surgeon General: How Tobacco Smoke Causes Disease: What It Means to You* (consumer booklet) (Atlanta, GA: US Department of Health and Human Services, Centers for Disease Control and Prevention, National Center for Chronic Disease Prevention and Health Promotion, Office on Smoking and Health, 2010), 30–44.
12. Stephen Babb, Ann Malarcher, Gillian Schauer, et al., "Quitting Smoking Among Adults-United States, 2000–2015," *Morbidity and Mortality Weekly Report* 65 (2017): 1457–1464.
13. G. R. Martin, "Isolation of a Pluripotent Cell Line from Early Mouse Embryos Cultured in Medium Conditioned by Teratocarcinoma Stem Cells," *Proceedings of the National Academy of Sciences of the United States of America* 78 (1981): 7634–7638.
14. M. J. Evans and M. H. Kaufman, "Establishment in Culture of Pluripotential Cells from Mouse Embryos," *Nature* 292 (1981): 154–156.

15. Kazutoshi Takahashi and Shinya Yamanaka, "Induction of Pluripotent Stem Cells from Mouse Embryonic and Adult Fibroblast Cultures by Defined Factors," *Cell* 126, no. 4 (August 25, 2006): 663–676.

16. Anjali Jacob, Michael Morley, Finn Hawkins, et al., "Differentiation of Human Pluripotent Stem Cells into Functional Lung Alveolar Epithelial Cells," *Cell Stem Cell* 21, no. 5 (October 5, 2017): 472–488.

17. Centers for Disease Control and Prevention, "Current Cigarette Smoking Among Adults in the United States," CDC website, November 18, 2019, https://www.cdc.gov/tobacco/data_statistics/fact_sheets/adult_data/cig_smoking/index.htm.

18. Teresa W. Wang, Andrea S. Gentzke, MeLisa R. Creamer, et al., "Tobacco Product Use and Associated Factors Among Middle and High School Students-United States, 2019," *Morbidity and Mortality Weekly Report* 68, no. 12 (December 6, 2019): 1–22, https://www.cdc.gov/mmwr/volumes/68/ss/ss6812a1.htm?s_cid=ss6812a1_w#T7_down.

19. Hongying Dai and Adam M. Leventhal, "Prevalence of e-Cigarette Use Among Adults in the United States, 2014-2018," *JAMA* 322, no. 18 (2019): 1824–1827, https://jamanetwork.com/journals/jama/article-abstract/2751687.

20. Centers for Disease Control and Prevention, "Outbreak of Lung Injury Associated with Use of E-Cigarette, or Vaping, Products," CDC website, Smoking and Tobacco Use, February 25, 2020, https://www.cdc.gov/tobacco/basic_information/e-cigarettes/severe-lung-disease.html#map-cases.

21. National Institutes of Health, "Nationwide Trends," National Institute on Drug Abuse website, June 2015, https://www.drugabuse.gov/publications/drugfacts/nationwide-trends.

22. Centers for Disease Control and Prevention, "Table 20: Use of Selected Substances in the Past Month Among Person Aged 12 Years and Over, by Age, Sex, Race, and Hispanic Origin, United States, Selected Years 2002–2017," pdf file, https://www.cdc.gov/nchs/data/hus/2018/020.pdf.

第 8 章　气候变化与肺部健康

1. Steven R. James, R. W. Dennell, Allan S. Gilbert, et al., "Hominid Use of Fire in the Lower and Middle Pleistocene," *Current Anthropology* 30, no. 1 (February 1989):1–26.

2. World Health Organization, "Air Pollution," WHO website, 2020, https://www.who.int/airpollution/en/.

3. Philip J. Landrigan, Richard Fuller, Nereus J. R. Acosta, et al., "The Lancet Commission on Pollution and Health," *Lancet* 391 (2018): 462–512.

4. Ibid., 465.

5. American Lung Association, "Particle Pollution," American Lung Association website, February 25, 2020, https://www.lung.org/our-initiatives/healthy-air/outdoor/air-pollution/particle-pollution.html.

6. Jim Morrison, "Air Pollution Goes Back Way Further Than You Think,"

Smithsonian Magazine, January 11, 2016, https://www.smithsonianmag. com/science-nature/air-pollution-goes-back-way-further-you-think-180957716/#BZ1IdR9y0MdRzJvy.99.

7.   John Evelyn, *Fumigugium* (Exeter, UK: University of Exeter Press, 1976), https:// archive.org/details/fumifugium00eveluoft/page/n5.

8.   W. O. Henderson, *Industrial Britain Under the Regency* (Abingdon, UK: Routledge, 2006), 105.

9.   Rob Baker, "'A Proper Pea-Souper'-The Dreadful London Smog of 1952," *Flashbak*, December 4, 2017, https://flashbak.com/proper-pea-souper-dreadful-londonsmog-1952-39·1180/.

10. Edwin Kiester Jr., "A Darkness in Donora," *Smithsonian Magazine*, November 1999, https://www.smithsonianmag.com/history/a-darkness-in-donora-174128118/.

11. J. Lelieveld, J. S. Eans, M. Fnais, et al., "The Contribution of Outdoor Air Pollution Sources to Premature Mortality on a Global Scale," *Nature* 525 (2015): 367–371.

12. Deidre Lockwood, "California Farms Are a Silent but Sizable Source of Air Pollution," *Scientific American*, February 6, 2018, https://www.scientificamerican. com/article/california-farms-are-a-silent-but-sizable-source-of-air-pollution/.

13. State of Washington, Department of Ecology, *How Wood Smoke Harms Your Health*, pdf file, https://fortress.wa.gov/ecy/publications/publications/91br023.pdf.

14. "Emissions of Air Pollutants in the UK, 1970 to 2018-Particulate Matter" (PM10 and PM2.5), Department of Environment Food & Rural Affairs, gov.uk. https:// www.gov.uk/government/publications/emissions-of-air-pollutants/emissions-of-air-pollutants-in-the-uk-1970-to-2018-particulate-matter-pm10-and-pm25.

15. American Lung Association, "State of the Air 2019," American Lung Association website, https://www.lung.org/assets/documents/healthy-air/state-of-the-air/sota-2019-full.pdf.

16. Diddier Prada, Jia Zhong, and Elena Colicino, "Association of Air Particulate Pollution with Bone Loss over Time and Bone Fracture Risk: Analysis of Data from Two Independent Studies," *Lancet Planetary Health* 1, no. 8 (2017): e337–e347.

17. Diana Younan, Andrew J. Petkus, Keith F. Widaman, et al., "Particulate Matter and Episodic Memory Decline Mediated by Early Neuroanatomic Biomarkers of Alzheimer's Disease," *Brain* 143, no. 1 (November 20, 2019): 289–302.

18. Hari Kumar and Kai Schultz, "Delhi, Blanketed in Toxic Haze, 'Has Become a Gas Chamber'," *New York Times*, November 7, 2017, https://www.nytimes. com/2017/11/07/world/asia/delhi-pollution-gas-chamber.html.

19. "Dangerous Air Pollution in India Forces Delhi Schools to Close for 2nd Time in Two Weeks," CBS News website, November 15, 2019, https://www.cbsnews.com/ news/air-pollution-in-india-delhi-forces-schools-industry-closed-health-problems-today-2019-11-15/.

20. Tony Kirby, "Heather Zar-Improving Lung Health for Children in Africa," *Lancet*

376 (September 4, 2010): 763.

21. Kirsten A. Donald, Michelle Hoogenhout, Christopher P. du Plooy, et al., "Drakenstein Child Health Study (DCHS): Investigating Determinants of Early Child Development and Cognition." *BMJ Paediatrics Open* 2, no. 1 (2018): e000282.

22. Ron Sender, Shai Fuchs, and Ron Milo, "Revised Estimates for the Number of Human and Bacteria Cells in the Body," *PLOS Biology* 14, no. 8 (2016): e1002533.

23. Miriam F. Moffatt and William O. C. M. Cookson, "The Lung Microbiome in Health and Disease," *Clinical Medicine* (London) 17, no. 6 (December 2017): 525–529.

24. Diane M. Gray, Lidija Turkovic, Lauren Willemse, et al., "Lung Function in African Infants in the Drakenstein Child Health Study. Impact of Lower Respiratory Tract Illness," *American Journal of Respiratory and Critical Care Medicine* 195, no. 2 (2017): 212–220.

25. W. James Gauderman, Robert Urman, Edward Avol, et al., "Association of Improved Air Quality with Lung Development in Children," *New England Journal of Medicine* 372, no. 10 (March 5, 2015): 905–913.

26. C. Arden Pope III, "Respiratory Disease Associated with Community Air Pollution and a Steel Mill, Utah Valley," *American Journal of Public Health* 79 (May 1989): 623–628.

27. C. Arden Pope III, Douglas L. Rodermund, and Matthew M. Gee, "Mortality Effects of a Copper Smelter Strike and Reduced Ambient Sulfate Particulate Matter Air Pollution," *Environmental Health Perspectives* 115, no. 5 (2007): 679–683.

28. United States Environmental Protection Agency, "International Treaties and Cooperation about the Protection of the Stratospheric Ozone Layer," USEPA website, September 24, 2018, https://www.epa.gov/ozone-layer-protection/international-treaties-and-cooperation-about-protection-stratospheric-ozone.

29. Jing Huang, Xiaochuan Pan, Xinbiao Guo, and Guoxing Li G, "Health Impact of China's Air Pollution Prevention and Control Action Plan: An Analysis of National Air Quality Monitoring and Mortality Data," *Lancet Planetary Health* 2, no. 7 (July 2018): e313–e323.

30. "Why Is India's Pollution Much Worse Than China's?" BBC News website, November 6, 2019, https://www.bbc.com/news/world-asia-50298972.

31. Steven Bernard and Amy Kazmin, "Dirty Air: How India Became the Most Polluted Country on Earth," *Financial Times*, December 11, 2018.

32. Ryan Wiser and Mark Bolinger, "2018 Wind Technologies Market Report," US Department of Energy, 8, https://eta-publications.lbl.gov/sites/default/files/wtmr_final_for_posting_8-9-19.pdf.

33. California Energy Commission, "Renewable Energy," State of California website, 2020, https://www.energy.ca.gov/programs-and-topics/topics/renewable-energy.

34. Amanda Levin, "2017 Clean Energy by the Numbers: A State-by-State Look,"

National Resource Defense Council website, 2018, https://www.nrdc.org/experts/amanda-levin/2017-clean-energy-by-the-numbers-a-state-by-state-look.

35. Tim Arango, Jose A. Del Real, and Ivan Penn, "5 Lessons We Learned From the California Wildfires," *New York Times*, November 4, 2019, https://www.nytimes.com/2019/11/04/us/fires-california.html.

第 9 章　有害粉尘与群体职业性肺病

1. Hannah Holmes, *The Secret Life of Dust: From the Cosmos to the Kitchen Counter, the Big Consequences of Little Things* (Hoboken, NJ: Wiley, 2003), 8.

2. Anthony DePalma, *City of Dust: Illness, Arrogance, and 9/11* (Upper Saddle River, NJ: FT Press Science, 2010), 253.

3. Anthony DePalma, "Air Masks at Issue in Claims of 9/11 Illnesses," *New York Times*, June 5, 2006, https://www.nytimes.com/2006/06/05/nyregion/05masks.html.

4. Caroline Bankoff, "What We Know About How 9/11 Has Affected New Yorkers' Health, 15 Years Later," *New York Magazine*, September 10, 2016, http://nymag.com/intelligencer/2016/09/15-years-later-how-has-9-11-affected-new-yorkers-health.html.

5. DePalma, *City of Dust*, 30–31.

6. Adam Lisberg, "New Lung or WTC Cop Dies," *New York Daily News*, January 16, 2007, https://www.nydailynews.com/news/new-lung-wtc-dies-officer-stricke-months-ground-zero-article-1.263583.

7. Jonathan M. Samet, Allison S. Geyh, and Mark J. Utell, "The Legacy of World Trade Center Dust," *New England Journal of Medicine* 356, no. 22 (May 31, 2007): 2233–2236.

8. John Lehmann, "9/11 Ills Forcing Firemen off Job," *New York Post*, December 21, 2001, https://nypost.com/2001/12/21/9·11-ills-forcing-firemen-off-job/.

9. David J. Prezant, Michael Weiden, Gisela I. Banauch, et al., "Cough and Bronchial Responsiveness in Firefighters at the World Trade Center Site," *New England Journal of Medicine* 347, no. 11 (September 12, 2002): 806–815.

10. Hyun Kim, Robert Herbert, Philip Landrigan, et al., "Increased Rates of Asthma Among World Trade Center Disaster Responders," *American Journal of Industrial Medicine* 55, no. 1 (January 2012): 44–53.

11. Juan P. Wisnivesky, Susan L. Teitelbaum, Andrew C. Todd, et al., "Persistence of Multiple Illnesses in World Trade Center Rescue and Recovery Workers: A Cohort Study," *Lancet* 378, no. 9794 (September 3–9, 2011): 888–897.

12. Morton Lippmann, Mitchell D. Cohen, and Lung-Chi Chen, "Health Effects of World Trade Center (WTC) Dust: An Unprecedented Disaster with Inadequate Risk Management," *Critical Reviews in Toxicology* 45, no. 6 (2015): 492–530.

13. Samet et al., "The Legacy of World Trade Center Dust," 2233–2236.

14. Ankura Singh, Rachel Zeig-Owens, William Moir, et al., "Estimation of Future Cancer Burden Among Rescue and Recovery Workers Exposed to the World

Trade Center Disaster," *JAMA Oncology* 4, no. 6 (2018): 828–831.

15. Centers for Disease Control and Prevention, "Program Statistics," World Trade Center Health Program website, February 7, 2020, https://www.cdc.gov/wtc/ ataglance.html.

16. Rosalie David, *The Manchester Mummy Project* (Manchester, UK: Manchester University Press, 1979), 97.

17. Irving J. Selikoff and Douglas H. K. Lee, *Asbestos and Disease* (London: Academic Press, 1978), 4.

18. United Nations of Roma Victrix, "Asbestos in the Roman Empire," UNRV.com, https://www.unrv.com/economy/asbestos.php.

19. Irving J. Selikoff and Morris Greenberg, "A Landmark Case in Asbestosis," *JAMA* 265, no. 7 (1991): 898–901.

20. W. E. Cooke, "Fibrosis of the Lungs Due to the Inhalation of Asbestos Dust," *British Medical Journal* 147, no. 2 (1924): 147.

21. Peter Bartrip, *The Way from Dusty Death* (London: The Athlone Press, 2001), 12.

22. Miriam Haritz, *An Inconvenient Deliberation* (Alphen aan den Rijn, NL: Kluwer Law International, 2011), 78.

23. Alex Strauss, "Mesothelioma Takes Life of Merlin Olsen," Surviving Mesothelioma website, March 12, 2010, https://survivingmesothelioma.com/ mesothelioma-takes-life-of-merlin-olsen/.

24. Jasek M. Mazurek, Girija Syamlal, John M. Wood, et al., "Malignant Mesothelioma Mortality-United States, 1999–2015," *Morbidity and Mortality Weekly Report* 66, no. 8 (March 3, 2017): 214–218.

25. Tim Povtak, "US Geological Survey: 750 Metric Tons of Asbestos Imported in 2018," Mesothelioma Center, asbestos.com website, https://www.asbestos.com/ news/2019/03/26/asbestos-imports-2018-chloralkali/.

26. Andrew E. Kramer, "City in Russia Unable to Kick Asbestos Habit," *New York Times*, July 13, 2013, https://www.nytimes.com/2013/07/14/business/global/city- in-russia-unable-to-kick-asbestos-habit.html.

27. Tim Povtak, "Asbestos Mining in Russia Still Fuels the Economy in Some Cities," Mesothelioma Center, asbestos.com website, https://www.asbestos.com/ news/2013/07/16/asbestos-mining-russia-fuels-economy/.

第 10 章　不治之症的曙光

1. Daniel T. Montoro, Ada, L. Haber, Moshe Biton, et al., "A Revised Airway Epithelial Hierarchy Includes CFTR-Expressing Ionocytes," *Nature* 560 (2018): 319–324.

2. David J. Lederer and Fernando J. Martinez, "Idiopathic Pulmonary Fibrosis," *New England Journal of Medicine* 378 (2018): 1811–1823.

3. Paul J. Wolters, Timothy S. Blackwell, Oliver Eickelberg, et al., "Time for a Change: Is Idiopathic Pulmonary Fibrosis Still Idiopathic and Only Fibrotic?" *Lancet Respiratory Medicine* 6, no. 2 (2018): 154–160.

4. Harold R. Collard, Jay H. Ryu, William W. Douglas, et al., "Combined Corticosteroid and Cyclophosphamide Therapy Does Not Alter Survival in Idiopathic Pulmonary Fibrosis," *Chest* 125, no. 6 (June 2004): 2169–2174.

5. Paul Noble, "Idiopathic Pulmonary Fibrosis. Proceedings of the 1st Annual Pittsburgh International Lung Conference, October 2002," *American Journal of Respiratory Cell and Molecular Biology* 29 (2003): S1–105.

6. Ganesh Raghu, Kevin K. Brown, Williamson Z. Bradford, et al., "A Placebo-Controlled Trial of Interferon Gamma-1b in Patients with Idiopathic Pulmonary Fibrosis," *New England Journal of Medicine* 350 (2004): 125–133.

7. Shreekrishna M. Gadekar, US Patent # US3974281A, 5-Methyl-1-phenyl-2-(1H)-pyridone compositions and methods of use, Google Patents, https://patents.google.com/patent/US3974281A/en?assignee=AFFILIATED+MED+RES.

8. Solomon B. Margolin, US Patent # US5310562, Composition and Method for Reparation and Prevention of Fibrotic Lesions, pdf file, https://patentimages.storage.googleapis.com/6e/5b/23/d9202c3ecdef2d/US5310562.pdf.

9. S. N. Iyer, J. S. Wil, M. Schiedt, et al., "Dietary Intake of Pirfenidone Ameliorates Bleomycin-Induced Lung Fibrosis in Hamsters," *Journal of Laboratory and Clinical Medicine* 125, no. 6 (May 31, 1995): 779–785.

10. H. Taniguchi, M. Ebina, T. Kondoh, et al., "Pirfenidone in Idiopathic Pulmonary Fibrosis," *European Respiratory Journal* 35 (2010): 821–829.

11. Paul W. Noble, Carlo Albera, Williamson Z. Bradford, et al., "Pirfenidone in Patients with Idiopathic Pulmonary Fibrosis (CAPACITY): Two Randomised Trials," *Lancet* 377, no. 9779 (May 21–27, 2011): 1760–1769.

12. Talmadge E. King Jr., Williamson Z. Bradford, Socorro Castro-Bernardini, et al., "ASCEND Study Group. A Phase 3 Trial of Pirfenidone in Patients with Idiopathic Pulmonary Fibrosis," *New England Journal of Medicine* 370 (May 29, 2014): 2083–2092.

13. Luca Richeldi, Roland M. du Bois, Ganesh Raghu, et al., "Efficacy and Safety of Nintedanib in Idiopathic Pulmonary Fibrosis," *New England Journal of Medicine* 370 (May 29, 2014): 2071–2082.

14. Dianhua Jiang, Jiurong Liang, Juan Fan, et al., "Regulation of Lung Injury and Repair by Toll-Like Receptors and Hyaluronan," *Nature Medicine* 11 (2005): 1173–1179.

15. Jiurong Liang, Yanli Zhang, Ting Xie, et al., "Hyaluronan and TLR4 Promote Surfactant Protein C-Positive Alveolar Progenitor Cell Renewal and Prevent Severe Pulmonary Fibrosis in Mice," *Nature Medicine* 22 (2016): 1285–1293.

16. Wendy Henderson, "How a Runner in His 70s Cheats Pulmonary Fibrosis," *Pulmonary Fibrosis News*, March 24, 2017, https://pulmonaryfibrosisnews.com/2017/03/24/78-year-old-runner-shows-how-he-cheats-pulmonary-fibrosis/.

17. Joan E. Nichols, Jean A. Niles, Stephanie P. Vega, and Joaquin Cortiella, "Novel in vitro Respiratory Models to Study Lung Development, Physiology, Pathology and Toxicology," *Stem Cell Research and Therapy* 4 (2013): S7.

第 11 章　肺癌的个性化治疗

1. Alan Blum, "Alton Ochsner, MD, 1896–1981: Anti-Smoking Pioneer," *Ochsner Journal* 1 (1999): 102–105.
2. Luca Paoletti, Bianca Jardin, Matthew Carpenter, et al., "Current Status of Tobacco Policy and Control," *Journal of Thoracic Imaging* 27 (2012): 213–219.
3. Alton Ochsner and Michael DeBakey, "Primary Pulmonary Malignancy: Treatment by Total Pneumonectomy; Analysis of 79 Collected Cases and Presentation of 7 Personal Cases," *Surgery, Gynecology and Obstetrics* 1, no. 3 (1939): 435–445.
4. Richard Doll and A. Bradford Hill, "Smoking and Carcinoma of the Lung," *British Medical Journal* 2 (1950): 739–748.
5. S. S. Birring and M. D. Peake, "Symptoms and the Early Diagnosis of Lung Cancer," *Thorax* 60 (2005): 268–269.
6. American Lung Association, "Lung Cancer Fact Sheet," American Lung Association website, https://www.lung.org/lung-health-and-diseases/lung-disease-lookup/lung-cancer/resource-library/lung-cancer-fact-sheet.html.
7. National Institutes of Health, "Cancer Stat Facts: Common Cancer Sites," National Cancer Institute, Surveillance, Epidemiology, and End Results website, accessed July 31, 2019, https://seer.cancer.gov/statfacts/html/common.html.
8. National Institutes of Health, "Estimates of Funding for Various Research, Condition, and Disease Categories," Research Portfolio Online Reporting Tools website, accessed July 31, 2019, https://report.nih.gov/categorical_spending.aspx.
9. Christopher A. Haiman, Daniel O. Stram, Lynn R. Wilkens, et al., "Ethnic and Racial Differences in the Smoking-Related Risk of Lung Cancer," *New England Journal of Medicine* 354 (January 26, 2006): 333–342.
10. American Lung Association, "Tobacco Use in Racial and Ethnic Populations," ALA website, https://www.lung.org/stop-smoking/smoking-facts/tobacco-use-racial-and-ethnic.html.
11. Centers for Disease Control and Prevention, "Current Cigarette Smoking Among Adults in the United States," CDC website, https://www.cdc.gov/tobacco/data_statistics/fact_sheets/adult_data/cig_smoking/index.htm.
12. National Cancer Institute, "National Cancer Act of 1971," National Cancer Institute website, https://dtp.cancer.gov/timeline/flash/milestones/M4_Nixon.htm.
13. Leena Gandhi, Delvys Rodriguez-Abreu, Shirish Gadgeel, et al., "Pembrolizumab plus Chemotherapy in Metastatic Non–Small-Cell Lung Cancer," *New England Journal of Medicine* 378 (May 31, 2018): 2078–2092.

第 12 章　呼吸、声音与喉部疾病

1. James Stewart, "Singing: The First Art," *VPR Classical*, March 9, 2020, https://www.npr.org/podcasts/491502270/timeline.
2. John D. Clough, *To Act as a Unit: The Story of the Cleveland Clinic*, 4th ed.

(Cleveland Clinic Press, 2005), 11.

3. Ibid., 12.

4. M. H. Mellish, *Collected Papers of the Mayo Clinic, volume XIII* (Philadelphia, PA: W.B. Saunders Company, 1922), 1275.

5. Teddi Barron, "After Being Mute, Iowa State University Graduating Senior Speaks with a New Voice," Iowa Sta te University News Service, December 13, 2011, https://www.news.iastate.edu/news/2011/dec/KevinNeff.

6. "Once Gasping for Breath, Now Breathing Easy," Cleveland Clinic Foundation *Health Extra*, January 2004, https://my.clevelandclinic.org/ccf/media/files/Head_Neck/head_neck_testimonial.pdf.

7. Peter Densen, "Challenges and Opportunities Facing Medical Education," *Transactions of the American Clinical and Climatological Association* 122 (2011): 48–58.

8. Wim Lucassen, Geert-Jan Geersing, Petra M. G. Erkens, et al., "Clinical Decision Rules for Excluding Pulmonary Embolism: A Meta-Analysis," *Annals of Internal Medicine* 155 (2011): 448–460.

9. Casey Ross and Ike Swetlitz, "IBM's Watson Supercomputer Recommended 'Unsafe and Incorrect' Cancer Treatments, Internal Documents Show," *STAT News*, July 25, 2018.

10. Christopher D. Hanks, Jonathan Parson, Cathy Benninger, et al., "Etiology of Dyspnea in Elite and Recreational Athletes," *Physician and Sportsmedicine* 40, no. 2 (2012): 28–33.

11. Nalin J. Patel, Carol Jorgensen, and Joan Kuhn, "Concurrent Laryngeal Abnormalities in Patients with Paradoxical Vocal Fold Dysfunction," *Otolaryngology-Head Neck Surgery* 130 (2004): 686–689.

第 13 章　肺移植的奇迹

1. United States Renal Data System, *2019 USRDS Annual Data Report: Epidemiology of Kidney Disease in the United States* (Bethesda, MD: National Institutes of Health, National Institute of Diabetes and Digestive and Kidney Diseases, 2019).

2. Ashok Jain, Jorge Reyes, Randeep Kashyap, et al., "Long-Term Survival After Liver Transplantation in 4,000 Consecutive Patients at a Single Center," *Annals of Surgery* 323, no. 4 (October 2000): 490–500.

3. US Department of Health and Human Services, "Organ Procurement and Transplantation Network National Data," Organ Procurement and Transplantation Network website, accessed January 16, 2020, https://optn.transplant.hrsa.gov/data/view-data-reports/national-data/#.

4. International Society for Heart and Lung Transplantation, "International Thoracic Organ Transplant (TTX) Registry Data Slides," International Society for Heart and Lung Transplantation website, https://ishltregistries.org/registries/slides.asp.

5. Federico Venuta and Dirk van Raemdonck, "History of Lung Transplantation,"

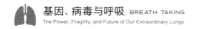

基因、病毒与呼吸 BREATH TAKING
The Power, Fragility, and Future of Our Extraordinary Lungs

Journal of Thoracic Disease 9, no. 12 (December 2017): 5458–5471.

6. Tom Meek, "This Month in 1980: 33 Years Since Cyclosporine Demonstrated its Potential as an Immunosuppressant," *PMLiVE*, March 25, 2013, http://www.pmlive.com/pharma_news/33_years_since_cyclosporine_demonstrated_its_potential_as_an_immunosuppressant_468977.

7. J. M. Bill Nelems, Anthony S. Rebuck, Joel D. Cooper, et al., "Human Lung Transplantation," *Chest* 78 (1980): 569–573.

8. "#45-World's First Successful Single Lung Transplant," YouTube video, 15:48, posted by UHN Toronto, November 4, 2013, https://www.youtube.com/watch?v=UIVtrdKlPWg.

9. US Department of Health and Human Services, "Organ Procurement and Transplantation Network National Data," Organ Procurement and Transplantation Net-work website, accessed January 16, 2020, https://optn.transplant.hrsa.gov/data/view-data-reports/national-data/#.

10. "#45-World's First Successful Single Lung Transplant," YouTube video, 15:48, posted by UHN Toronto, November 4, 2013, https://www.youtube.com/watch?v=UIVtrdKlPWg.

11. Robin Vox, Wim A. Wuyts, Olivier Gheysens, et al., "Pirfenidone in Restrictive Allograft Syndrome After Lung Transplantation: A Case Series," *American Journal of Transplantation* 18, no. 12 (December 2018): 3045–3059.

12. B. Smeritschnig, P. Jaksch, A. Kocher, et al., "Quality of Life After Lung Transplantation: A Cross-Sectional Study," *Journal of Heart and Lung Transplantation* 24, no. 4 (April 2005): 474–480.

13. US Department of Health and Human Services, "Organ Procurement and Transplantation Network National Data for Lung Donors Recovered 1988–2017," Organ Procurement and Transplantation Network website, accessed January 16, 2020, https://optn.transplant.hrsa.gov/data/view-data-reports/national-data/#.

第 14 章　从未被讲述的伟大医学故事

1. Bruce C. Marshall, "Survival Trending Upward But What Does This Really Mean?" Cystic Fibrosis Foundation, *CF Community Blog*, November 16, 2017, https://www.cff.org/CF-Community-Blog/Posts/2017/Survival-Trending-Upward-but-What-Does-This-Really-Mean/.

2. James Littlewood, "The History of Cystic Fibrosis," Cystic Fibrosis Medicine website, www.cfmedicine.com.

3. Stephanie Clague, "Dorothy Hansine Andersen," *Lancet Respiratory Medicine* 2, no. 3 (March 1, 2014): 184–185.

4. Dorothy H. Andersen, "Cystic Fibrosis of the Pancreas and Its Relation to Celiac Disease," *American Journal of Diseases of Children* 56, no. 2 (1938): 344–399.

5. Walter F. Naedele, "Dr. Milton Graub, 90, Pediatrician," *Philadelphia Inquirer*, July 19, 2010, https://www.inquirer.com/philly/obituaries/20100719_Dr__Milton_Graub__90__pediatrician.html.

6. L. C. Tsui, M. Buchwald, D. Barker, et al., "Cystic Fibrosis Locus Defined by a Genetically Linked Polymorphic DNA Marker," *Science* 230 (1985): 1054–1057.

7. J. M. Rommens, M. C. Ianuzzi, B. Kerem, et al., "Identification of the Cystic Fibrosis Gene: Chromosome Walking and Jumping," *Science* 245 (1989): 1059–1065.

8. "Warrren Alpert Foundation Prize Symposium," YouTube video, 4:00:20, posted by Harvard Medical School, October 5, 2017, https://www.youtube.com/watch?v=rVE8yB_RA9k.

9. P. M. Quinton. "Chloride Impermeability in Cystic Fibrosis," *Nature* 301, no. 5899 (February 3, 1983): 421–422.

10. Carl Zimmer, "Ancient Viruses Are Buried in Your DNA," *New York Times*, October 4, 2017, https://www.nytimes.com/2017/10/04/science/ancient-viruses-dna-genome.html.

11. "Warrren Alpert Foundation Prize Symposium," YouTube video, 4:00:20, posted by Harvard Medical School, October 5, 2017, https://www.youtube.com/watch?v=rVE8yB_RA9k.

12. Robert F. Higgins, Sophie LaMontagne, and Brent Kazan, "Vertex Pharmaceuticals and the Cystic Fibrosis Foundation: Venture Philanthropy Funding for Biotech," Harvard Business School Case 808-005, October 2007 (revised July 2013).

13. Bonnie W. Ramsey, Jane Davies, N. Gerard McElvaney, et al., "A CFTR Potentiator in Patients with Cystic Fibrosis and the G551D Mutation," *New England Journal of Medicine* 365, no. 18 (November 3, 2011): 1663–1672.

14. Claire E. Wainwright, J. Stuart Elborn, Bonnie W. Ramsey, et al., "Lumacaftor-Ivacaftor in Patients with Cystic Fibrosis Homozygous for Phe508del CFTR," *New England Journal of Medicine* 373 (2015): 220–231.

15. Jennifer L. Taylor-Cousar, Anne Munck, Edward F. McKone, et al., "Tezacaftor–Ivacaftor in Patients with Cystic Fibrosis Homozygous for Phe508del," *New England Journal of Medicine* 377, no. 21 (November 23, 2017): 2013–2023.

16. Peter G. Middleton, Marcus A. Mall, Pavel Drevinek, et al., "Elexacaftor-Tezacaftor-Ivacaftor for Cystic Fibrosis with a Single Phe508del Allele," *New England Journal of Medicine* 381, no. 19 (November 7, 2019): 1809–1819.

17. Clinic encounters with the author, December 18, 2019, and January 8, 2020.

第 15 章　把呼吸还给需要它的人

1. Janet Murnaghan, *Saving Sarah: One Mother's Battle Against the Health Care System to Save Her Daughter's Life* (New York: St. Martin's Press, 2018).

2. https://www.foxnews.com/us/case-of-dying-10-year-old-prompts-federal-call-for-review-of-child-organ-transplant-rules.

3. US Department of Health and Human Services, "Organ Procurement and Transplantation Network, National Data," Organ Procurement and Transplantation Network website, https://optn.transplant.hrsa.gov/data/view-data-reports/national-data/#.

4. Thomas M. Egan and Leah B. Edwards, "Effect of the Lung Allocation Score on Lung Transplantation in the United States," *Journal of Heart and Lung Transplantations* 35, no. 4 (April 2016): 433–439.

5. Karen Ladin and Douglas W. Hanto, "Rationing Lung Transplants-Procedural Fairness in Allocation and Appeals," *New England Journal of Medicine* 369, no. 7 (August 15, 2013): 599–601.

6. Janet Murnaghan, *Saving Sarah: One Mother's Battle Against the Health Care System to Save Her Daughter's Life* (New York: St. Martin's Press, 2018).

7. Chris Welch and Zain Asher, "With Just Weeks Left, Sarah Fights the System for Life-Saving Pair of Lungs," CNN Online, May 27, 2013, https://www.cnn.com/2013/05/27/health/pennsylvania-girl-lungs/index.html.

8. Ibid.

9. Brett Norman and Jason Millman, "Sebelius Ordered to Make Exception on Transplant," *Politico*, June 5, 2013, https://www.politico.com/story/2013/06/sarah-murnaghan-lung-transplant-ruling-kathleen-sebelius-092299.

10. Howard Panitch, e-mail message to the author with transcript of speech, October 3, 2014.

11. Sarah Murnaghan, "Acceptance Speech for Shining Star Award," (meeting of the Cystic Fibrosis Foundation, Philadelphia, PA, February 2014).

12. J. deSante, A. Caplan, B. Hippen, et al., "Was Sarah Murnaghan Treated Justly?" *Pediatrics* 134, no. 1 (July 2014): 155–162.

13. Bonnie W. Ramsey, Margaret S. Pepe, Joanne M. Quan, et al., "Intermittent Administration of Inhaled Tobramycin in Patients with Cystic Fibrosis," *New England Journal of Medicine* 340 (January 7, 1999): 23–30.

14. Henry J. Fuchs, Drucy S. Borowitz, David H. Christiansen, et al., "Effect of Aerosolized Recombinant Human DNase on Exacerbations of Respiratory Symptoms and on Pulmonary Function in Patients with Cystic Fibrosis," *New England Journal of Medicine* 331 (September 8, 1994): 637–642.

后记

1. Centers for Disease Control and Prevention, "Current Cigarette Smoking Among Adults in the United States," CDC website, https://www.cdc.gov/tobacco/data_statistics/fact_sheets/adult_data/cig_smoking/index.htm.

2. Stacy Simon, "Facts & Figures 2020 Reports Largest One-year Drop in Cancer Mortality," American Cancer Society, January 8, 2020.

3. Bruce C. Marshall, "Survival Trending Upward But What Does This Really Mean?" Cystic Fibrosis Foundation, *CF Community Blog*, November 16, 2017, https://www.cff.org/CF-Community-Blog/Posts/2017/Survival-Trending-Upward-but-What-Does-This-Really-Mean/.

4. State of California, "Climate Change Programs," California Air Resources Board website, https://www.arb.ca.gov/cc/cc.htm.

后 记

XX BREATH TAKING

为了人类物种和地球的未来，
应坚持因果律和观察这两大科学基石

在过去几十年，肺医学取得显著进展。1965 年，美国 42% 的人口都是烟民，而今天的吸烟率低于 14%，而且还呈下降趋势。[1] 随着吸烟率的下降，数不清的疾病应该开始减少，包括肺癌和慢性阻塞性肺病、心脏病、中风和许多其他类型的癌症。事实上，这些都是真实情况：据报道，2020 年，癌症死亡率出现了有史以来最大的单年下降，比 2016—2017 年下降 2.2%，主要原因是肺癌死亡率下降近 5%。[2]

治疗其他肺部疾病方面的医学进步也同样引人注目。1950 年，囊肿性纤维化患者的预期寿命只有几年，而今天患者的平均预期寿命是 47 年。[3] 在美国，肺结核的发病率从来没有这么低过。致命的哮喘病例正在减少，至于特发性肺纤维化，最终有一种药物已经被证明可以改善患者的生存状况。在过去的几十年里，美国的空气质量有所改善（尽管最近在下降），各种污染物含量都有显著下降。

尽管如此，在很多情况下，呼吸面临的威胁并没有得到足够的重视，危机仍然司空见惯，从最近在加利福尼亚州、亚马孙雨林和澳大利亚发生的毁灭性火灾，到与电子烟相关的导致数十人死亡的疾病，再到出现奇怪的传染病，如新冠感染。只有开始了解呼吸的所有要素，以及这些要素如何影响我们的福祉时，我们才能以有效的方式解决新危机。地球的大气非常适合维持生命，我们需要对肺部健康的各个方面保持警惕，以确保我们在这个星球上的未来，更不用说在其他任何星球上了。

幸运的是，肺医学的未来看起来一片光明，有时就像科幻小说一样。个性化治疗已经发展到可以对肺癌患者进行基因分析，这反过来可以告诉医生如何对症下药，即用最好的药物来满足患者的不同需求。

有了基因改造的承诺，总有一天，患有囊肿性纤维化的患者会走进诊所，几个小时之后就可以完全康复出院。从人体自身血液中提取干细胞的潜力，无疑将帮助我们培育完整的器官用于移植。结核病疫苗随时都有可能问世，到时就不需要任何药物了。现在，每一种肺部疾病都有过去根本无法想象的前景。

在没有疾病的情况下，肺部的保健不在于吃药打针，而首先要确保呼吸的环境保持良好的状态。尽管美国联邦政府最近放松了警惕，但世界上许多国家都致力于减少有毒温室气体排放，减少汽车尾气和发电厂污染物的排放。

企业也在展望未来，许多汽车公司正在制定计划，在未来几十年里放弃汽油动力汽车，转而选择更清洁、更环保的车型，如电动汽车，甚至氢动力汽车。美国各州并没有坐等华盛顿的领导有所作为，而是制订了自己的改善环境计划。加州希望到 2030 年温室气体排放量比 1990 年减少 40%，到 2050 年减少 80%。[4] 当地的政府和老百姓都明白来自大气的危机。

在世界范围内，健康的呼吸将最终取决于是否能够在不排放有毒物质的前提下生产能量。风能、太阳能和地热能有希望减少我们对化石燃料的依赖。聚变反应可以产生大量能量，没有碳排放，有毒废物也很少，这项技术已经取得了最新的进展。一个没有有毒燃料的文明是可以实现的。

就个人而言，按照常识来做是保持健康肺功能的最好方法，包括不吸烟，保持工作和家庭环境的空气清新干净，加强锻炼，练瑜伽或参加其他健身运动。除此之外，我们还必须积极支持强有力的环境保护，与否认气候变化的人作斗争。

本书中的故事向我们展示了科学所能取得的成就。如果能够坚持科学上的因果律并致力于观察，未来是光明的。为了我们肺部和身体的健康，为了我们物种和地球的未来，我们应坚持因果律和观察这两大科学基石。

中 资 海 派 图 书

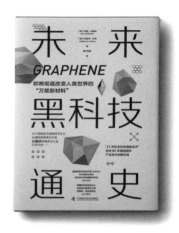

[美] 莱斯·约翰逊　约瑟夫·米尼　著

新宇智慧　译

定价：59.80 元

2010 年诺贝尔物理学奖一个"美丽的意外"
掀起了一场席卷世界的新材料革命

- 脑机接口能否让飞行员仅凭大脑操控飞机，为士兵配备力量和速度是人体四肢 5~10 倍的机械骨骼？

- 只要携带 3D 打印机和特殊材料，就能在月球或火星"复制"出适应独特环境的生命支持系统？

- 以石墨烯作为骨架，添加生物分子，就能形成类器官，甚至催生出赛博世界中的改造人？

- 智能服装不仅能根据指令控制温度、变换颜色，还能嵌入传感器，随时反馈全身生理诊断信息？

洞悉智造产业机遇与挑战

把握现代科技变革与人类文明演进趋势

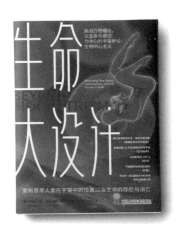

[美]罗伯特·兰札　鲍勃·伯曼　著

杨泓　孙红贵　孙浩　译

定价：68.00 元

挑战万物理论
以生命和意识为中心的宇宙新论：生物中心主义

- 意识如何从无机的宇宙母体中诞生？拥有自我意识的人工智能能否像人类一样感受到快乐和痛苦？自我意识觉醒的人工智能会成为人类的"终结者"吗？

- 现实是否和《黑客帝国》中的世界一样由算法构成？大脑如何绕过视觉通路，让盲人"看见"事物？当意识与物质世界不再割裂开来，死亡对于生命而言意味着什么？

- 看似空无一物的宇宙空间，却能在绝对零度的条件下产生取之不尽的"真空能量"？总是向"未来"流逝的时间能否被逆转，让我们回到"过去"？

重新思考人类在宇宙中的位置以及生命的存在与消亡
震惊当今科学界的划时代颠覆之作

中 资 海 派 图 书

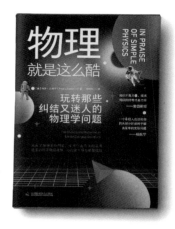

[美]保罗·J.纳辛 著

孙则书 译

定价：59.80 元

- -

接近课堂却意想不到的酷炫科普书
以简单数理知识解决超量级科学问题

- -

　　物理其实好玩又有趣，因为它可以对许多我们经常遇见的问题作出令人信服的解释：夜空繁星无数可为什么还是黑的？能不能直接穿越地心从北京到达纽约？如何用无懈可击的角度踢足球？了解物理知识，不仅可以提升科学素养，还可以加强你在周围人群中的魅力指数呢！

　　如果我们认真观察身边的世界，就会发现，一些看似深奥的问题其实利用基础的物理知识和数学工具就能解答，从而在日常事件中收获"寻宝"的欣喜：

- 宇航员测量出月球与地球的距离，只是用上了"光线射到镜子上，入射角等于反射角"的原理；

- 牛顿的万有引力定律可以帮助我们算出，太阳和月亮引起的潮汐，哪个更大，以及潮汐如何让地球上一天的时间变长；

- 只要利用三角函数知识，你就能轻松搞定原子弹专家的方程式。

玩转那些纠结又迷人的物理学问题

[美]罗宾·L. 史密斯　马克斯·戈麦斯　著

张华锦　译

定价：69.80 元

革命性的细胞疗法
让利用人体自身治愈能力对抗疾病的幻想成为现实

革命性的细胞疗法让多年前被认为是幻想的治疗方法逐渐成为现实，医生们摆脱药物和手术刀，用患者的活细胞进行治疗。目前，全球范围内正在进行着超过 35 000 项临床试验，这些试验有希望对癌症、自身免疫性疾病、器官移植、心脏病甚至衰老本身产生重大影响。这些在试验中拯救患者生命的革命性治疗方法将很快推广到整个医学界。

《生命的重建》会带你进入前沿细胞医学的世界：使人体再生的成体干细胞、3D 生物打印制成的人体器官、平衡人体免疫系统的调节性 T 细胞、革命性的 CRISPR 基因编辑技术……你将全面了解这些可以修复人体组织、再造人体肢体和器官、减轻甚至治愈中风、阿尔茨海默症以及过敏的全新治疗方法的研究进展。

现代医疗领域的革命性前沿
生命的自愈即将步入现实

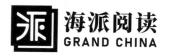

海派阅读
GRAND CHINA

READING
YOUR LIFE

人与知识的美好链接

20 年来，中资海派陪伴数百万读者在阅读中收获更好的事业、更多的财富、更美满的生活和更和谐的人际关系，拓展读者的视界，见证读者的成长和进步。

现在，我们可以通过电子书（微信读书、掌阅、今日头条、得到、当当云阅读、Kindle 等平台），有声书（喜马拉雅等平台），视频解读和线上线下读书会等更多方式，满足不同场景的读者体验。

关注微信公众号"**海派阅读**"，随时了解更多更全的图书及活动资讯，获取更多优惠惊喜。你还可以将阅读需求和建议告诉我们，认识更多志同道合的书友。让派酱陪伴读者们一起成长。

✖ 微信搜一搜　　🔍 海 派 阅 读

了解更多图书资讯，请扫描封底下方二维码，加入"中资海派读书会"。

也可以通过以下方式与我们取得联系：

📱 采购热线：18926056206 / 18926056062　　📞 服务热线：0755-25970306

✉ 投稿请至：szmiss@126.com　　🌐 新浪微博：中资海派图书

更 多 精 彩 请 访 问 中 资 海 派 官 网　　[www.hpbook.com.cn ▷]